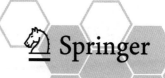

Bacterial Persistence Methods and Protocols

细菌持留状态
研究方法与操作规程

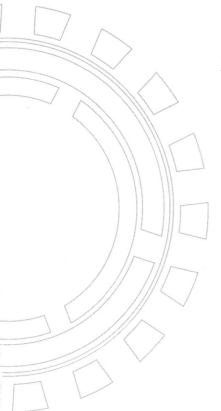

[比] Jan Michiels　Maarten Fauvart　编著

周建华　刘永生　译

中国农业科学技术出版社

图书在版编目（CIP）数据

细菌持留状态研究方法与操作规程 /（比）詹·迈克尔斯（Jan Michiels），
（比）马尔滕·福瓦尔（Maarten Fauvart）编著；周建华，刘永生译. —北京：
中国农业科学技术出版社，2017.11

Bacterial Persistence：Methods and Protocols

ISBN 978-7-5116-3301-9

Ⅰ.①细…　Ⅱ.①詹…　②马…③周…　④刘…　Ⅲ.①细菌病-研究②细菌病-
实验-技术操作规程　Ⅳ.①R515

中国版本图书馆 CIP 数据核字（2017）第 251889 号

责任编辑　　崔改泵
责任校对　　马广洋

出 版 者　中国农业科学技术出版社
　　　　　北京市中关村南大街 12 号　邮编：100081
电　　话　（010）82109194（编辑室）　（010）82109702（发行部）
　　　　　（010）82109709（读者服务部）
传　　真　（010）82106650
网　　址　http://www.castp.cn
经 销 者　各地新华书店
印 刷 者　北京富泰印刷有限责任公司
开　　本　787mm×1 092mm　1/16
印　　张　16.25　彩页　8 面
字　　数　396 千字
版　　次　2017 年 11 月第 1 版　2017 年 11 月第 1 次印刷
定　　价　80.00 元

中国农业科学院兰州兽医研究所（LVRI）
家畜疫病病原生物学国家重点实验室（SKL）
中国农业科学院科技创新工程

资助出版

《细菌持留状态研究方法与操作规程》
翻译人员

译　　者：周建华　刘永生

审　　校：周建华

主译单位：中国农业科学院兰州兽医研究所

序　言

　　虽然通常对细菌感染的治疗中，人们首选利用抗生素针对特定的细菌病原进行治疗。然而，抗生素往往在治疗细菌感染所造成的慢性感染中虽然可以使患者的临床症状消失，但是抗生素失去了它特有的治疗效果，即无法完全清除患者体内的病菌。这一现象在很大程度上是由具有针对抗生素抗性的小量病原菌（持留菌）在体内的存在造成的。目前，被学者广泛接受的事实是，结核分枝杆菌（*Mycobacterium tuberculosis*）、金黄色酿脓葡萄球菌（*Staphylococcus aureus*）、绿脓杆菌（*Pseudomonas aeruginosa*）、鼠伤寒沙门氏杆菌（*Salmonella Typhimurium*）和白念珠菌（*Candida albicans*）的反复感染（relapse of infection）是造成持留菌产生的主要病原菌。持留菌最典型的特点就是其菌群规模很小。持留菌的出现是由于抗生素在机体内对目标病原菌丧失了杀灭作用而产生的。持留菌在机体的小规模出现与神出鬼没的特点曾经一直困扰着研究人员在实验室的相关研究的开展。编撰本书的作者是一群在细菌耐药性相关研究领域的权威人士。本书所介绍的研究方法可以在相当长的一段时间内指导从事持留菌相关研究的工作人员顺利开展相关持留菌的研究工作。

比利时，海弗莱

詹·迈克尔斯

马尔滕·福瓦尔

目　　录

第四部分　持留菌突变体以及相关基因的鉴定

第六部分 持留菌的数学模型

原著作者

AHALIEYAH ANANTHARAJAH_Pharmacologie cellulaire et molé culaire, Louvain Drug Research Institute, Université catholique de Louvain, Brussels, Belgium

NATHALIE Q. BALABAN_The Racah Institute of Physics, The Hebrew University of Jerusalem, Jerusalem, Israel

MARK P. BRYNILDSEN_Department of Chemical and Biological Engineering, Princeton University, Princeton, NJ, USA; Department of Molecular Biology, Princeton University, Princeton, NJ, USA

AARON T. BUTT_Department of Infection and Immunity, Medical School, University of Sheffield, Sheffield, UK

JULIEN M. BUYCK_Pharmacologie cellulaire et moléculaire, Louvain Drug Research Institute, Université catholique de Louvain, Brussels, Belgium; Focal Area Infection Biology, Biozentrum, University of Basel, Basel, Switzerland

BRUNO P. A. CAMMUE_Centre of Microbial and Plant Genetics (CMPG), KU Leuven-University of Leuven, Leuven, Belgium; Department of Plant Systems Biology, VIB, Ghent, Belgium

ANGELA M. CHEVERTON_Section of Microbiology, Medical Research Council Centre for Molecular Bacteriology and Infection, Imperial College London, London, UK

TOM COENYE_Laboratory of Pharmaceutical Microbiology, Ghent University, Ghent, Belgium

BRIAN P. CONLON_Antimicrobial Discovery Center, Department of Biology, Northeastern University, Boston, MA, USA

JAN DANCKAERT_Applied Physics Research Group (APHY), Vrije Universiteit Brussel, Brussels, Belgium

KATRIJN DE BRUCKER_Centre of Microbial and Plant Genetics (CMPG), KU Leuven-University of Leuven, Leuven, Belgium

KAAT DE CREMER_Centre of Microbial and Plant Genetics (CMPG), KU Leuven-University of Leuven, Leuven, Belgium; Department of Plant Systems Biology, VIB, Ghent, Belgium

CHRISTINA J. DECOSTE_Department of Molecular Biology, Princeton University, Princeton, NJ, USA

VALERIE DEFRAINE_Centre of Microbial and Plant Genetics (CMPG), Department of Microbial and Molecular Systems, KU Leuven-University of Leuven, Leuven, Belgium

MAARTEN FAUVART_Centre of Microbial and Plant Genetics (CMPG), Department of Microbial and Molecular Systems, KU Leuven-University of Leuven, Leuven, Belgium

ROBERT A. FISHER_Section of Microbiology, Medical Research Council Centre for Molecular Bacteriology and Infection, Imperial College London, London, UK

LENDERT GELENS_Applied Physics Research Group (APHY), Vrije Universiteit Brussel, Brussels, Belgium; Department of Chemical and Systems Biology, Stanford University School of Medicine, Stanford, CA, USA

F. GOORMAGHTIGH_Laboratoire de Génétique et Physiologie Bactérienne, IBMM, Faculté des Sciences, Université Libre de Bruxelles (ULB), Gosselies, Belgium

THOMAS J. HANNAN _ Department of Pathology and Immunology, Washington University School of Medicine, St. Louis, MI, USA

WOLF-DIETRICH HARDT_Institute of Microbiology, Eidgenössische Technische Hochschule ETH, Zurich, Switzerland

SOPHIE HELAINE_Section of Microbiology, Medical Research Council Centre for Molecular Bacteriology and Infection, Imperial College London, London, UK

THERESA C. HENRY _ Department of Molecular Biology, Princeton University, Princeton, NJ, USA; Rutgers Robert Wood Johnson Medical School, Piscataway, NJ, USA

DAVID A. HUNSTAD_Department of Pediatrics and Molecular Microbiology, Washington University School of Medicine, St. Louis, MI, USA

RYOTA IINO _ Okazaki Institute for Integrative Bioscience, Institute for Molecular science, National Institutes of Natural Science, Aichi, Japan; Department of Functional
Molecular Science, School of Physical Science, The Graduate University of Advanced Studies (SOKENDAI), Kanagawa, Japan

HENRI INGELMAN_Institute of Technology, University of Tartu, Tartu, Estonia

ARVI JÕ ERS_Institute of Technology, University of Tartu, Tartu, Estonia

PATRICK KAISER _ Institute of Microbiology, Eidgenössische Technische Hochschule ETH, Zurich, Switzerland

NIILO KALDALU_Institute of Technology, University of Tartu, Tartu, Estonia

IRIS KEREN_Antimicrobial Discovery Center, Department of Biology, Northeastern University, Boston, MA, USA

WOUTER KNAPEN_Centre of Microbial and Plant Genetics (CMPG), Department of Microbial and Molecular Systems, KU Leuven - University of Leuven, Leuven, Belgium

SANDRINE LEMAIRE_Pharmacologie cellulaire et moléculaire, Louvain Drug Research
Institute, Université catholique de Louvain, Brussels, Belgium; GSK Biologicals, Rixensart, Belgium

IRIT LEVIN-REISMAN_The Racah Institute of Physics, The Hebrew University of Jerusalem, Jerusalem, Israel

KIM LEWIS_Antimicrobial Discovery Center, Department of Biology, Northeastern University, Boston, MA, USA

VEERLE LIEBENS_Centre of Microbial and Plant Genetics (CMPG), Department of Microbial and Molecular Systems, KU Leuven-University of Leuven, Leuven, Belgium

REMY LORIS_Structural Biology Research Center, VIB, Brussels, Belgium; Structural Biology Brussels, Department of Biotechnology (DBIT), Vrije Universiteit Brussel, Brussels, Belgium

YOSHIMI MATSUMOTO_Laboratory of Microbiology and Infectious Diseases, Institute of Scientific and Industrial Research, Osaka University, Osaka, Japan

JANMICHIELS_Centre of Microbial and Plant Genetics (CMPG), Department of Microbial and Molecular Systems, KU Leuven - University of Leuven, Leuven, Belgium

JORAN E. MICHIELS_Centre of Microbial and Plant Genetics (CMPG), KU Leuven-University of Leuven, Leuven, Belgium

KUNIHIKO NISHINO_Laboratory of Microbiology and Infectious Diseases, Institute of Scientific and Industrial Research, Osaka University, Osaka, Japan

MEHMET A. ORMAN_Department of Chemical and Biological Engineering, Princeton University, Princeton, NJ, USA

FRÉDÉRIC PEYRUSSON_Pharmacologie cellulaire et moléculaire, Louvain Drug Research Institute, Université catholique de Louvain, Brussels, Belgium

ROLAND R. REGOES_Institute of Integrative Biology, Eidgenössische Technische Hochschule ETH, Zurich, Switzerland

SARAH E. ROWE_Antimicrobial Discovery Center, Department of Biology, Northeastern University, Boston, MA, USA

SHOUICHI SAKAKIHARA_Technical Division, Institute of Scientific and Industrial Research, Osaka University, Osaka, Japan

CRISTINA SERAL_Pharmacologie cellulaire et moléculaire, Louvain Drug Research Institute, Université catholique de Louvain, Brussels, Belgium; Department of Microbiology, Hospital Clínico Universitario Lozano Blesa, Zaragoza, Spain

TANEL TENSON_Institute of Technology, University of Tartu, Tartu, Estonia

KARIN THEVISSEN_Centre of Microbial and Plant Genetics (CMPG), KU Leuven-University of Leuven, Leuven, Belgium

RICHARD W. TITBALL_Biosciences, College of Life and Environmental Sciences, University of Exeter, Exeter, UK

PAUL M. TULKENS_Pharmacologie cellulaire et moléculaire, Louvain Drug Research Institute, Université catholique de Louvain, Brussels, Belgium

HELEEN VAN ACKER_Laboratory of Pharmaceutical Microbiology, Ghent University, Ghent, Belgium

FRANÇOISE VAN BAMBEKE_Pharmacologie cellulaire et moléculaire, Louvain Drug Research Institute, Université catholique de Louvain, Brussels, Belgium

BRAM VAN DEN BERGH_Centre of Microbial and Plant Genetics (CMPG), KU Leuven-University of Leuven, Leuven, Belgium

L. VAN MELDEREN_Laboratoire de Génétique et Physiologie Bactérienne, IBMM, Faculté des Sciences, Université Libre de Bruxelles (ULB), Gosselies, Belgium

ILSE VANDECANDELAERE_Laboratory of Pharmaceutical Microbiology, Ghent University, Ghent, Belgium

ALEXANDRA VANDERVELDE_Structural Biology Research Center, VIB, Brussels, Belgium; Structural Biology Brussels, Department of Biotechnology (DBIT), Vrije Universiteit Brussel, Brussels, Belgium

NATALIE VERSTRAETEN_Centre of Microbial and Plant Genetics (CMPG), Department of Microbial and Molecular Systems, KU Leuven-University of Leuven, Leuven, Belgium

第一部分　简介

Part I　Introduction

第一章
细菌持留状态的历史展望

Natalie Verstraeten，Wouter Knapen，Maarten Fauvart，Jan Michiels

摘 要

针对细菌感染的抗生素可以迅速杀灭感染机体的绝大部分致病菌群。然而，在使用抗生素治疗后，仍然有一小部分的致病菌通过进入所谓的持留状态而在机体内藏匿并且存活了下来。很快持留菌就被鉴定为是导致慢性感染疾病复发的重要原因，并且还是抗生素治疗无效的罪魁祸首。致病菌的持留状态现象最早于 20 世纪 40 年代被发现，但是此后的几十年内，研究人员对这种持留状态仍旧知之甚少。直到最近，一系列具有突破性的研究发现使研究人员将研究的方向集中到了持留菌形成所涉及的持留菌生理学特性、分子机制与遗传学特性上来。在此，我们为广大读者介绍一些具有里程碑意义的研究成果，这些科研成果极大地提升了持留菌在整体细菌学研究领域中的地位，并且我们还将介绍研究持留菌所用到的技术和方法，从而为今后研究人员自行开展相关持留菌的研究提供了参考依据。

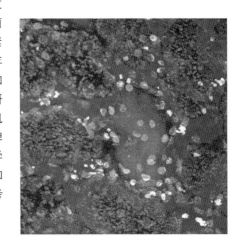

关键词

持留菌；持留状态；抗生素耐受；藏匿；抗生素

1 早期研究历程

最早针对持留菌的相关报道是从 1942 开始有青霉素（penicillin）治疗记录的时候，发现利用青霉素治疗后的病人体内仍有极小一部分致病性链球菌藏匿在机体内[1]。两年后，Joseph Bigger 发现利用高于致死浓度的青霉素处理金黄葡萄球菌的单克隆菌落时，并不能完全杀灭这个单克隆菌落中的所有葡萄球菌。在利用抗生素治疗的过程中，仍然有百万分之一的致病菌可正常进行增殖。Joseph Bigger 根据这种现象，将这些具有抗生素抗性的致病菌定义为持留菌[2]。近些年来，已经有很多关于其他种类的致病菌在相对低浓度的抗生素治疗中大部分菌体可以被清除掉。然而，抗生素在杀灭细菌的过程呈现一种两阶段（biphasic pattern）的特性，那就是当抗生素治疗的疗程达到一定阶段，即使增加抗生素的剂量也无法杀灭所有致病细菌（图 1-1）[3]。

在致病细菌持续性感染被发现的 40 多年里，持留状态现象在很大程度上是被医疗工作者和研究人员所忽略了，至少是被遗传学家所忽略了。部分原因是研究人员尚不清楚持留菌与临床有何关联。相反，由于研究人员普遍意识到利用抗生素治疗细菌感染可使细菌遗传获得耐药性，而耐药现象的范围不断扩大可造成安全隐患，这就促使研究人员将研究重心放在对致病菌耐药性的研究上。然而，在研究细菌耐药性的过程中，问题不断出现。这一部分原因是当时研究技术和手段具有局限性，给研究极少量菌对应的原型菌带来了很大的困难。

早在 20 世纪 80 年代，一项重要突破性进展是由 Harris Moyed 利用休假时间在 Alexander Tomasz 的实验室里完成的[4]。通过甲磺酸乙酯（ethyl methanesulfonate，EMS）处理的大肠杆菌的突变体菌落，经鉴定分离出 3 株可以在青霉素作用下其增殖规模是原来持留菌的 10~10 000 倍的持留菌突变株[4,5]。Moyed 的开创性研究工作所发现的 *hipA* 位点到目前为止仍是研究持留菌的目的基因[6-10]。进而，由于持留菌培养规模的扩大，*hipA* 突变菌已经成为研究人员研究细菌持留状态的一种生物工具了，这主要是因为对 *hipA* 基因突变株的检测可以第一时间准确且可靠的鉴定持留菌。利用微流控技术（microfluidics）与活细胞显微镜技术（live cell microscopy），Nathalie Balaban 记录了持留菌是如何在抗生素杀菌过程中通过藏匿自身继而在机体内重新繁衍的过程[11]。此外，*hipBA* 位点是另一种毒素-抗毒素（toxin-antitoxin，TA）位点，且 *hipBA* 位点是目前研究致病菌持留状态的热点靶点。TA 模型（TA modules）是由稳定毒素和具有抗此种毒素生物学功能的非稳定抗毒素构成的[12,13]。其中稳定毒素通常靶向作用于细胞的重要功能。TA 系统起初是在质粒上被鉴定出来的，在质粒上，TA 系统可以使质粒自我修复（plasmid maintenance）；此外，相继发现由正常菌染色体编码的许多重要的 TA 位点与细菌的耐药性有关[14]。这些被发现的 TA 系统包括 RelE[6]、MqsR[15-17]、TisB[18,19]、

MazF[20]和 YafQ[21]。有趣的是，由于沙门氏菌持留菌可以寄居在巨噬细胞的吞饮泡（macrophage vacuoles）中[22]，即使将沙门氏菌基因组中的单个毒素基因敲除并不会影响细菌的持留状态。这一现象可以由 TA 系统存在于大多数细菌的基因组中，即使敲除单个 TA 位点，还会有其他 TA 位点进行代偿来解释。当多个 TA 系统被敲除后，可以使大肠杆菌持留状态下降[23]。

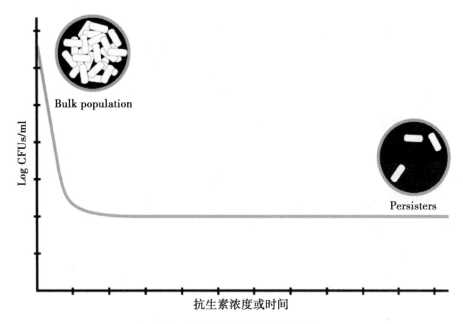

图 1-1 细菌持留状态的示意图

在细菌培养基中培养的大部分菌体可以被相对低剂量的抗生素高效杀灭，然而，超过一定的疗程，抗生素对致病菌杀灭的能力就出现了阻滞［杀菌平台期（killing plateau）出现了］，持留菌出现了。当将这些未被抗生素杀灭的细菌重新移植到新鲜的培养基中，这些对抗生素不敏感的细菌所产生的菌落会像原来的菌落一样，对抗生素敏感且容易被抗生素杀灭。

2 细菌持留状态研究的兴起

随着 hip A 位点的发现，细菌的持留状态作为一项研究领域逐渐走到了公众的视野里。这也是越来越多的抗生素耐药性在临床治疗中的大量出现，使得公众越来越重视细菌持续性感染的相关研究的重要因素[24]。1944 年，Bigger 暗示了持留菌在临床治疗过程中反复发作过程中的作用[2]。几十年后，Kim Lewis 推测持留菌可能在细菌生物被膜（biofilm）抵抗外界刺激从而产生持续性感染的过程中发挥了很重要的作用[25,26]。生物被膜在协助细菌抵抗抗生素对其杀灭的特殊作用是造成慢性感染的重要因素[27]。此后，研究人员利用数学模型展示了在抗生素治疗进程中细菌持留状态的发生发展，从而造成治疗失败和耐药现象的加重[28]。最终，通过在延长抗生素治疗由念珠菌和绿脓杆菌引起肺部感染而导致的囊肿性纤维性疾病（cystic fibrosis）的过程中明确证实了长时间利用抗生素治疗可以产生念珠菌和绿脓杆菌的高持留菌突变株[29,30]。此外，持留菌在细菌持续性感染的发展过程中所起到的作用也是被研究得越来越透彻[31]。除了继续对细菌持留状态研究的深入，不断取得的研究成果也为寻找有效解决抗持留菌存在的治疗方法提供了可以借鉴的实验数据。目前，已经有几种策略被提出，但是这些策略在体外所展现的高效性是否在体内也是如此还有待于深入研究。这些策略包括共振效应（resonant activation）[32]、电化学电流技术（electrochemical currents）[33]、尸胺（cadaverine）[34]、代谢产物[35,36]、抗菌肽[37]、溴化呋喃酮（brominated furanones）[38-41]和活化的 ClpP 化合物[42]，这些在体内的效果还有待于进一步研究[43]。

除了细菌持留状态在临床治疗上越来越被重视的原因外，经典技术的相继发展也为研究细菌持留状态提供了有力的技术平台。这些技术将会在下面介绍给读者。

2.1 筛选方法（Screening approaches）

历经多年，几种筛选持留菌的方法得到了很好的改进，这些改进的筛选方法为持留菌基因的鉴定提供了有力的技术平台。第一种技术，大肠杆菌非冗余基因敲除文库技术（non-redundant *E. coli* knockout library）是用于筛选变异持留态（altered persistence）大肠杆菌突变株的方法[44]。通过用含有氧氟沙星（ofloxacin）的静态培养基（stationary-phase culture）处理单突变体并将幸存的细菌涂布在含有美西林（amdinocillin）的琼脂培养基可定量持留细胞。因为自发具有抗美西林的突变菌株的数量只是原始菌群的一部分，这就避免了为了从成千上万的突变菌群中筛选到目标菌使用连续稀释法所带来的繁重工作量。

第二种筛选方法是运用于绿脓杆菌的转座子敲除文库技术（plasposon knockout library）。单突变体只在氧氟沙星杀死非持留菌的静态培养基上生长，再筛选的过程中，加水作为对照组。随后，样品被连续稀释并且温育于自动读板机上进行生长曲线的绘制（Bioscreen C，Oy Growth Curves Ab Ltd），这一读板机可以实现同时对 200 份样品生长曲线的可视化分析。考虑到接菌的数量与细菌生长曲线中迟缓期（lag phase）的线性关系，如果应用此种方法来进行持留菌生长曲线的分析，则需要考虑筛选合适的突变体来展示其变异持留菌水平的情况[45]。

上述两种筛选方法可以鉴定很多令人感兴趣的持留菌基因，这其中也包括一些与持留菌整体性状有关的调节因子的变化情况。此外，如果突变菌株所表现出来的性状与持留菌无关，则无法用这些筛选方法进行鉴定。总之，上述筛选方法为持留菌形成机制的多样性提供了相关证据。

最后一种方法，随机过表达文库（random overexpression library）技术是在研究大肠杆菌的研究中发展起来的。来自重组文库并且处于对数生长期的菌株在氨苄青霉素（ampicillin）的几轮筛选后被富集，这种方法提高了突变菌的数量，并且增加了持留菌形成的可能性，最终发现 *glpD* 是一个持留基因[46]。

2.2 单菌体的研究（Single-cell studies）

由于细菌的持留状态是一种在整体细菌群落中部分具有耐药性菌体的表型体现，单菌体研究技术的进步为深入研究持留菌的分子机制开启了新的篇章。首先运用单菌体研究的实验小组是 Balaban 负责的研究小组[11]，透明微流控装置（transparent microfluidic device）极大提高了显微镜技术对持留菌的分析能力[47-49]。这种分析技术的优点在于当菌体达到理想的生长状态时，使延长对单个菌体生长的检测时间成为可能。例如，在菌体的正常生长状态下，可以实现对其间隔性抗生素处理，用于对非持留菌体的彻底清除。这是一种专门筛选持留菌的实验方法。其次，持留菌的记载时间可以追溯到有照片记载的时代。几项研究已经用到了此项技术来证明细菌群落里存在这种异质性的突变体持留菌株[11]，勾勒出了处于藏匿状态（dormant state）的单体持留菌株[47]，检测了在吲哚（indole）化合物处理后持留菌的形成[48]，并且发现高 TA 分子的表达与相应菌体的生长暂停有关[49]。

同样是由 Balaban 研究小组创立的单菌落外形检测技术（a colony-appearance assay）是被用于在生长迟缓期持留菌的定量分析[50]。实验表明，毒素分子的浓度阈值是由诱导产生细菌持留状态所必需的。

微流控装置的主要缺点，即显微镜的高准确度，是局限了可被同时检测的细菌的数量。这个缺点是可以被流式细胞术来弥补的，因为流式细胞仪在分拣菌体的时候可以高通量的方式让数以千计甚至数以万计的待检菌体被筛选。而流失细胞术分拣的短板在于无法对单个菌体进行长时间的分析。因此，流式细胞术已经成功的用于分析和检测持留菌复苏的动力学上来[51]。此外，在 Bigger 推测持留菌株是以休眠，不分裂增殖的形式存在于机体的时候[2]，流式细胞术已经被用于证明小量菌体的休眠并不是进入持留态的必然条件[52]。最近由 Holden 研究小组通过单菌体分析技术绘制出了胞内菌复制的动力学。研究人员用荧光稀释技术来对胞内的沙门氏菌的复制周期进行了定量[53]。这项研究明确了在源于骨髓的巨噬细胞内存在不同的沙门氏菌亚群，包括不复制但是有代谢活动的细菌亚群，如持留菌可以从静默状态中复苏使得机体出现反复感染的临床症状[22]。与此项技术相似的是由 Bumann 研究团队开发的 DsRed 变体（DsRed variant），被称为 TIMER[bac]，这种变体可以通过及时改变颜色（从绿色—绿/橙—长时间）来作为鉴定持留菌在体内增殖动力学的指示[54]。

2.3　转录组学（Transcriptomics）

Lewis 研究团队从宏观转录组学入手来研究持留菌在整体转录水平上的变化（global transcriptional changes），从而取得了丰硕的成果。为了富集持留菌，所有上述三种方法都便于对那些代谢上处于停滞状态的细菌进行富集。首篇相关报告是利用氨苄青霉素处理大肠杆菌，在杀死绝大多数非持留菌的情况下，对数生长期的大肠杆菌高持留突变株 hipA7 对氨苄青霉素具有较高的抗性[4]。随着高通量基因分析技术的发展，研究人员通过对 RNA 的分离并且将所有的 mRNA 进行富集、标记并与基因芯片（GeneChip）上的核苷酸序列进行杂交，从而实现同时对持留菌多种与耐药相关的基因的筛查与鉴定[6]。与基因芯片技术相似的技术还有基因表达谱分析技术（gene expression profiling），利用 D-环丝氨酸（D-cycloserine，一种结核杆菌的抑菌药物）对处于指数生长期的结核分枝杆菌进行非持留菌的清除，并且通过离心富集持留菌，而后将持留菌的 mRNA

通过不同荧光分子进行标记后与基因表达谱芯片进行杂交，通过待检样品 mRNA 与芯片上的核酸探针杂交产生的荧光信号的强度来对多种持留菌基因在持留菌形成过程中的转录水平的变化进行分析。此外，研究人员还依靠微阵列杂交技术（microarray hybridization）来分析持留菌基因转录水平变化[55]，而这种分析技术与上述两种分析技术略微有些不同。原因在于，微阵列杂交技术实施的原则依据是假定持留菌是处于蛋白质表达量极低并且对应的 rRNA 转录水平也很低为前提的。利用微阵列分析技术在对大肠杆菌持留菌的研究过程中，研究人员通过将 rrn B 启动子与一种可以表达非稳定状态的荧光蛋白（unstable fluorescent protein）的基因连接来分离持留菌，虽然在正常情况下这种表达有非稳定状态荧光蛋白的大肠杆菌比正常菌要显得暗淡无光，但是借助荧光激发筛选技术（fluorescence-activated cell sorting）可以有效地对持留菌进行分离筛选。将筛选出来的持留菌的 RNA 进行提取，而后进行 cDNA 的合成，最后与点样有大肠杆菌 DNA 的微阵列芯片进行杂交，从而实现对相关持留菌基因转录的相关分析[56]。

基于上述研究，我们可以得出以下结论，在抗生素的加压筛选下，分离得到的持留菌 TA 位点可实现高表达，并且使包括能量代谢在内的生物合成水平降至最低，从而使持留菌在生物表型上表现出一种基因组不复制，与代谢相关的生物活动低等特点[6,55,56]。

2.4 遗传进化分析（Experimental evolution）

通过遗传进化的相关分析来阐明细菌对抗生素的抗性机制是目前被许多研究人员所采用的方法和策略。Balaban 研究小组最近采用此种策略分析了菌群反复利用高浓度抗生素加压处理所形成的持留菌的遗传特征。研究发现，耐药菌耐药性的产生是与基因组的特定突变直接相关的。持留菌的增殖似乎与菌体迟缓期的自我调节有关，因为其增殖规律与间隔给药强度正相关[57]。这一结论也被一种同时可以检测大量细菌在迟缓期的生长情况的 ScanLag 研究方法所证实[58]。这些研究成果为针对持留菌的出现而制定新的治疗方案提供了理论依据，并且指导相关新疗法一定要适用于持留菌在增殖迟缓期所出现的对高剂量抗生素的耐受性这一特点来制定。

2.5 建模（Modeling）

在研究持留菌相关生理特性的方法中，除了那些实验室研究（wet lab techniques），数学建模在持留菌的研究中也为研究者展示了令人感兴趣的规律[28,59-63]。简而言之，目前有两种不同策略来进行相关的分析研究。第一种策略是基于评估持留菌与非持留菌之间的互转率（switching rate）和推测这种转变发生的连续性与随机性[11,28,59,61,64]。虽然这种分析方法无法告知什么因素导致了非持留菌与持留菌之间的互转，但是通过这种分析方法所获得的互转平衡点为直接对持留菌的生理状态进行模建指明了方向。第二种分析策略所关注的是 TA 系统在持留菌形成过程中的分子机制，这其中包括检测当毒素在多大剂量的情况下才可以激活非持留菌的抗毒素表型，从而由非持留菌转变为持留菌[50,60,65,66]。这一模型的关键因素就是在菌群水平上通过正反馈机制（positive feedback mechanisms）所需的无关的基因高效表达和无关扩增的前提下可产生一种双稳定态

（bistability）的生物表型[67]。两种建模策略各有优点和不足，但是目前还没有一种新的可以将上述两种建模的优点集于一身的策略出现。因此，在对这两种研究策略的选择中，主要是依赖研究人员对持留菌的研究是以宏观研究为主还是以微观研究为主来进行选择的。

细菌持留状态的数学建模具有以下几个优点。当实验室无法从事的相关研究出现时，就可以利用数学建模来对研究目标的各种生物学特性进行预测。数学建模还可以弥补研究人员在研究持留菌的一些生理学特性的时候仅仅凭借经验来进行相关的分析判断的缺憾，通过明确的数学模型参数来对持留菌生理特性进行严格评判，并且利用数学模型的相关参数从纷繁复杂的影响因素中辨别出真正与持留菌形成相关的变量因素。由此可见，对形成持留菌的遗传推动力的相关研究有助于研究人员在临床上设计治疗方案来降低持留菌出现的几率。

3　研究现状与展望

最近，由于一系列关于微生物持留状态的研究成果相继在主流学术期刊上刊登[10,22,23,35,48-50,54,68-70]，这使得此领域逐渐被越来越多的研究人员所关注。近期内，研究人员已经广泛接受了细菌群体内存在的持留菌是临床治疗当中滥用抗生素的直接结果[71]。与 Kim Lewis 早先所预见的一样[6]，持留菌的形成是与一些维持正常生理活性无关的基因表达（noisy gene expression）相关的[72]。然而，多年以后，多种因素在诱导细菌持留状态的过程中发挥了重要作用。例如，剂量较低的氟喹诺酮类药物（fluoro-quinolones）对细菌产生的低杀菌力度可以有效激活 tisAB/istR TA 位点从而产生持留菌[18,19]。其他引起持留菌的因素还包括一定数量的感应分子（sensing molecules）[73,74]、碳源转换（carbon source transition）[70]、营养剥夺导致的严格反应[75]。正如早期对 HipA 的描述[76]，新的数模将 TA 调节持留状态归咎于信号素（alarmone）（p）ppGpp 在菌体内的浓度是随机变化的。高信号素（p）ppGpp 浓度可以通过与无机多聚磷酸（inorganic polyphosphate）和抗毒素的 Lon 蛋白酶相关的串联操纵子来活化 TA 位点[49]。如果读者对上述所阐述的相关细菌持留状态机制感兴趣，可以参考一下优秀的研究报道来加深对此的理解[3,77-81]。

近些年来，在癌症细胞群的治疗过程中发现的与常规耐药菌截然不同的持留菌亚群为细菌持留状态的研究提供了有价值的信息。这种新型耐药菌是在化疗过程中出现的[82]。细胞的多样化（cell-to-cell variations）是体现在蛋白水平上的，因为每次化疗周期只能杀死一部分而非全部癌细胞[83]。对于细菌与癌细胞持留状态产生机制的比较中，有一个很有说服力的类推理论，即两者都是由于多药物耐受与阶段性药物治疗所导致的瞬时表型异质性改变[84]。在癌症治疗的研究中发现的持留性为此项细菌持留状态注入了新的活力。

致谢

JM 实验室所从事的研究工作是由 KU Leuven 研究委员会、IAP-BELSPO、FWO 和

IWT 提供的科研经费支持（PF/10/010；IDO/09/101；IDO/13/008）。

参考文献

［1］ Hobby G L, Meyer K, Chaffee E. 1942. Observations on themechanism of action of penicillin. Exp Biol Med, 50（2）：281-285.

［2］ Bigger J W. 1944. Treatment of staphylococcal infections with penicillin. Lancet, 244：497-500.

［3］ Lewis K. 2010. Persister cells. Annu Rev Microbiol, 64：357-372.

［4］ Moyed H S, Bertrand K P. 1983. hipA, a newly recognized gene of *Escherichia coli* K-12 that affects frequency of persistence after inhibition of murein synthesis. J Bacteriol, 155（2）：768-775.

［5］ Moyed H S, Broderick S H. 1986. Molecular cloning and expression of *hipA*, a gene of *Escherichia coli* K-12 that affects frequency of persistence after inhibition of murein synthesis. J Bacteriol, 166（2）：399-403.

［6］ Keren I, Shah D, Spoering A, et al. 2004. Specialized persister cells and the mechanism of multi-drug tolerance in *Escherichia coli*. J Bacteriol, 186（24）：8 172-8 180.

［7］ Correia F F, D' Onofrio A, Rejtar T, et al. 2006. Kinase activity of overexpressed HipA is required for growth arrest and multidrug tolerance in *Escherichia coli*. J Bacteriol, 188（24）：8 360-8 367.

［8］ Hansen S, Vulic M, Min J, et al. 2012. Regulation of the *Escherichia coli* HipBA toxin-antitoxin system by proteolysis. PLoS One, 7（6）：e39 185.

［9］ Kaspy I, Rotem E, Weiss N, et al. 2013. HipA-mediated antibiotic persistence via phosphorylation of the glutamyl-tRNA-synthetase. Nat Commun, 4：3 001.

［10］ Germain E, Castro-Roa D, Zenkin N, et al. 2013. Molecular mechanism of bacterial persistence by HipA. Mol Cell, 52（2）：248-254.

［11］ Balaban N Q, Merrin J, Chait R, et al. 2004. Bacterial persistence as a phenotypic switch. Science, 305（5690）：1 622-1 625.

［12］ Yamaguchi Y, Inouye M. 2011. Regulation of growth and death in *Escherichia coli* by toxinantitoxin systems. Nat Rev Microbiol, 9（11）：779-790.

［13］ Yamaguchi Y, Park J H, Inouye M. 2011. Toxin-antitoxin systems in bacteria and archaea. Annu Rev Genet, 45：61-79.

［14］ Williams J J, Hergenrother P J. 2012. Artificial activation of toxin-antitoxin systems as an antibacterialstrategy. Trends Microbiol, 20（6）：291-298.

［15］ Kim Y, Wang X, Zhang X S, et al. 2010. *Escherichia coli* toxin/antitoxin pair MqsR/MqsA regulate toxin CspD. Environ Microbiol, 12（5）：1 105-1 121.

［16］ Kim Y, Wood T K. 2010. Toxins Hha and CspD and small RNA regulator Hfq are involved in persister cell formation through MqsR in *Escherichia coli*. Biochem Biophys Res Commun, 391（1）：209-213.

［17］ Cheng H Y, Soo V W, Islam S, et al. 2013. Toxin GhoT of the GhoT/GhoS TA system damages the cell membrane to reduce ATP and to reduce growth under stress. Environ Microbiol, 16（6）：1 741-1 754.

［18］ Dörr T, Lewis K, Vulić M. 2009. SOS response induces persistence to fluoroquinolones in *Escherichia coli*. PLoS Genet, 5（12）: e1 000 760.

［19］ Dörr T, Vulić M, Lewis K. 2010. Ciprofloxacin causes persister formation by inducing the TisB-toxin in *Escherichia coli*. PLoS Biol, 8（2）: e1 000 317.

［20］ Tripathi A, Dewan P C, Siddique S A, et al. 2014. MazF-induced growth inhibitionand persister generation in *Escherichia coli*. J Biol Chem, 289（7）: 4 191-4 205.

［21］ Harrison J J, Wade W D, Akierman S, et al. 2009. The chromosomal toxin gene *yafQ* is a determinant of multidrug tolerance for *Escherichia coli* growing in a biofilm. Antimicrob Agents Chemother, 53（6）: 2 253-2 258.

［22］ Helaine S, Cheverton A M, Watson K G, et al. 2014. Internalization of *Salmonella* by macrophages induces formation of nonreplicating persisters. Science, 343（6167）: 204-208.

［23］ Maisonneuve E, Shakespeare L J, Jørgensen M G, et al. 2011. Bacterial persistence by RNA endonucleases. Proc Natl Acad Sci USA, 108（32）: 13 206-13 211.

［24］ Fauvart M, De Groote V N, Michiels J. 2011. Role of persister cells in chronic infections: clinical relevance and perspectives on anti-persister therapies. J Med Microbiol, 60（Pt 6）: 699-709.

［25］ Lewis K. 2001. Riddle of biofilm resistance. Antimicrob Agents Chemother, 45（4）: 999-1 007.

［26］ Spoering A L, Lewis K. 2001. Biofilms and planktonic cells of *Pseudomonas aeruginosa* have similar resistance to killing by antimicrobials. J Bacteriol, 183（23）: 6 746-6 751.

［27］ Costerton J W, Stewart P S, Greenberg E P. 1999. Bacterial biofilms: a common cause of persistent infections. Science, 284（5418）: 1 318-1 322.

［28］ Levin B R, Rozen D E. 2006. Non-inherited antibiotic resistance. Nat Rev Microbiol, 4（7）: 556-562.

［29］ LaFleur M D, Qi Q, Lewis K. 2010. Patients with long-term oral carriage harbor high-persister-mutants of Candida albicans. Antimicrob Agents Chemother, 54（1）: 39-44.

［30］ Mulcahy L R, Burns J L, Lory S, et al. 2010. Emergence of *Pseudomonas aeruginosa* strains producing high levels of persister cells in patients with cystic fibrosis. J Bacteriol, 192（23）: 6 191-6 199.

［31］ Cohen N R, Lobritz M A, Collins J J. 2013. Microbial persistence and the road to drug resistance. Cell Host Microbe, 13（6）: 632-642.

［32］ Fu Y, Zhu M, Xing J. 2010. Resonant activation: a strategy against bacterial persistence. Phys Biol, 7（1）: 16 013.

［33］ Niepa T H, Gilbert J L, Ren D. 2012. Controlling *Pseudomonas aeruginosa* persister cells by weak electrochemical currents and synergistic effects with tobramycin. Biomaterials, 33（30）: 7 356-7 365.

［34］ Manuel J, Zhanel G G, de Kievit T. 2010. Cadaverine suppresses persistence to carboxypenicillin-sin *Pseudomonas aeruginosa* PAO1. Antimicrob Agents Chemother, 54（12）: 5 173-5 179.

［35］ Allison K R, Brynildsen M P, Collins J J. 2011. Metabolite-enabled eradication of bacterialpersisters by aminoglycosides. Nature, 473（7346）: 216-220.

［36］ Barraud N, Buson A, Jarolimek W, et al. 2013. Mannitol enhances antibiotic sensitivity of persister bacteria in *Pseudomonas aeruginosa* biofilms. PLoS One, 8（12）: e84 220.

［37］ Bahar A A, Ren D. 2013. Antimicrobial peptides. Pharmaceuticals（Basel）, 6（12）: 1 543-

1 575.

[38] Pan J, Bahar A A, Syed H, et al. 2012. Reverting antibiotic tolerance of *Pseudomonas aeruginosa* PAO1 persister cells by (Z) -4- bromo-5- (bromomethylene) -3- methylfuran-2 (5H) -one. PLoS One, 7 (9): e45 778.

[39] Pan J, Ren D. 2013. Structural effects on persister control by brominated furanones. Bioorg Med Chem Lett, 23 (24): 6 559-6 562.

[40] Pan J, Song F, Ren D. 2013. Controlling persister cells of *Pseudomonas aeruginosa* PDO300 by (Z) -4-bromo-5- (bromomethylene) - 3-methylfuran-2 (5H) -one. Bioorg Med Chem Lett, 23 (16): 4 648-4 651.

[41] Pan J, Xie X, Tian W, et al. 2013. (Z) -4-bromo-5- (bromomethylene) -3-methylfuran-2 (5H) -one sensitizes *Escherichia coli* persister cells to antibiotics. Appl Microbiol Biotechnol, 97 (20): 9 145-9 154.

[42] Conlon B P, Nakayasu E S, Fleck L E, et al. 2013. Activated ClpP kills persisters and eradicates a chronic biofilm infection. Nature, 503 (7476): 365-370.

[43] Lewis K. 2008. Multidrug tolerance of biofilms and persister cells. Curr Top Microbiol Immunol, 322: 107-131.

[44] Hansen S, Lewis K, Vulić M. 2008. Role of global regulators and nucleotide metabolism in antibiotic tolerance in *Escherichia coli*. Antimicrob Agents Chemother, 52 (8): 2 718-2 726.

[45] De Groote V N, Verstraeten N, Fauvart M. 2009. Identification of novel persistence genes in *Pseudomonas aeruginosa* in the combat against emerging antimicrobial resistance. Commun Agric Appl Biol Sci, 74 (4): 51-56.

[46] Spoering A L, Vulić M, Lewis K. 2006. GlpD and PlsB participate in persister cell formation in *Escherichia coli*. J Bacteriol, 188 (14): 5 136-5 144.

[47] Gefen O, Gabay C, Mumcuoglu M. 2008. Single-cell protein induction dynamics reveals a period of vulnerability to antibiotics in persister bacteria. Proc Natl Acad Sci USA, 105 (16): 6 145-6 149.

[48] Vega N M, Allison K R, Khalil A S. 2012. Signaling-mediated bacterial persister formation. Nat Chem Biol, 8 (5): 431-433.

[49] Maisonneuve E, Castro-Camargo M, Gerdes K. 2013. (p) ppGpp controls bacterial persistence by stochastic induction of toxin-antitoxin activity. Cell, 154 (5): 1 140-1 150.

[50] Rotem E, Loinger A, Ronin I. 2010. Regulation of phenotypic variability by a threshold-based mechanism underlies bacterial persistence. Proc Natl Acad Sci USA, 107 (28): 12 541-12 546.

[51] Jõers A, Kaldalu N, Tenson T. 2010. The frequency of persisters in *Escherichia coli* reflects the kinetics of wake-up from dormancy. J Bacteriol, 192 (13): 3 379-3 384.

[52] Orman M A, Brynildsen M P. 2013. Dormancy is not necessary or sufficient for bacterial persistence. Antimicrob Agents Chemother, 57 (7): 3 230-3 239.

[53] Helaine S, Thompson J A, Watson K G. 2010. Dynamics of intracellular bacterial replication at the single cell level. Proc Natl Acad Sci USA, 107 (8): 3 746-3 751.

[54] Claudi B, Sprote P, Chirkova A. 2014. Phenotypic variation of *Salmonella* in host tissues delays eradication by antimicrobial chemotherapy. Cell, 158 (4): 722-733.

[55] Keren I, Minami S, Rubin E. 2011. Characterization and transcriptome analysis of *Mycobacterium*

tuberculosis persisters. MBio, 2（3）: e00100-e00111.

［56］ Shah D, Zhang Z, Khodursky A. 2006. Persisters: a distinct physiological state of *E. coli*. BMC Microbiol, 6: 53.

［57］ Fridman O, Goldberg A, Ronin I. 2014. Optimization of lag time underlies antibiotic tolerance in evolved bacterial populations. Nature, 513（7 518）: 418-421.

［58］ Levin-Reisman I, Gefen O, Fridman O. 2010. Automated imaging with ScanLag reveals previously undetectable bacterial growth phenotypes. Nat Methods, 7（9）: 737-739.

［59］ Kussell E, Kishony R, Balaban N Q. 2005. Bacterial persistence: a model of survivalin changing environments. Genetics, 169（4）: 1 807-1 814.

［60］ Cogan N G. 2007. Incorporating toxin hypothesis into a mathematical model of persisterformation and dynamics. J Theor Biol, 248（2）: 340-349.

［61］ Gardner A, West S A, Griffin A S. 2007. Is bacterial persistence a social trait? PLoS One, 2（8）: e752.

［62］ Klapper I, Gilbert P, Ayati B P. 2007. Senescence can explain microbialpersistence. Microbiology, 153（Pt 11）: 3 623-3 630.

［63］ Gefen O, Balaban N Q. 2009. The importance of being persistent: heterogeneity of bacterialpopulations under antibiotic stress. FEMS Microbiol Rev, 33（4）: 704-717.

［64］ Hemsley C M, Luo J X, Andreae C A. 2014. Bacterial drugtolerance under clinical conditions is governed by anaerobic adaptation but not anaerobic respiration. Antimicrob Agents Chemother, 58（10）: 5 775-5 783.

［65］ Gelens L, Hill L, Vandervelde A. 2013. A general model for toxin-antitoxinmodule dynamics can explain persister cell formation in *E. coli*. PLoS Comput Biol, 9（8）: e1 003 190.

［66］ Lou C, Li Z, Ouyang Q. 2008. A molecular model for persister in *E. coli*. J Theor Biol, 255（2）: 205-209.

［67］ Veening J W, Smits W K, Kuipers O P. 2008. Bistability, epigenetics, and bet-hedging in bacteria. Annu Rev Microbiol, 62: 193-210.

［68］ Nguyen D, Joshi-Datar A, Lepine F, et al. 2011. Active starvation responses mediate antibiotic tolerance in biofilms and nutrientlimited bacteria. Science, 334（6 058）: 982-986.

［69］ Wakamoto Y, Dhar N, Chait R. 2013. Dynamic persistence of antibioticstressed mycobacteria. Science, 339（6115）: 91-95.

［70］ Amato S M, Orman M A, Brynildsen M P. 2013. Metabolic control of persister formation in *Escherichia coli*. Mol Cell, 50（4）: 475-487.

［71］ Keren I, Kaldalu N, Spoering A. 2004. Persistercells and tolerance to antimicrobials. FEMS Microbiol Lett, 230（1）: 13-18.

［72］ Fraser D, Kærn M. 2009. A chance at survival: gene expression noise and phenotypic diversificationstrategies. Mol Microbiol, 71（6）: 1 333-1 340.

［73］ Möker N, Dean C R, Tao J. 2010. *Pseudomonas aeruginosa* increases formation of multidrug-tolerant persister cells in response to quorum-sensing signaling molecules. J Bacteriol, 192（7）: 1 946-1 955.

［74］ Leung V, Levesque C M. 2012. A stress-inducible quorum-sensing peptide mediates the formation of persister cells with noninherited multidrug tolerance. J Bacteriol, 194（9）: 2 265-2 274.

［75］ Gao W, Chua K, Davies J K. 2010. Two novel point mutations in clinical *Staphylococcus aureus* reduce linezolid susceptibility and switch on the stringent response to promote persistent infection. PLoS Pathog, 6 (6): e1 000 944.

［76］ Korch S B, Henderson T A, Hill T M. 2003. Characterization of the *hipA*7 allele of *Escherichia coli* and evidence that high persistence is governed by (p) ppGpp synthesis. Mol Microbiol, 50 (4): 1 199-1 213.

［77］ Helaine S, Kugelberg E. 2014. Bacterial persisters: formation, eradication, and experimental systems. Trends Microbiol, 22 (7): 417-424.

［78］ Maisonneuve E, Gerdes K. 2014. Molecular mechanisms underlying bacterial persisters. Cell, 157 (3): 539-548.

［79］ Amato S M, Fazen C H, Henry T C. 2014. The role of metabolism in bacterial persistence. Front Microbiol, 5: 70.

［80］ Prax M, Bertram R. 2014. Metabolic aspects of bacterial persisters. Front Cell Infect Microbiol, 4: 148.

［81］ Kint C I, Verstraeten N, Fauvart M, et al. 2012. New-found fundamentals of bacterialpersistence. Trends Microbiol, 20 (12): 577-585.

［82］ Sharma S V, Lee D Y, Li B, et al. 2010. A chromatin-mediated reversible drug-tolerant state in cancer cell subpopulations. Cell, 141 (1): 69-80.

［83］ Spencer S L, Gaudet S, Albeck J G, et al. 2009. Non-genetic origins of celltocell variability in TRAIL-induced apoptosis. Nature, 459 (7245): 428-432.

［84］ Glickman M S, Sawyers C L. 2012. Converting cancer therapies into cures: lessons from infectiousdiseases. Cell, 148 (6): 1 089-1 098.

第二部分　对细菌持留状态的定性研究

Part II　Quantification of Persistence

第二章
持留菌：分离与鉴定的方法及影响的因素

Sarah E. Rowe，Brian P. Conlon，Iris Keren，Kim Lewis

摘　要

　　持留菌是一种在致死剂量抗生素杀灭绝大部分处于指数生长期细菌的情况下仍具有生命表型的细菌突变体。本章中，我们总结归纳近些年来所发展出来的用于分离持留菌的新技术，并且指出它们在分析持留菌形成机制过程中的一些局限性。

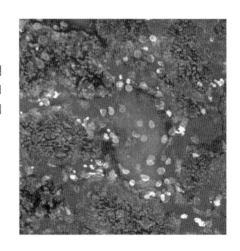

关键词

Hip 突变株；毒素-抗毒素模型；抗生素；生物被膜

1 引言

持留菌在 1944 年首先被 Joseph Bigger 记载描述，这是名来自 Trinity College Dublin 的医生[1]。Bigger 报道了在青霉素的致死剂量条件下仍有少量金黄色酿脓葡萄球菌 (*Staphylococcus aureus*) 亚群可以存活下来。一旦重新孵育，原先存活下的菌落在青霉素的作用下仍然会有绝大部分被杀灭而少量细菌群落存活下来。Bigger 因此推测这些能够在致死剂量抗生素条件下存活的细菌就是持留菌[1]。

这些扩增出来的菌群与耐药菌不是同一事物，因为这些菌群里有相当一部分细菌无法在抗生素条件下存活。持留菌的数量在菌群中所占的比重完全取决于菌体所处的生长阶段和外部环境情况[2,3]。尤其是持留菌的数量会在静止阶段 (stationary phase) 和生物被膜形成的情况下急速增殖[4,5]。

持留菌只有在致死性剂量抗生素存在的情况下才能从众多细菌中脱颖而出。在致死剂量抗生素的压力筛选下，绝大部分细菌会被杀灭，而存活下来的持留菌要么就是被杀死的速度很慢，要么就是在整个抗生素处理过程中不死 (图 2-1)。通过用 1% 的 NaCl 清洗不同时间间隔的菌群可以对持留菌进行计数，再利用连续稀释法来进行持留菌群克隆数的计数。这些存活的持留菌群在抗生素存在的条件下会以明显的双相曲线 (biphasic curve) 的形式出现。这种持留菌在抗生素存在的情况下一直不增殖但是维持最低生命体征的时期被称为持留菌停滞期 (persister plateau) (图 2-1)。

目前，大量持留菌形成机制的研究主要集中于大肠杆菌，但是持留菌已经在很多细菌中都检测到了，这包括绿脓杆菌 (*Pseudomonas aeruginosa*)、结核分枝杆菌 (*Mycobacterium tuberculosis*)、鼠伤寒沙门氏菌 (*Salmonella enterica serovar typhimurium*)、金黄色酿脓葡萄球菌 (*Staphylococcus aureus*) 和金黄色葡萄球菌变种菌——洋葱伯克霍尔德菌 (*Streptococcus mutans Burkholderia Cepacia*)，甚至是真菌致病原——白念珠菌 (*Candida albicans*) [6-13]。

2 高持留菌突变株 (High-persister mutant)

虽然持留菌在 20 世纪 40 年代就被发现了，但是直到 20 世纪 80 年代才被研究人员所重视。这要归功于 Harris Moyed 与他的合作者分离得到了高持留菌突变株[14,15]。他们鉴定出了 hipA 基因，这个基因是第一个被确定为与持留菌形成直接相关的基因。hipA 基因在随后的研究中被鉴定为抗毒素/毒素模块 (antitoxin/toxin (TA) module) 的毒力基因。hipA7 是 hipA 的等位基因，hipA7 可以使菌体耐受 β-内酰胺 (beta-lactams) 与氟代喹诺酮 (fluoroquinolones) 两种抗生素的杀菌效果，并且比 hipA 诱导的持留菌的能力强 1 000 倍[16]。这是首次发现一些持留菌可以同时耐受多种抗生素。更为重要的是，

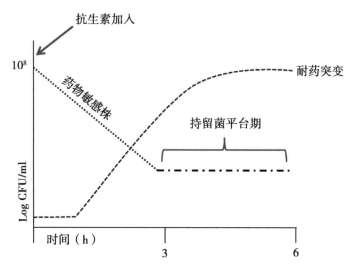

图 2-1　菌群处于指数增殖期的典型双相杀菌曲线

大肠杆菌处于对数生长中期时，利用如环丙沙星等抗生素以 10 倍最小抑菌浓度（MIC）的剂量进行处理。大量细菌迅速死亡。持留菌可以在利用抗生素处理 3 小时和 6 小时后，通过移除部分菌群中的菌体而获得。剩下的未被移除的菌体利用 1%NaCl 溶液洗涤并且连续稀释进行培养以实现对持留菌落的计数。与抗药菌不同，持留菌可以在有抗生素的存在下耐受抗生素对其的杀伤作用，但是持留菌无法在有抗生素的情况下进行增殖。

hipA7 突变株与亲本菌的最小抑菌剂量是相同的[16]，这就暗示了持留菌的增殖并不是由于具有抗药性才实现的。

高持留菌突变株通过突变体文库和几轮致死剂量抗生素的筛选下可以在体外得到[17]。细菌突变体文库（bacterial mutant library）可以通过化学诱变剂（chemical muta-genesis）或者转座子诱变剂（transposon mutagenesis）[18,19]获得，例如甲磺酸乙酯（ethyl methanesulfonate）。随着抗生素的几轮压力筛选，通过对幸存下来的菌体进行全基因组测序或者遗传印记的微阵列芯片（micro-array-based genetic footprinting）可研究得出高持留菌突变株表型的遗传基础[17]。

呈瞬时表型突变（transient phenotypic variant）的持留菌与对药物敏感的家族成员（drug-susceptible kin）在遗传上完全相同。持留菌的这种特点已经在大量的体内研究中被详细地研究了，因为这些持留菌具有很强的复苏特点。Mulcahy 等人另辟蹊径[20]。他们假设了一种情况，如果在体内感染或在与抗生素应答期间，这些平时在非持留菌群中默默无闻的高持留菌突变株就会脱颖而出，进行相关的增殖。绿脓杆菌（*Pseudomonas aeruginosa*）的深度分离（Longitudinal isolates）是在患有囊性纤维化（cystic fibrosis）的病人体内进行的。这项研究表明持留菌具有高持留的相关表型是由于长程感染（over the course of the infection）导致的（图 2-2）。相似的研究结果在由白念珠菌（*Candida albicans*）导致的慢性鹅口疮（chronic oral thrush）的患者的治疗过程中也被发现了[21]。这些研究表明持留菌与临床治疗息息相关，并且极有可能是导致临床治疗失败的罪魁祸首。

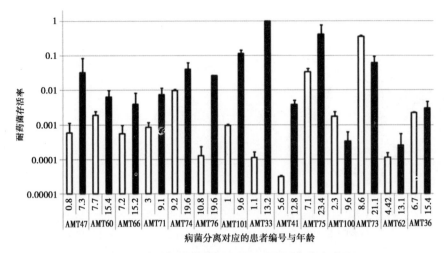

图 2-2　临床分离绿脓杆菌获得的高持留菌突变株

从利用氧氟沙星（50X MIC）治疗 8 小时的 14 个患者体内在静置培养基上分离处于早/晚期的菌体克隆，并且存活菌体是通过菌体克隆计数来体现存活率（n=4）。早期分离是白色柱状图表示，而晚期分离菌是黑色柱状图表示。病人数量和年龄是以横坐标（x-axis）表示。一株高持留突变的绿脓杆菌出现在了 14 位患者当中的 10 位里。没有分离到高持留性的绿脓杆菌的 4 位患者是被列到了图的右侧。数据来自 Mulcahy 等（2010）。

3　持留菌的前体存在形式与诱导后存在形式（Pre-existing and induced persisters）

在高持留菌突变株中持留菌的出现几率远远大于野生型大肠杆菌中持留菌出现的几率，因此高持留菌突变株适用于研究持留菌的形成机制。在研究 hippA7 突变株形成的过程中，研究人员借助时差显微镜单细胞成像技术（single-cell time-lapse microscopy）发现持留菌呈现的是一种生长缓慢或者不生长的活菌；持留菌的形成是具有随机性的，并且在细菌群落中以前体的形式存在[22]。

为了区别生长与不生长的细菌，Shah 等人借助核糖体启动子介导的非稳定性 GFP 突变体来进行相关研究[23]。利用处于指数生长期的中间段的细菌来进行含有不稳定 GFP 基因质粒的表达，并且利用荧光激发菌体筛选技术（fluorescent-activated cell sorting，FACS）来进行目标菌的分选（图 2-3）。两种特性截然不同的菌群通过前散射光（forward light scatter）可以被区分，因为一个菌群可以发出荧光而另一个菌群不发荧光。两种菌群被分选收集，并且可以利用落射荧光显微镜（epifluorescent microscopy）进行观察，并且利用氧氟沙星对细菌进行处理。而那些不被激发出荧光信号的细菌最有可能在存在氧氟沙星的环境中存活下来。这项研究描述了一种鉴定持留菌的新机制，并且阐明了处于休眠状态的细菌存在于未经受抗生素处理过的大肠杆菌菌群中[23]。这些结果暗示了持留菌群是存在于正常菌群中的，并不是只有在抗生素作用下才能形成持

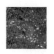

留菌。

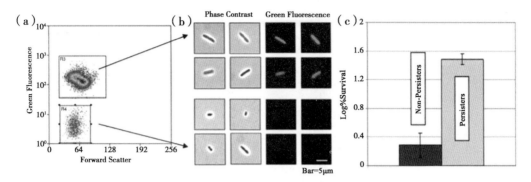

图 2-3　从指数生长期的培养物中分离持留菌（彩色图片见书末附图）

含有一个不稳定 GFP 报告基因元件的大肠杆菌在 LB 培养基中培养到指数生长期的中段（~1×10^8 菌体/ml）在 37℃ 通氧的条件下，利用备有标准 GFP 荧光滤光片装置的高速细胞筛选仪来进行实验。（a）两种菌群利用前置散射光将可以发出荧光的大肠杆菌显示出来（R3），并且没有荧光的菌体不能被显示出来（R4）。（b）分选出来的菌体可以通过落射荧光显微镜显示出来（bar，5μm）。（c）菌体的筛选是通过（a-b）步骤来实现的。一旦两种菌群通过氧氟沙星（5μg/ml）处理 3 小时后，分选开并且利用 LB 琼脂糖凝胶培养并且菌落计数。数据来源于 Shah et al.（2006）。

为了支持上述所推测的结论，研究人员若是将大肠杆菌培养物进行连续稀释并且利用氨苄青霉素或者氧氟沙星来处理稀释物，即便持留菌群数量在刚开始的大肠杆菌培养物的菌群中可以保持一个稳定的数量，但是在连续稀释后的培养物中，持留菌群的数量将逐渐下降甚至消失[2]。这一研究表明，持留菌的形成在正常菌群的生长过程中是滞后的，持留菌是在正常菌处于生长静止期才会进行菌体的增殖，并且通过使持留菌反复复苏和连续稀释菌群可以达到对持留菌的清除。

Johnson 等人研究发现，利用低于 MIC 浓度的同种抗生素反复治疗金黄色葡萄球菌（*S. aureus*）会显著增加具有多重耐药性金黄色葡萄球菌持留菌的水平[24]。从这项研究结果来看，持留菌的形成是细菌在增殖过程中出现的种种错误而产生的一些虽然在正常条件下默默无闻的"畸形儿"，但是一旦菌群处于极端的抗生素环境下，这些"畸形儿"就可以脱颖而出。在正常情况下，这些"畸形儿"与健康的菌体在生长状态上相比是发育不良、生长缓慢的[24]。

虽然很多证据都表明，持留菌本身就是存在于正常细菌中的且是在细菌的正常增殖过程中随机产生的，但是也有证据显示持留菌也是可以在抗生素环境下或者在外界压力因素作用下诱导而来的[24-26]。Dorr 等人证明了利用低剂量的环丙沙星（ciprofloxacin）来杀灭大肠杆菌的过程中会诱导产生耐受高剂量环丙沙星的持留菌（图 2-4）。这项研究表明，持留菌对环丙沙星的耐受性是直接由环丙沙星诱导产生的，而这一机制的幕后推手就是细菌具有的 SOS 反馈机制（functional SOS response）。后续的研究工作表明持留菌的形成也和环境压力有直接关系，例如 DNA 损伤、氧化压力（oxidative stress）和由很多不利因素（例如氨基酸饥饿、脂肪酸饥饿、离子缺乏和热休克）刺激所造成的应激反应（stringent response）有关[3,27,28]。

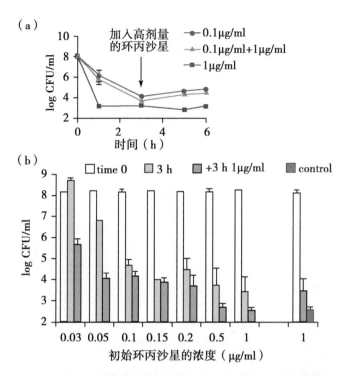

图 2-4　环丙沙星导致的细菌持留状态（彩色图片见书末附图）

（a）利用不同浓度环丙沙星的治疗剂量来处理指数生长阶段的野生细菌的存活情况。两种培养物是用 0.1μg/ml 和 1μg/ml 的环丙沙星分别作用 6 小时。第三种培养物是在 1μg/ml 的环丙沙星作用 3 小时后再次利用 0.1μg/ml 的环丙沙星来进行处理（箭头所指位置）。这些数据是 3 次独立实验所得数据的平均值和误差线表示标准差。（b）野生型细菌在指数生长期不断增加环丙沙星的浓度作用 3 小时。X 轴表示环丙沙星的浓度。在初始环丙沙星作用后，额外加入 1μg/ml 环丙沙星并且与（a）操作相同再孵育 3 小时。（环丙沙星是 0.05μg/ml）。作为对照组，一个平行的培养物是暴露于 1μg/ml 环丙沙星的环境下作为实验的耐受组。误差线表示 0、3 和 6 小时环丙沙星处理细菌后菌体增殖的数量变化。白色的柱状图是起始阶段菌体的数量。灰色柱状图是利用一定浓度的环丙沙星处理 3 小时的生长变化情况。黑色柱状图是另外加入 1μg/ml 环丙沙星的环境下细菌的生长变化情况。这些数据是三次独立实验的平均值，标准误差线已经标出。数据来源于 Dorr et al.（2009）。

4　毒素抗毒素模块

起初，持留菌的转录组是利用诸如氨苄青霉素等 β-内酰胺类抗生素来裂解菌体获得的[29]。大肠杆菌培养物利用高浓度氨苄青霉素处理以后，利用离心的方法来富集存活的持留菌，并且利用微阵列基因芯片来绘制持留菌的基因表达谱（expression profile）。几种 TA 模型是持留菌基因之间的相互作用诱导产生的。

TA 基因起初是被鉴定为质粒修复所依赖的基因模块[30]。毒素与抗毒素基因（toxin and antitoxin genes）组成操纵子（operon），此种操纵子是由相同的启动子来调节转录的。对于 II 型 TA 系统来说，毒素与抗毒素产物是蛋白质，它们彼此相互结合来抑制操纵子的转录活动[31]。抗毒素产物的稳定性不强，可被细胞的蛋白酶降解；一旦子代菌体丢失了质粒，抗毒素产物迅速降解，则毒素产物抑制细菌的生长[30]。TA 系统很快就在细菌的染色质上被发现了。许多研究显示染色质里的 TA 系统在细菌持续性感染过程中发挥着重要作用[14,16,32-35]。

由 hipBA 操纵子操控的 hipA 基因在持留菌相关基因的研究领域中是被广泛地重视着。hipA 基因编码毒素 HipA，HipA 毒素可以被抗毒素 HipB 所中和。在菌体压力的作用下，Lon 蛋白酶可以降解抗毒素 HipB，释放毒素 HipA 并且介导 HipA 对菌体产生毒性作用[35]。最近的研究显示，毒素 HipA 是一种激酶，这种激酶可以磷酸化氨酰基 tRNA 合成酶（aminoacyl-tRNA synthetase），终止蛋白质的合成反应，最终诱导持留菌的产生[36]。

有 11 种 TA mRNA 互作酶（TA mRNA interferases）是存在于大肠杆菌 K12 中的，这些互作酶可以在多种菌体产生的压力下被诱导活化[3,37-41]。一旦这些基因过表达，所产生的 mRNA 互作酶就可以裂解菌体 mRNA，并且诱导持留菌的形成。然而，任何一个 TA 模块的突变都不会明显导致持留菌数量的下降[34]。冗余的 TA 模块可以很好的解释为什么单突变不会改变持留菌的生物表型，但是这一理论在持留菌形成的机制中还是有很大的争议。

Kenn Gerdes 和他的同事在大肠杆菌中连续敲除了 10 个 II 型 TA 模块（Δ10）[34]。他们报道了至少同时敲除 5 种 TA 模块才能显著降低持留菌产生的水平。当更多的 TA 模块被敲除，持留菌的生长水平呈现渐进式降低（progressive reduction）。当 Δ10 菌株出现时，持留菌形成能力降到了原来的 1/100。这些结果表明，TA 模块在持留菌形成过程中发挥着重要作用，并且持留菌彼此之间存在着很高水平的 TA 模块冗余。

还有一种可能性，那就是在特定菌株或者是在特定的环境压力下特定的 TA 位点可能在持留菌的形成过程中发挥着重要作用。Norton 等人指出，将 PasTI（一种 TA 模块）单独敲除是不能消除实验室条件下大肠杆菌耐药菌株 MG1655 的生物表型，但是如果是在大肠杆菌持留菌株 CFT073 中单独将 PasTI 敲除，那么 CFT073 的持留菌的产生能力将缩减至 1/100[42]。此项研究所获得的研究成果剑指研究者只在实验室条件下并且只关注特定耐药菌株来研究持留菌相关机制所带来的局限性[42]。

Helaine 等人报道指出，沙门氏菌（Salmonella）被巨噬细胞吞噬而发生的内化过程可以诱导产生持留菌形成的能力提高 100 倍[43]。此项研究的重要意义在于，Helaine 等人分析鉴定了两种环境压力，即吞饮泡酸化（vacuolar acidification）与营养缺乏（nutri-tional derivation）同时发生在体内的时候，持留菌产生的过程需要 14 种 TA 模块的参与才能实现。将上述研究结果综合起来看，这些研究都强调了在研究细菌持留状态的过程中，需要将目标菌置于与体内环境类似的模拟环境中进行相关研究。

5　遗传因素对持留菌的影响

鉴定一种基因在持留菌表型上所发挥的功能是可以通过标准实验流程制作突变体文

库和相关筛选实现的。但是当冗余相关基因可以发挥相似的生物学功能的时候，此种研究策略就会失效，这是因为多元化的 TA 模块在作祟。一种可替代的方法就是，通过建立过表达文库与筛选功能获得性生物表型（gain-of-function phenotypes）进行相关持留菌机制的研究。利用这种新策略，即使是对相关生物表型贡献很一般的基因都会被有效的鉴定出来。然而，这种方法也有其自身的问题，那就是令持留菌过量表达很多蛋白质产物尤其是膜蛋白产物，这将导致毒性蛋白的累积。这就会导致菌体生长停滞，并且人为地使菌群处于一种抗生素耐受阶段。Spoering 等人利用低拷贝质粒并且依靠自然状态细菌的启动子（native promoter）与致死剂量的氨苄青霉素建立过表达文库[44]。为了剔除假阳性，作者介绍了多轮抗生素筛选的一步生长法（a growth step in between rounds of antibiotic selection）。利用这种方法可以将任意一种比野生菌生长缓慢的持留菌筛选出来。一个高水平耐受氨苄青霉素的持留菌携带有参与甘油代谢（glycerol metabolism）的 *glpD* 基因。有趣的是，*glpD* 基因也具有诱导持留菌耐受氧氟沙星（ofloxacin）的能力，这就暗示了这些持留菌是具有多重耐药性的。如果敲除 *glpD* 基因，野生型大肠杆菌明显降低了在生长静止期（stationary phase）产生耐受环丙沙星（ciprofloxacin）的能力。最近的相关研究表明，*glpD* 基因的突变能够提高甲（基）乙二醛（methylglyoxal）这种细菌抑制的代谢产物在菌体内的水平[17]。

一种可以筛选出经典持留菌基因的方法被称为 Keio 富集法[45]，这是一种有序删除大肠杆菌中 3 985 种非必要基因的消减文库（deletion library）。这些目标菌生长于静止期（stationary phase）在 96 孔板培养，并且利用致死剂量的氧氟沙星处理[46]。利用此种方法筛选 150 株持留菌突变株使其降低持留菌的产生速度。其中，10 株持留菌突变株在原有 MIC 剂量的氧氟沙星的作用下就可以减少其产生持留菌的速度。大多数此类基因的突变体是直接与宏观调节因子（global regulator）相关的基因，所有这些基因均对持留菌形成的速度产生影响[46]。

宏观调控因子 Rpos 与 RelA 是被鉴定为对绿脓杆菌（*P. aeruginosa*）的持留状态发挥重要作用的两种调节因子[6,28,47]。另外，利用高通量筛选技术对一个不完整的绿脓杆菌转录组突变体文库进行分析研究，发现还有九种基因与绿脓杆菌的持留状态相关[48]。

尽管很多与细菌持留状态相关的基因通过筛选后被发现了，但是到目前还没有一株真正完全敲除所有与耐药性相关基因的持留菌被鉴定出来。现有研究的突变菌株只是简单的表现为持留菌对一种或者多种抗生素作用的情况下生长速度的变化。这一结论明确指出持留菌产生的分子机制是多元复杂的，并不是可以寻找出一条黄金法则来对所有细菌所产生的持留菌的过程进行统一解释的；持留菌对不同抗生素环境下的存活策略也是因菌种而异的。最有可能的解释就是持留菌的产生机制是多元化的。目前，对持留菌的多重耐药性（multidrug-tolerant）的发生机制还是以百家争鸣为主。

6　持留菌的重要性

许多细菌在对抗外界环境压力的过程中可以形成生物被膜（biofilm）[49]。生物被膜是一种以多聚体-类蛋白的（exopolymeric and proteinaceous）形式嵌合于菌体表面的叠加物。绝大多数抗生素是能够穿过生物被膜达到菌体外表面的，但是生物被膜能够完全保护细胞不受到机体免疫系统的攻击，由此给在临床上治疗由持留菌引起的感染与慢性疾病带来了很多麻烦[50]。也有研究表明，锚定在绿脓杆菌外膜上的生物被膜可以有效抵抗抗生素的穿透力[7,27]，并且这种生物特征使得患有囊性纤维化的病人的临床治疗更加复杂化[20]。最近，也在 MTB 感染所形成肉芽肿内的持留菌凭借肉芽这种物理屏障来抵抗免疫系统的攻击得出相似的实验结论[8]。Kim Lewis 提出了一个模型（图 2-5），这个模型为我们解释了由细菌形成的生物被膜感染所导致的顽固性感染（recalcitrant nature）的成因[51]。当由于生物被膜而导致的细菌感染被抗生素处理后，绝大部分细菌会被杀死，而只有持留菌可以存活下来。持留菌在生物被膜里可以免于机体免疫系统的攻击，一旦抗生素被移除，这些幸存的持留菌就会重新构筑生物被膜。持留菌与生物被膜的结合很有可能就是慢性感染反复发作的罪魁祸首，这归其根源就是持留菌可以耐受抗生素的杀菌作用，而生物被膜可以抵御免疫系统的攻击，由此可见机体对这种强强联手几乎是束手无策。

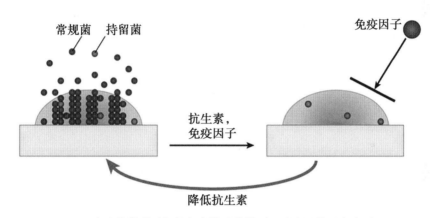

图 2-5　由生物被膜引起的复发性感染模型（彩色图片见书末附图）

正常细菌和持留菌形成生物被膜然后游离侵入外周组织（surrounding tissue）和血循环系统。抗生素杀灭正常菌体，而免疫系统可以将游离的持留菌清除掉。生物被膜可保护持留菌免于免疫系统的攻击，而当抗生素浓度下降后，这些持留菌会趁机重筑生物被膜从而导致持留菌的残留，使机体反复感染。数据来源于 Lewis et al.（2010）。

细菌的耐药性是摆在临床治疗上的一个严重的问题，尤其是革兰氏阴性菌（gram-negative bacteria）尤为突出[52,53]。然而，许多从慢性感染病例中分离出来的菌株对抗生素十分敏感[5,20]。这一事实说明，持留态而非抗菌态在很多顽固性感染中扮演着十分重要的角色。本着这个思路，研发一种专门针对处于潜伏或者生长静止状态而非生长迅速细菌的抗生素可以在很大程度上降低临床治疗的失败。

抗生素的杀菌作用在于靶向并破坏那些具有重要生理活性且生长迅速的细菌，而对处于休眠状态的持留菌不具备干扰破坏作用。酰基缩肽（acyldepsipeptides，ADEPs）是由 Eli Lily 在 1985 年发现的一种新型抗生素。Brotz-Oesterhelt 等人发现 ADEP 能够靶向作用于 ClpP 蛋白酶并水解核心模块以不依赖 ATP 的方式使蛋白水解（ATP-independent proteolysis)[54]。虽然抗生素在很多急性感染的动物模型的治疗中取得了很好的佳绩，但是由于与菌体生命活动相关性不强的 *clpP* 基因的无效突变（null mutation）而导致的高几率（1×10⁻⁶）的细菌持续性感染的发生，这使得新型抗生素药物的研发遇到了很大阻碍。

令人关注的是，ADEP 以不依赖 ATP 的方式激活并且诱导 ClpP 的失活[54]。这一结果表明，ADEP 具有特异性针对处于低能量代谢的细菌的杀伤作用，并且 ADEP 也可以是处于静止生长期的细菌再次复苏成为高生长效率的细菌。Conlon 等人也发现了可以针对持留菌的特效药物[5]。据报道，虽然处于生长静止期的金黄色葡萄球菌具有很高的抗生素耐受性，但是这种持留菌仍旧对 ADEP 敏感。然而，随着初始死亡阶段（an initial death phase）的发展，持留菌突变株的高几率发生可以使持留菌体的规模再次升高并且再次扩容。ADEP 与利福平（rifampicin）的配合使用可以使持留菌得到很好的清除，这是因为 ADEP-4 抗 *clpP* 基因的无义突变可以增加持留结核杆菌对利福平的敏感性。很重要的一点是，笔者利用 ADEP 与抗生素配合使用成功将小鼠大腿深部感染（a deep-seated murine thigh infection model）的金黄色葡萄球菌清除。这项研究再次强调了探索发现特异性针对持留菌的杀菌剂的重要意义。

参考文献

［1］ Bigger J W. 1944. Treatment of staphylococcal infections with penicillin. Lancet ii：497-500.

［2］ Keren I, Kaldalu N, Spoering A, et al. 2004. Persister cells and tolerance to antimicrobials. FEMS Microbiol Lett, 230（1）：13-18.

［3］ Maisonneuve E, Castro-Camargo M, Gerdes K. 2013. （p）ppGpp controls bacterial persistence by stochastic induction of toxin-antitoxin activity. Cell, 154（5）：1 140-1 150. doi：10. 1016/ j. cell, 2013. 07. 048.

［4］ Amato S M, Brynildsen M P. 2014. Nutrient transitions are a source of persisters in *Escherichia coli* biofilms. PLoS One, 9（3）, e93110. doi：10. 1371/journal. pone. 0093110.

［5］ Conlon B P, Nakayasu E S, Fleck L E, et al. 2013. Activated ClpP kills persisters and eradicates a chronic biofilm infection. Nature, 503（7 476）：365-370. doi：10. 1038/nature12790.

［6］ Moker N, Dean C R, Tao J. 2010. *Pseudomonas aeruginosa* increases formation of multidrug-tolerant persister cells in response to quorum-sensing signaling molecules. J Bacteriol, 192（7）：1946-1955. doi：10. 1128/JB. 01231-09.

［7］ Spoering A L, Lewis K. 2001. Biofilms and planktonic cells of *Pseudomonas aeruginosa* have similar resistance to killing by antimicrobials. J Bacteriol, 183（23）：6 746-6 751. doi：10. 1128/JB. 183. 23. 6746-6751.

［8］ Keren I, Minami S, Rubin E. 2011. Characterization and transcriptome analysis of *Mycobacterium tuberculosis* persisters. MBio, 2（3）：e00100-e00111. doi：10. 1128/mBio. 00100-11.

［9］ Slattery A, Victorsen A H, Brown A. 2013. Isolation of highly persistent mutants of *Salmonella enterica* serovar Typhimurium reveals a new toxin-antitoxin module. J Bacteriol, 195（4）：647-657. doi：10. 1128/JB. 01397-12.

［10］ Lechner S, Lewis K, Bertram R. 2012. *Staphylococcus aureus* persisters tolerant to bactericidal antibiotics. J Mol Microbiol Biotechnol，22（4）：235-244. doi：10. 1159/000342449.

［11］ Leung V，Levesque C M. 2012. A stressinducible quorum-sensing peptide mediates the formation of persister cells with noninherited multidrug tolerance. J Bacteriol，194（9）：2265-2274. doi：10. 1128/JB. 06707-11.

［12］ LaFleur M D，Kumamoto C A，Lewis K. 2006. *Candida albicansbiofilms* produce antifungaltolerantpersister cells. Antimicrob Agents Chemother，50（11）：3 839-3 846.

［13］ Van Acker H，Sass A，Bazzini S，et al. 2013. Biofilm-grown *Burkholderia cepacia* complex cells survive antibiotic treatment by avoiding production of reactive oxygen species. PLoS One，8（3），e58943. doi：10. 1371/journal. pone. 0058943.

［14］ Moyed H S，Bertrand K P. 1983. hipA，a newly recognized gene of *Escherichia coli* K-12 that affects frequency of persistence after inhibition of murein synthesis. J Bacteriol，155（2）：768-775.

［15］ Moyed H S，Broderick S H. 1986. Molecular cloning and expression of *hipA*，a gene of *Escherichia coli* K-12 that affects frequency of persistence after inhibition of murein synthesis. J Bacteriol，166（2）：399-403.

［16］ Falla T J，Chopra I. 1998. Joint tolerance to beta-lactam and fluoroquinolone antibiotics in *Escherichia coli* results from overexpression of hipA. Antimicrob Agents Chemother，42（12）：3 282-3 284.

［17］ Girgis H S，Harris K，Tavazoie S. 2012. Large mutational target size for rapid emergence of bacterial persistence. Proc Natl Acad Sci USA，109（31）：12740-12745. doi：10. 1073/pnas. 1205124109.

［18］ Bokel C. 2008. EMS screens：from mutagenesis to screening and mapping. Methods MolBiol，420：119-138. doi：10. 1007/978-1-59745-583-1_ 7.

［19］ Hayes F. 2003. Transposon-based strategies for microbial functional genomics and proteomics. Annu Rev Genet，37：3-29. doi：10. 1146/ annurev. genet. 37. 110801. 142807.

［20］ Mulcahy L R，Burns J L，Lory S. 2010. Emergence of *Pseudomonas aeruginosa* strainsproducing high levels of persister cells in patients with cystic fibrosis. J Bacteriol，192（23）：6191-6199. doi：10. 1128/JB. 01651-09.

［21］ LaFleur M D，Qi Q，Lewis K. 2010. Patients with long-term oral carriage harbor highpersistermutants of *Candida albicans*. Antimicrob Agents Chemother，54（1）：39-44.

［22］ Balaban N Q，Merrin J，Chait R. 2004. Bacterial persistence as a phenotypicswitch. Science，305（5690）：1622-1625. doi：10. 1126/science. 1099390.

［23］ Shah D，Zhang Z，Khodursky A. 2006. Persisters：A distinct physiological state of *E. coli*. BMC Microbiol，6（1）：53-61.

［24］ Johnson P J，Levin B R. 2013. Pharmacodynamics，population dynamics，and the evolution of persistence in *Staphylococcus aureus*. PLoS Genet，9（1），e1 003 123 . doi：10. 1371/ journal. pgen. 1003123.

［25］ Dorr T，Lewis K，Vulic M. 2009. SOS response induces persistence to fluoroquinolones in *Escherichia coli*. PLoS Genet，5（12），e1 000 760. doi：10. 1371/journal. pgen. 1000760.

［26］ Wu Y，Vulic M，Keren I. 2012. Role of oxidative stress in persister tolerance. Antimicrob Agents Chemother，56（9）：4 922-4 926. doi：10. 1128/AAC. 00921-12.

［27］ Nguyen D，Joshi-Datar A，Lepine F，et al. 2011. Active starvation responses mediate antibiotic tolerance in biofilms and nutrientlimited bacteria. Science, 334 (6058): 982 – 986. doi: 10. 1126/science. 1211037.

[28] Viducic D, Ono T, Murakami K, et al. 2006. Functional analysis of *spoT*, *relA* and *dksA* genes on quinolone tolerance in *Pseudomonas aeruginosa* under nongrowing condition. Microbiol Immunol, 50 (4): 349-357.

[29] Keren I, Shah D, Spoering A. 2004. Specialized persister cells and the mechanism of multidrug tolerance in *Escherichia coli*. J Bacteriol, 186 (24): 8 172-8 180.

[30] Ogura T, Hiraga S. 1983. Mini-F plasmid genes that couple host cell division to plasmid proliferation. Proc Natl Acad Sci USA, 80 (15): 4 784-4 788.

[31] Hayes F, Van Melderen L. 2011. Toxinsantitoxins: diversity, evolution and function. Crit Rev Biochem Mol Biol, 46 (5): 386-408. doi: 10. 3109/10409238. 2011. 600437.

[32] Dorr T, Vulic M, Lewis K. 2010. Ciprofloxacin causes persister formation by inducing the TisB toxin in *Escherichia coli*. PLoS Biol, 8 (2): e1 000 317. doi: 10. 1371/journal. pbio. 1000317.

[33] Kim Y, Wood T K. 2010. Toxins Hha and CspD and small RNA regulator Hfq are involved in persister cell formation through MqsR in *Escherichia coli*. Biochem Biophys Res Commun, 391 (1): 209-213. doi: 10. 1016/j. bbrc. 2009. 11. 033.

[34] Maisonneuve E, Shakespeare L J, Jorgensen M G. 2011. Bacterial persistence by RNA endonucleases. Proc Natl Acad Sci USA, 108 (32): 13 206-13 211. doi: 10. 1073/pnas.1100186108.

[35] Hansen S, Vulic M, Min J, et al. 2012. Regulation of the *Escherichia coli* HipBA toxin-antitoxin system by proteolysis. PLoS One, 7 (6), e39 185. doi: 10. 1371/journal. pone. 0039185.

[36] Germain E, Castro-Roa D, Zenkin N, et al. 2013. Molecular mechanism of bacterial persistence by HipA. Mol Cell, 52 (2): 248-254. doi: 10. 1016/j. molcel. 2013. 08. 045.

[37] Christensen S K, Mikkelsen M, Pedersen K, et al. 2001. RelE, a global inhibitor of translation, is activated during nutritional stress. Proc Natl Acad Sci USA, 98 (25): 14 328-14 333.

[38] Christensen S K, Pedersen K, Hansen F G, et al. 2003. Toxin-antitoxin loci as stress-response-elements: ChpAK/MazF and ChpBK cleave translated RNAs and are counteracted by tmRNA. J Mol Biol, 332 (4): 809-819.

[39] Christensen S K, Gerdes K. 2004. Delayed relaxed response explained by hyperactivation of RelE. Mol Microbiol, 53 (2): 587-597.

[40] Gonzalez Barrios A F, Zuo R, Hashimoto Y, et al. 2006. Autoinducer 2 controls biofilm formation in *Escherichia coli* through a novel motility quorumsensing regulator (MqsR, B3022). J Bacteriol, 188 (1): 305-316.

[41] Yamaguchi Y, Inouye M. 2011. Regulation of growth and death in *Escherichia coli* by toxinantitoxinsystems. Nat Rev Microbiol, 9 (11): 779-790. doi: 10. 1038/nrmicro2651.

[42] Norton J P, Mulvey M A. 2012. Toxinantitoxin systems are important for nichespecific colonization and stress resistance of uropathogenic *Escherichia coli*. PLoS Pathog, 8 (10), e1 002 954. doi: 10. 1371/journal. ppat. 1002954.

[43] Helaine S, Cheverton A M, Watson K G, et al. 2014. Internalization of *Salmonella* by macrophages induces formation of nonreplicating persisters. Science, 343 (6167): 204 – 208. doi: 10. 1126/science. 1244705.

[44] Spoering A L, Vulic M, Lewis K. 2006. GlpD and PlsB participate in persister cell formation in *Escherichia coli*. J Bacteriol, 188 (14): 5 136-5 144.

［45］ Baba T, Ara T, Hasegawa M, et al. 2006. Construction of *Escherichia coli* K-12 in-frame, single-gene knockout mutants: the Keio collection. Mol Syst Biol, 2: 2006. 0008.

［46］ Hansen S, Lewis K, Vulić M. 2008. The role of global regulators and nucleotide metabolism inantibiotic tolerance in *Escherichia coli*. Antimicrob Agents Chemother, 8: 2 718-2 726.

［47］ Murakami K, Ono T, Viducic D, et al. 2005. Role for *rpoS* gene of *Pseudomonas aeruginosa* in antibiotic tolerance. FEMS Microbiol Lett, 242 (1): 161-167.

［48］ De Groote V N, Verstraeten N, Fauvart M, et al. 2009. Novel persistence genes in *Pseudomonas aeruginosa* identified by highthroughput screening. FEMS Microbiol Lett, 297 (1): 73-79. doi: 10. 1111/j. 1574-6968. 2009. 01657. x.

［49］ Costerton J W, Cheng K J, Geesey G G, et al. 1987. Bacterial biofilms in nature and disease. Annu Rev Microbiol, 41: 435-464. doi: 10. 1146/annurev. mi. 41. 100187. 002251.

［50］ Lewis K. 2010. Persister cells. Annu Rev Microbiol, 64: 357-372. doi: 10. 1146/annurev. micro. 112408. 134306.

［51］ Lewis K. 2005. Persister cells and the riddle of biofilm survival. Biochemistry (Mosc), 70 (2): 267-274.

［52］ Levy S B. 2001. Antibiotic resistance: consequences of inaction. Clin Infect Dis, 33 (Suppl3): S124-129. doi: 10. 1086/321837.

［53］ Levy S. 2005. Antibiotic resistance-the problem intensifies. Adv Drug Deliv Rev, 57 (10): 1 446-1 450. doi: 10. 1016/j. addr. 2005. 04. 001.

［54］ Brotz-Oesterhelt H, Beyer D, Kroll H P, et al. 2005. Dysregulation of bacterial proteolytic machinery by a new class of antibiotics. Nat Med, 11 (10): 1 082-1 087. doi: 10. 1038/ nm1306.

第三章
在大肠杆菌培养物中利用通用方法测定持留菌的水平

Niilo Kaldalu，Arvi Jõers，Henri Ingelman，Tanel Tenson

摘 要

通常同源细菌培养物含有的持留菌是一种不会被抗生素杀死的细菌。这些持留菌是细菌建立慢性感染的罪魁祸首。持留菌的生长水平很大程度是由其所处的生长条件所决定的。在这里，我们讨论在测定持留菌生长水平的过程中所用到的一些策略和方法，并且给读者提供标准的操作流程。

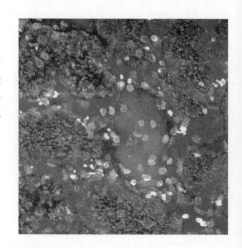

关键词

抗生素；持留菌；耐药性；氨苄青霉素；氟喹诺酮类药物

1　引言

在 1944 年，Joseph Bigger 研究了青霉素作用于葡萄球菌培养物后菌群的变化，他发现一些细菌能够逃避青霉素的杀灭作用，并且在停用青霉素后可重新生长。Bigger 称这些在治疗后重新生长的细菌为持留菌，即描述了又预测了在抗生素环境中幸存下来的持留菌的一些基本特征。此外，他推测持留菌必定在抗生素抵抗感染过程中仅发挥有限的杀菌作用负一定的责任[1]。70 年后，Bigger 博士的这一主旨结论已经被多次证实，并且很多实验室利用相关实验检测技术对很多种细菌进行持留性的研究后对 Bigger 博士提出的结论加以阐述。值得注意的是，Bigger 博士的早期观测结果有多少是正确的，这也包括一些驳论"持留菌学说这一类型的几乎所有试验都出现不规律性与非持续性"[1]。接下来，我们将纵观持留菌研究的主要宗旨和尝试着细数一些研究者依靠实验检测技术所获得的与持留菌相关的结论。

1.1　表型耐受与表型抵抗

持留菌是专门指那些具有耐受抗生素杀菌作用而存活下来的细菌；持留菌可以在抗生素药物治疗过程中幸存下来，但是在抗生素存在的条件下无法生长[1,2]。如果细菌在抗生素存在的条件下可以正常增殖，那么这些细菌称为抗药菌（resistant）。持留状态的生物学现象是一种生物表型，这些菌的起源就是从具有持留状态的细菌克隆来的，这些细菌的形成与母本细菌培养物的形成几率是相似的[1,3]。此后的几年内，人们逐渐意识到持留菌是一种处于生长静止期的细菌[2]。依据研究领域的中心法则，生长静止，例如不分裂（nondividing），这是持留菌幸存的关键。细菌培养物中含有在正常情况下不增殖的细菌单体[4-6]。这些细菌能够耐受抗生素的杀菌作用并且在抗生素治疗结束后可重新恢复生长，那么我们称这种细菌为持留菌［图 3-1（a）］。这里存在一个争论的话题，是否这样的异质性菌体的存在是此种细菌在不利环境中能够传递其遗传信息的策略，从而实现种群的生存[7-9]，或者是否反映出了细菌处于一种无法逃避的严酷环境下的一种差异性耐受能力[10]。

最近有报道称，一些持留菌似乎增殖活跃，如分枝杆菌（*Mycobacterium*）的持留菌具有活性较高的外排泵（efflux pump）[11]或者可表达过氧化氢酶-过氧化物酶（catalase-peroxidase），只能通过随机脉冲的方法利用异烟肼（isoniazid，一种抗结核的药物）才能将这种表达过氧化物酶-过氧化氢酶的持留菌杀灭[12]。在上述这些事例中，能够在抗生素作用后存活下来的少量细菌又开始进行复制，并且不再默默无闻。仍有一些报道指出，大肠杆菌的持留菌是可以活性分裂增殖的[6]。这种可活性分裂增殖的持留菌对应的概念给术语学领域的专家带来了不小的麻烦。抗药性通常是由遗传因素决定的，但是遗传方面的概述还不能完全覆盖抗药菌这一概念。细菌对抗生素抗药性的生物学表型（phenotypic antibiotic resistance）产生的机制是十分另类的[13,14]，由于生长条件和细菌的代谢状态所决定的抗性表型是在微生物学领域广泛知晓的[15]。分枝杆菌的"动态持留状态"也会受到表型抗药性的影响[11,12]。

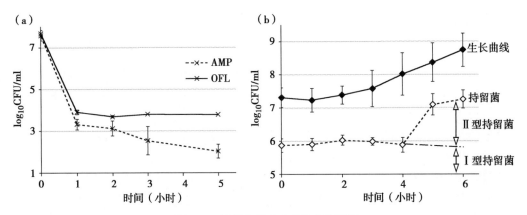

图3-1 持留菌相关实验结果的图示

（a）利用抗生素处理细菌培养物所得到的典型杀菌曲线（killing curves of cultures）。杀菌曲线显示了在对细菌治疗的过程中，药物杀灭细菌的动力学。大肠杆菌 MG1655 菌株的生长与利用抗生素处理的内容已经在本章阐述过了。简而言之，过夜培养物（overnight culture）与检测培养物（test culture）均可在过滤除菌的 Lb 肉汤培养基中正常生长。在实验初期，过夜培养物 1 000 倍稀释并且在 37℃摇床温育 3 小时。而后，利用 100μg/ml 的氨苄青霉素（AMP；虚线表示）或者 5μg/ml 氧氟沙星（OFL；实线表示）处理培养物。杀菌曲线显示存活微生物的数量在抗生素处理 1 小时内超过千倍的锐减。这种锐减是由于数量众多的抗生素敏感菌的死亡造成的。从 1 小时这个节点开始，菌斑形成单位的数量开始下降的缓慢并且耐药菌的菌斑出现了。图表中的数值是五组利用氨苄青霉素处理细菌培养物或者氧氟沙星处理细菌培养物的平均值。误差线（error bar）表示标准差（standard deviation）。（b）耐药菌的数量升高，当细菌生长的阶段接近生长静止期时。大肠杆菌 BW25113 菌株的过夜培养物按照 1:100 进行稀释并且在 37℃有氧的条件下培养。在规定的时间点（at the designated time points），样品收集并且利用 1μg/ml 的环丙沙星处理 5 小时。实心点（closed symbol）构成的是在抗生素处理前的细菌生长曲线（growth curve）；空心点（open symbol）构成的是环丙沙星处理过程中的持留菌的生长曲线（persister count）。在头 4 个小时内，持留菌的数量没有增加。在这个阶段，持留自从抗生素处理后处于休眠期是 I 型持留菌（type I persisters）。4 小时以后，持留菌的数量急速升高形成 II 型持留菌（type II persisters）。数值是 3 次独立的实验重复的平均值，误差线是标准差。

持留菌的反复休眠（replicative dormancy）并不是意味着代谢活性的缺失。最合理的原因是降低了关键的生理活性，例如细菌壁的合成、菌体蛋白的合成或者 DNA 复制，这将导致那些专门阻碍这些生理活动的抗生素无用武之地[16]。然而，在所有休眠的持留菌中，不是所有成员的生理代谢活性都是不活跃的。例如，同样的大肠杆菌持留菌株在对数期（log-phase）生长的时候也可以耐受氟奎诺酮类抗生素的杀菌作用（fluoroquinolones），氨基糖苷类物质（aminogly cosides）可以有效杀灭那些对阻碍细菌壁合成的抗生素不敏感的持留菌[5,17,18]，而氨基糖苷类物质是一类专门针对菌体蛋白合成扰乱翻译的一类抗生素，其杀菌方式的分子原理是需要细菌膜电位（membrane potential）摄取氨基糖苷类物质而发挥作用的。膜电位的形成是由于活跃的代谢活性与充足的营养物质保证而形成的。因此，处于生长静止期细菌是否能被氨基糖苷类抗生素杀灭，往往取决于生长培养基里碳源（carbon source）的含量[18]。总之，持留菌应该有一个最低限度的蛋白质合成、代谢与膜转运（membrane transport）的活性[19]。

1.2　Ⅰ型持留菌与Ⅱ型持留菌

Joseph Bigger 一直宣扬一种观点 "一些细菌当被置于新鲜的培养基中就会处于一种持留的生理状态，但是这种情况是由细菌所处新环境中的其他因素引起的"[1]。因此给持留菌下了两种不同的定义即在生长静止期获取的处于休眠状态的Ⅰ型持留菌，或者是在新环境下生长期形成的Ⅱ型持留菌[4]。如在合适的时间即迟缓期（lag phase）或者早期对数生长期将抗生素加入培养基[5]，那么所形成的持留菌是Ⅰ型持留菌。在生长早期，持留菌的数目是不增加的[3][图 3-1（b）]，Ⅰ型持留菌在重复稀释的过程中丢失，进入早期对数生长期。

当在培养基生长的细菌进入增殖的静止阶段时可形成Ⅱ型持留菌，但是随着培养基中营养物质的不断消耗以及生存环境恶劣时，Ⅱ型持留菌的数量不断地增加，大部分的持留菌都是由它们构成的[3][图 3-1（b）]。在这个时间段，功能性应激反应回路（functional stress response circuits）（例如 ppGpp 合成过程）对Ⅱ型持留菌的形成很重要，但是如果这种功能性应激反应不存在的条件下，新的Ⅱ型持留菌的形成在一定程度上还是会发生[20,21]。除了营养物缺失外，新的持留菌的产生是一种细菌对许多不同压力环境的应答结果（见下文），包括低浓度抗生素[22-24]。

1.3　持留菌的肉眼观察与分离

不同生长速率的细菌可以利用不同荧光报告分子进行标记。标记分子既可以显示出细菌的生理活性，又可以通过含标记分子的细菌在整个菌群中的稀释程度来显示出细菌的分裂率（cell division rate）[26,27]。细菌分裂和潜在的休眠可以通过显微镜辅助下的微流体系统来直接观察[4,28]。另一种实验方法，细菌菌群可以通过流式细胞仪进行分析[5,25,27,29]，或者平板培养计数菌落来检测细菌的生长[30]。有报道称当一个不稳定的质粒从结核分枝杆菌（Mycobacterium）菌体内丢失后菌体可以进行分裂[11,31]。

研究分析持留菌的大分子物质（macromolecular content），对于利用物理学的方法将持留菌从整体细菌群落里分离出来是十分重要的。利用抗生素裂解细菌[3,16,32]或者轮换培养基（alternative agents）[33]来清除非持留菌的方法已经有了相关报道。然而，需要注意的是，利用这些方法所富集的持留菌是不能再次生长的。这些不能再次苏醒生长的细菌数量远远大于持留菌的数量[5,6,27]。或者，细菌筛选（cell sorting）可以用于分离处于不同生理状态下的细菌[6,25]。在此，3 个不可回避的问题出现了。第一个问题，利用筛选的方法可以分离出来的细菌的数量远远低于利用抗生素裂解的方法分离出来的细菌数量；第二个问题，也是很重要的问题，在细菌筛选的过程中，细菌的生理状态会发生变化，这是因为在细菌筛选的过程中待筛选的细菌会处于高压的环境中，因此在利用细菌筛选的方法来分离目标菌要提前周密设计实验方案，以此来尽量减少在筛选过程中使细菌转变为休眠菌；第三个问题，要想从永久休眠的细菌中进一步分离出持留菌，这是个尚待解决的问题。密度梯度离心（density gradient centrifugation）已经应用于将大肠杆菌培养物中的菌体根据不同的生理状态进行亚群分离了[34,35]。虽然可以通过密度梯度离心分离出 15 种之多的细菌亚群，但是这些亚群中与持留菌有关的生物表型的菌体亚群还没有报道[35]。

1.4　持留菌与 VBNC（活的非可培养状态）

需要注意的是，不是所有的非分裂细菌可在 1~2 天的常规检测窗口期内复苏生长。很多情况下，一些菌体保留了完整的菌膜并且这种菌体被称为活的非可培养状态的活菌体（viable but nonculturable，VBNC）[27,36]。到目前为止尚不清楚这些活的但是无法扩大培养的菌体在几个月的时间里有多少可以最终缓慢恢复生长[37]。

1.5　静止期的持留菌

很多针对细菌的抗生素很难杀灭处于静止生长期的细菌。特定的氟喹诺酮（fluoroquinolones）类抗生素除外，例如氧氟沙星（ofloxacin）、环丙沙星（ciprofloxacin）和加替沙星（gatifloxacin）在治疗大肠杆菌的感染性疾病中具有杀灭静止期持留菌的作用。如果处于生长静止期的细菌被稀释到一定程度然后将其加入到新鲜的培养基中，同时加入抗生素作用，这就要注意了，大多数细菌会从静止状态中复苏并且进入生长期，这就会使原来处于静止期的细菌在通过稀释处理后很快由耐药型转变成抗生素敏感型。通过下面所述的实验进行检测得出 I 型持留菌并非非生长静止期持留菌[5]。为了对生长静止期的持留菌进行计数，抗生素必须直接加入到未经稀释处理的生长静止期的细菌培养物中，因为事实上这种未经稀释的细菌培养物所含有的抗生素敏感菌是很少的[24,38]。

1.6　持留菌的耐受性是因抗生素而异？

高持留菌突变株（hip）的分离是从具有不同持留菌形成几率的大肠杆菌突变株群体里分离挑选（screen）出来的[39]。此后，人们发现，虽然氨苄青霉素可以用于细菌突变株的分离挑选，但是增加产量的持留菌开始可以抵抗氟喹诺酮类抗生素的杀菌作用了，反之亦然[40]。这就说明持留菌的耐药性是广谱的。目前的研究结果表明抗生素的作用机制很大程度上影响持留菌的水平，不同的细菌亚群可在不同的抗生素中存活[24,41,42]。

1.7　生长抑制诱导持留状态

Bigger 已经向我们展示了通过次优化温度（suboptimal temperature）、营养限制（nutrient limitation）或者细菌抑制剂（bacteriostatic agents）等抑制生长的因素可以诱导细菌转变成持留菌[1]。在探究持留菌形成的分子机制的前期探索中，Moyed 一直在寻找持留水平改变的持留菌突变株。为了将一些间接影响持留菌的因素剔除，实验的设计理念是在不改变最小抑制浓度（minimum inhibitory concentration，MIC）和生长条件的基础上发现菌体突变株[39]。实际上，过表达不同的毒性蛋白可以使持留菌的诱导效果提高[43]。这需要谨慎的对关于哪里生长的细菌受到了抑制或者哪里的细菌培养物受到了抑制所产生的结果进行解释，因为这可能无法对与持留菌形成相关的机理进行有效的揭示。这些事例包括，根据持留菌对抗生素的耐受能力进行持留菌的挑选、从毒性-抗毒性系统里表达毒性蛋白[11,44-47]、ppGpp水平的操控[44]、利用亚水平的MIC抗生素浓度对细菌进行处理[24]等。此外，所有菌株与可以耐受高水平MIC抗生素的突变株需要进行对比分析[38]。甚至利用流式细胞仪进行菌体筛选可能使细菌从正常的生长状态下转变为持留菌[6,25,27]。

1.8　对目前所涉及的实验流程的介绍

就上面所讨论的，不同实验室常常用不同的实验室操作步骤来进行持留菌的相关检测。因为检测的结果对实验的各个环节要求很高，所以在实验的过程中一些参数是需要认真对待的。这里，我们将介绍我们自己整理出来的实验操作流程，这些流程涵盖了最通用的操作步骤并且点明了一些关键参数。

2　材料（**Materials**）

实验中的所有介质用去离子水清洗处理。液体培养基在室温储存，琼脂培养平板倒扣且密封在塑料袋中并在4℃储存。

1. LB培养基的制备：按照生产厂家的说明书（见备注1），溶解预混合的LB肉汤干粉培养基于水中，过滤除菌（见备注2）。现用现配，并且在1周内使用完。

2. LB琼脂平板培养基：按照实验步骤1所述制备LB液体培养基，并且加入琼脂粉到终浓度1.5%（w/v）。在加热的条件下将粉末倒入水中，搅拌使其充分溶解，将溶液置于微波炉中致沸，并且使其沸腾1分钟使琼脂充分溶解。将200ml混合液导入250ml的培养瓶中；在高压锅中121℃高压15分钟。当培养基温度降到55℃的时候将培养基倒入平板。在直径为10cm的聚苯乙烯培养皿中倒入20ml的LB琼脂（见备注3）。

3. 磷酸缓冲液（phosphate-buffered saline，PBS）：配制10倍体积的PBS，需溶解2g KCl、2.4g KH_2PO_4、80g NaCl和11.45g Na_2HPO_4（见备注4）于800ml水中，并且将终体积滴定到1 000ml。将10倍PBS水溶液稀释为1倍PBS溶液，高压灭菌后在室温存放。

4. 抗生素溶液的存放（见备注5）。

（a）氨苄青霉素：溶解氨苄青霉素硫酸盐于水中，浓度为100mg/ml。避免反复冻融。在4℃储存1个星期不会影响其状态（见备注6）。

（b）环丙沙星、诺氟沙星、加替沙星和氧氟沙星：所有这些氟喹诺酮类抗生素是在0.1M NaOH中溶解。用水溶解、稀释至终浓度5mg/ml，分装（aliquot）后-20℃储存3个月。

5. 二甲基亚砜（Dimethyl sulfoxide，DMSO）。

3 方法

我们提供了一种可用于描述大肠杆菌持留状态的程序，它适用于不同分离株与菌株的比较。改变孵育时间和温度、接种培养基和检测培养基、通气方案和其他实验细节对持留菌形成的影响必须在公布时明确说明。

3.1 大肠杆菌培养液 DMSO 储存液的准备

我们建议将冻存的 DMSO 储存液过夜培养，这有助于使培养基的标准化，减少个体实验之间的差异（见备注7）。

（1）将从 LB 琼脂平板中挑出来的新鲜菌落加入到 3ml LB 液态培养基中，并且将这 3ml 培养基注入待检 EP 管中。在 37℃ 条件下震荡过夜培养（见备注8）。

（2）将过夜培养的菌体培养物 100 倍稀释到 20ml 的 LB 液态培养基中。37℃ 震荡培养。当样品培养一段时间后最佳浓度是利用紫外分光光度计检测的，$\lambda = 600nm$。

（3）当菌体培养物的 OD_{600} 读值达到 0.6，加入 DMSO 后终浓度为 8%（v/v），即 9.2ml 菌体培养物加入 0.8ml 的 DMSO。按照 100μl 进行分装，在 -80℃ 冻存。DMSO 作为组分的储存液可以保存长达 3 个月之久。

3.2 过夜培养菌体的培养物（Growing overnight cultures for inoculum）

制备细菌培养物的标准流程可以使相关实验的可重复性强并且可能得到稳定可靠的实验数据（见备注9）。

（1）将通过滤膜过滤除菌的 3ml LB 培养基转入已高压灭菌好的 EP 管中。

（2）溶解 DMSO 储存液并且用 50μl 的储存液作为起始的培养基。DMSO 储存液不能反复冻融和重复使用。

（3）菌体培养物在转速为 220r/min 的摇床中 37℃ 培养 16 小时。

3.3 实验用细菌培养物与抗生素处理的操作（Growing experimental cultures and performing antibiotic treatments）

（1）将通过滤膜过滤除菌的 20ml LB 培养基转入 100ml 的无菌锥形瓶中。

（2）加入 20μl 过夜菌体培养物（1 000 倍稀释）。在转速为 220r/min 的摇床中 37℃ 培养。

（3）培养 3 小时，然后取出 100μl 菌体培养物样品，在做抗生素处理之前对可培养的细菌（culturable bacteria）进行计数。

（4）在培养基中加入抗生素溶液。氨苄青霉素（ampicillin）的浓度为 100μg/ml，环丙沙星（ciprofloxacin）、加替沙星（gatifloxacin）、氧氟沙星（ofloxacin）和诺如沙星（norfloxacin）的浓度为 5μg/ml（见备注10）。如果用的是在副标题 2（subheading 2）中所出现的抗生素储存液的话，加入 20μl 的抗生素存储液即可。而后继续在 220r/min

的摇床中37℃培养。

（5）用 LB 培养液对预处理的细菌培养物进行连续稀释。灭菌的 PBS 溶液或者 0.9% 的生理盐水也可替代 LB 液体培养基，对细菌培养物进行连续稀释（见备注 12）。

（6）在 LB 琼脂培养平板上进行稀释（见备注 13）。菌体培养物可以点在 LB 琼脂平板上，也可以涂布到平板上（见备注 14）。

（7）将孵育有细菌培养物的 LB 琼脂平板置于37℃过夜培养（见备注 15）。

（8）如果研究人员用氨苄青霉素（Amp）或者一些可以干扰细菌壁合成的抗生素来处理所培养的细菌培养物的时候，分别在加入相应抗生素的 1、2、3、5 小时后取出 100μl 细菌培养物。连续稀释的实验过程与之前处理预处理的细菌培养物的过程一样。在 37℃ 条件下培养 24 小时（见备注 15）并且进行菌落计数。

（9）如果实验人员用氟喹诺酮类抗生素（fluoroquinolones）来处理所培养的细菌培养物的时候，包括环丙沙星、氧氟沙星、诺如沙星和加替沙星，分别取出利用抗生素处理后 1、2、3、5 小时的细菌培养物，室温下 5 000×g 离心 5 分钟后用 1.5ml EP 管富集细菌。去掉上清，将富集的菌体培养物在 1ml LB 培养基中重新分散，再次离心，去上清，用 1ml PBS 将富集的菌体培养物重新悬浮。继续利用连续稀释法将菌体培养物分别交替在无抗性 LB 琼脂培养平板与具有特定抗生素抗性的 LB 琼脂平板上培养（见备注 16）。持留菌检测的相关例证见图 3-1。也可以利用流式细胞术（flow cytometry）来获取抗生素处理细菌培养物的实验结果和休眠菌体重新开始生长的相关数据。

备注（Note）

1. 要让粉剂培养基充分变为水合物，这就要将粉剂培养基缓慢倒入水表面，这个过程切勿使粉剂培养基结块。

2. 笔者强烈建议使用除菌滤膜除菌的富养培养基或者是背景明晰的最小量培养基（defined minimal media）。高压灭菌会导致富养培养基中的很多重要营养成分降解，并且不可预见性的改变培养基的成分。这样的培养基所培养出来的细菌是不可重复再现的[29,48]。如果你使用了高压灭菌的培养基，减小实验误差是必需的，这就需要利用相同模式的高压锅、分装等体积的液体、在高压锅里加入相等数量的待高压物品，以及在同时同温度下高压所需要准备的所有物品。

3. LB 琼脂是在室温下凝固与储存的。LB 琼脂可以在微波炉里重新融化，当融化的 LB 琼脂温度降到55℃时，就可以到平板了。高压灭菌的 LB 琼脂培养基不能在55℃的环境中放置几小时。

4. $Na_2HPO_4 \cdot 7H_2O$ 21.6g；$Na_2HPO_4 \cdot 12H_2O$ 28.8g。

5. 为抗生素的配制与储存提供综合指南[49]。

6. 氨苄青霉素溶液可以在不影响其杀菌效果的前提下冻融几次。然而，笔者发现反复冻融的氨苄青霉素是可以影响其对细菌的加压筛选的活性的[50]。

7. 通常，克隆培养物（a clonal culture）是起始于一个单个的新鲜菌落。这个思路是被研究持留菌的学者广泛接受的。然而，在实际操作中所不可避免的是，单克隆培养物来源于不确定细菌菌体数量和不确定的细菌菌体年龄。如果过夜生长，这些菌体培养物可能有不同的生理特征，这样就给下游实验带来了很多不确定性。笔者发现，耐药菌的形成通常是依赖接菌物的具体生理学特征的[29]。DMSO 存储液可以是过夜培养的菌体培养物从相同的菌体数量上技能型增殖，这样有利于控制菌体的生物学性状，从而减小误差。

8. 常规高压的 LB 培养基可用于 DMSO 储存液的准备。

9. 除了菌体类型的因素，持留菌的形成依赖于生长媒介、温度、通氧量（aeration）、菌体培养物的稀释程度和菌体培养物的来源[5,29,51]。甚至是最细微的操作差异，例如菌体培养物的体积、培养容器的形状、试管摆放的角度（angle of the test tube）和摇床转子的回旋半径（radius of gyration of the rotary shaker）都会影响培养菌体的生理性状[52]并且影响相关的实验结果。笔者推荐相关研究人员应该做好实验记录并且在发表文章的过程中将这些细节都描述出来，从而为后续研究人员借鉴和重复实验提供有力的实验指导保证。

10. 抗生素杀菌的活性是依赖抗生素浓度的，这就引出一个概念最低杀菌浓度（minimum bactericidal activity，MBC）和依赖浓度的杀菌曲线（concentration-dependent killing curves）。显然地，持留菌在长时间的高浓度抗生素治疗过程中可存活下来。因此，高浓度抗生素是指至少 10 倍的 MIC 量，这是用来鉴定持留菌菌体组成的用量[17]。当用接近 MIC 的抗生素浓度的抗生素来处理菌体培养物，可以发现很多一部分原来对抗生素敏感的细菌都能耐受抗生素的杀灭作用，但是这不能和高浓度抗生素无法杀灭的持留菌相提并论[53]。这里所列出抗生素浓度的配制方法已经被大量的研究报道所采纳。

11. 通氧量（Aeration）在菌体的生理性状和维持菌体的生命活动方面具有很重要的作用[52]。这里所描述的实验操作流程是，菌体培养物在抗生素处理的过程中的摇菌方式，而典型的抗生素最低杀菌浓度（MBC）检测手段的执行是立足于液体菌体培养物的。如果抗生素是加入到比较少量的菌体培养物分装样品中，那么是否提供足够的通氧量将对相关菌体培养物对抗生素耐受性的影响是十分重要的。

12. 连续稀释（Serial dilutions）的菌体培养物应该导入独立的试管中，但是对于这种情况，利用 96 孔板（96-well microtiter plate）来应对这样的实验是很方便和普遍的。利用 96 孔板来进行连续稀释菌体培养物的时候，可以利用排枪（multichannel pipette）或者是常规的微量移液器逐个在 96 孔板里添加。在笔者的实验室，通常用的规格是 5μl 的 12 个孔道的排枪（VP451S5；V & P Scientific，Inc.，San Diego，CA，USA）来进行菌体培养物的添加。

（a）100μl 菌体培养物首先转移到 96 孔板的 A 列中。

（b）96 孔板的其他孔里都用 95μl 细菌培养基来进行填充。

（c）利用排枪将储存在 A 列微孔中的 5μl 菌体培养物转移到 B 列的微孔中。

（d）用过的枪尖要浸没于漂白剂中并且反复吸入漂白剂的液体进入枪尖。每次挂在枪尖外壁的漂白剂液体应该利用比较厚实的厨房纸巾来进行残液的吸附。最后，枪尖要浸没于酒精并点燃消毒。

（e）将 5μl 分装的菌体培养物导入临近的下一列的孔中。这期间所用到的枪尖必须要利用漂白剂或者是火焰灭菌来进行无害化处理。如果在实验室可以用排枪来进行菌体培养物的连续稀释，那么笔者建议相关人员利用 10 倍稀释法来替代 20 倍稀释法，这样有助于减小误差。

13. 在利用抗生素对菌体进行杀灭处理后而存活并且形成菌落是单个持留菌再次复苏生长的表现。我们都知道这种形式的菌体生长的效率都是很依赖所使用的菌体培养基的品质[5]并且很多种休眠的持留菌即使放置于平板培养基上仍旧不分裂增殖从而无法形成菌落[5,6,27]。因此，固体培养基用于平板培养基的制作并且在菌落形成前的这段时间对于持留菌的计数的准确性是很重要的。当同种抗生素筛选出来的持留菌孵育到不同抗生素的平板培养基上可能发生一些不可预知的事情，但是总体上，在平板培养基的选择上不会严重影响持留菌的菌落形成数量（图 3-2）。

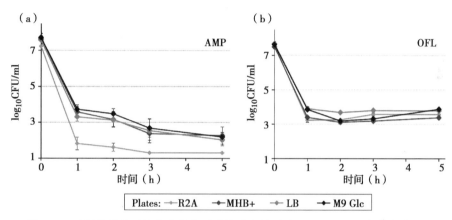

图 3-2 平板培养基对持留菌菌落形成数量上的影响（注：彩图附在本书末尾）

大肠杆菌 BW25113 菌株的培养物在 37℃ 的摇床中培养。菌体生长 3 小时后（时间点为 0），氨苄青霉素浓度 100μg/ml（AMP；a）或者氧氟沙星浓度 5μg/ml（OFL；b）加入培养物，然后继续培养。来源于相同菌体培养物的样品孵育于不同的固体培养基：LB 琼脂培养基（绿色表示），MHB+琼脂（红色表示），M9 琼脂并且添加了 0.2% 葡萄糖（黑色表示）和 R2A 琼脂培养基[55]（蓝色表示）。利用氨苄青霉素处理的样品中，少量的菌落形成单位（CFU）是出现在 R2A 琼脂培养基上，这说明与孵育在其他培养基上生长的持留菌比 R2A 在使持留菌复苏生长方面强。5 种氨苄青霉素处理的菌体样品的平均值和 3 种氧氟沙星处理的菌体样品的品均值展示在图上了。误差线表示标准误差值。

14. 样品中有活性的菌体的准确数量经常是难以预测的，利用排枪很容易进行点样。计数菌体克隆数通常是在最高稀释度的细菌培养物中进行。如果这个孔包含 1~2 个克隆的话，上一稀释梯度中进行菌体克隆数的计数是可以降低试验误差的。这种方法造成的实验失误是很常见的，并且笔者推荐在稀释菌体培养物的时候利用 96 孔板将每个稀释度多次重复。5μl 体积适合于 96 孔板点样并且琼脂平板表面必须是干燥的，这可以防止不同单个菌体之间合并。为了实验所得的数据更加准确，平板点样的结果应该是作为原始数据来指导下一步最佳稀释菌体培养物在平板培养中得到好的结果。

15. 单个持留菌随着时间的推移可以复苏和重新生长[5]。当持留菌重新生长的时候，持留菌的菌体克隆随着时间的推移在几小时后就可以形成[4,30]。再者，抗生素处理菌体可以使菌体延迟生长，这被称作抗生素后效应（post-antibiotic effect）[54]。因此，期望在平板培养基上长时间孵育可提高持留菌克隆菌落。然而，笔者所在实验室通过验证发现，将 LB 琼脂培养基在 37℃条件下再培养 24 小时并不能使菌落数增加 10% 以上，通常少得多（Hannes Luidalepp, unpublished）。

16. 将细菌培养物培养于琼脂平板上之前是需要将菌体培养物中的氟喹诺酮类药物（fluoroquinolone）从菌体培养物中洗涤除去，这是为了防止培养于平板上的菌体携带过量的抗生素。氟喹诺酮类药物结合与细菌外壁上，干扰研究人员对菌体克隆形成的准确计数。用培养基可以除去大量的抗生素，PBS 溶液冲洗可以除去残留的抑制菌体生长的成分。离心沉淀和洗涤菌体是常用的洗涤方法。当与氨苄青霉素或其他细菌细胞壁合成抑制剂共同孵育时不需要也不建议旋转和洗涤细菌，因为剩余的细菌很容易丢失。细菌细胞壁合成抑制剂可促进细菌裂解。残留的氨苄青霉素稀释到 MIC 以下再置于平板培养上，对细菌菌落的再次生长没有影响。

17. 流式细胞术一种强有效的分离技术，这一技术可以从相同菌体培养物中把不同的亚菌群分离鉴定出来。流式细胞术对于区分不生长的亚菌群（包括持留菌在内）与不断生长的菌群很有效。利用诱导表达和随后 GFP 蛋白（或者其他荧光蛋白）的稀释是可行的。在诱导剂的存在下，细菌可以正常生长并且这使得表达有 GFP 的菌体逐渐累积。在预期的时间将细菌转移到缺乏诱导物的生长培养基上。每次菌体的分裂都会使 GFP 的信号强度成倍降低。不分裂的菌体可以维持其体内高水平的 GFP 蛋白水平，并且可以利用流式细胞仪来分离 GFP 信号强弱不同的菌体群落[27]。持留菌属于这种不分裂并且含有高水平报告基因表达产物的亚菌群中的菌体。然而，死亡的菌体和 VBNC 菌体也是被划归为这个类别的。但是利用流失细胞术是无法将这些菌体进行分离的。例如，菌体在 LB 培养基中保持了相对较长的生长静止期后，只有很小一部分菌体置于新鲜的培养基中复苏生长[29]。很多带有报告基因的菌体在琼脂平板培养基上无法产生菌落，这些菌体在定义上就不能与持留菌的定义相一致。

致谢

这个工作是由化学生物学研究中心提供的欧洲区域发展基金和 Estonian 科学基金项目（8822）资助的。

参考文献

［1］ Bigger J W. 1944. Treatment of staphylococcal infections with penicillin by intermittent sterilization. Lancet, 244（6320）：497-500.

［2］ Lewis K. 2010. Persister cells. Annu Rev Microbiol, 64：357-372.

［3］ Keren I, Kaldalu N, Spoering A, et al. 2004. Persister cells and tolerance to antimicrobials. FEMS Microbiol Lett, 230（1）：13-18.

［4］ Balaban N Q, Merrin J, Chait R, et al. 2004. Bacterial persistence as a phenotypicswitch. Science,

305 (5690): 1 622-1 625.

[5] Joers A, Kaldalu N, Tenson T. 2010. The frequency of persisters in *Escherichia coli* reflects the kinetics of awakening from dormancy. J Bacteriol, 192 (13): 3 379-3 384.

[6] Orman M A, Brynildsen M P. 2013. Dormancy is not necessary or sufficient for bacterial persistence. Antimicrob Agents Chemother, 57 (7): 3 230-3 239.

[7] Epstein S S. 2009. Microbial awakenings. Nature, 457 (7 233): 1 083.

[8] Kussell E, Kishony R, Balaban N Q, et al. 2005. Bacterial persistence: a model of survival in changing environments. Genetics, 169 (4): 1 807-1 814.

[9] Ratcliff W C, Denison R F. 2011. Bacterial persistence and bet hedging in Sinorhizobium meliloti. Commun Integr Biol, 4 (1): 98-100.

[10] Fredriksson A, Nystrom T. 2006. Conditional and replicative senescence in *Escherichia coli*. Curr Opin Microbiol, 9 (6): 612-618.

[11] Adams K N, Takaki K, Connolly L E, et al. 2011. Drug tolerance in replicating mycobacteria mediated bya macrophage-induced efflux mechanism. Cell, 145 (1): 39-53.

[12] Wakamoto Y, Dhar N, Chait R, et al. 2013. Dynamic persistence of antibioticstressed mycobacteria. Science, 339 (6115): 91-95.

[13] Ezraty B, Vergnes A, Banzhaf M, et al. 2013. Fe-S cluster biosynthesis controls uptake of aminoglycosidesin a ROS-less death pathway. Science, 340 (6140): 1 583-1 587.

[14] Javid B, Sorrentino F, Toosky M, et al. 2014. Mycobacterial mistranslation is necessary and sufficient for rifampicin phenotypic resistance. Proc Natl Acad Sci USA, 111 (3): 1 132-1 137.

[15] Martinez J L, Blazquez J, Baquero F. 1994. Non-canonical mechanisms of antibiotic resistance. Eur J Clin Microbiol Infect Dis, 13 (12): 1 015-1 022.

[16] Keren I, Shah D, Spoering A, et al. 2004. Specialized persister cells and the mechanism of multidrug tolerance in *Escherichia coli*. J Bacteriol, 186 (24): 8 172-8 180.

[17] Spoering A L, Lewis K. 2001. Biofilms and planktonic cells of *Pseudomonas aeruginosa* have similar resistance to killing by antimicrobials. J Bacteriol, 183 (23): 6 746-6 751.

[18] Allison K R, Brynildsen M P, Collins J J. 2011. Metabolite-enabled eradication of bacterial persisters by aminoglycosides. Nature, 473 (7346): 216-220.

[19] Orman M A, Brynildsen M P. 2013. Establishment of a method to rapidly assay bacterial persister metabolism. Antimicrob Agents Chemother, 57 (9): 4 398-4 409.

[20] Maisonneuve E, Castro-Camargo M, Gerdes K. 2013. (p) ppGpp controls bacterial persistence by stochastic induction of toxin-antitoxin activity. Cell, 154 (5): 1 140-1 150.

[21] Nguyen D, Joshi-Datar A, Lepine F, et al. 2011. Active starvation responses mediate antibiotic tolerance in biofilms and nutrientlimited bacteria. Science, 334 (6058): 982-986.

[22] Dorr T, Lewis K, Vulic M. 2009. SOS response induces persistence to fluoroquinolones in *Escherichia coli*. PLoS Genet, 5 (12): e1 000 760.

[23] Dorr T, Vulic M, Lewis K. 2010. Ciprofloxacin causes persister formation by inducing the TisB toxin in *Escherichia coli*. PLoS Biol, 8 (2): e1 000 317.

[24] Goneau L W, Yeoh N S, Macdonald K W, et al. 2014. Selective target inactivation rather than global metabolic dormancy causes antibiotic tolerance in uropathogens. Antimicrob Agents Chemother, 58 (4): 2 089-2 097.

[25] Shah D, Zhang Z, Khodursky A, et al. 2006. Persisters: a distinct physiologicalstate of *E. co*-

li. BMC Microbiol, 6: 53.

［26］ Helaine S, Thompson J A, Watson K G, et al. 2010. Dynamics of intracellular bacterial replication at the single cell level. Proc Natl Acad Sci USA, 107 (8): 3 746-3 751.

［27］ Roostalu J, Joers A, Luidalepp H, et al. 2008. Cell division in *Escherichia coli* cultures monitored at single cell resolution. BMC Microbiol, 8: 68.

［28］ Gefen O, Gabay C, Mumcuoglu M, et al. 2008. Single-cell protein induction dynamics reveals a period of vulnerability to antibiotics in persister bacteria. Proc Natl Acad Sci USA, 105 (16): 6 145-6 149.

［29］ Luidalepp H, Joers A, Kaldalu N, et al. 2011. Age of inoculum strongly influences persister frequency and can mask effects of mutations implicated in altered persistence. J Bacteriol, 193 (14): 3 598-3 605.

［30］ Levin-Reisman I, Gefen O, Fridman O, et al. 2010. Automated imaging with Scan Lag reveals previously undetectable bacterial growth phenotypes. Nat Methods, 7 (9): 737-739.

［31］ Gill W P, Harik N S, Whiddon M R, et al. 2009. A replication clock for *Mycobacterium tuberculosis*. Nat Med, 15 (2): 211-214.

［32］ Keren I, Minami S, Rubin E, et al. 2011. Characterization and transcriptome analysis of *Mycobacterium tuberculosis* persisters. MBio, 2 (3): e00 100-e00 111.

［33］ Canas-Duarte S J, Restrepo S, Pedraza J M. 2014. Novel protocol for persister cells isolation. PLoS One, 9 (2): e88 660.

［34］ Cuny C, Dukan L, Fraysse L, et al. 2005. Investigation of the first events leading to loss of culturability during *Escherichia coli* starvation: future nonculturable bacteria form a subpopulation. J Bacteriol, 187 (7): 2 244-2 248.

［35］ Makinoshima H, Nishimura A, Ishihama A. 2002. Fractionation of *Escherichia coli* cell populations at different stages during growth transition to stationary phase. Mol Microbiol, 43 (2): 269-279.

［36］ Oliver J D. 2005. The viable but nonculturable state in bacteria. J Microbiol, 43 Spec No: 93-100.

［37］ Buerger S, Spoering A, Gavrish E, et al. 2012. Microbial scout hypothesis, stochastic exit from dormancy, and the nature of slow growers. Appl Environ Microbiol, 78 (9): 3 221-3 228.

［38］ Ma C, Sim S, Shi W, et al. 2010. Energy production genes *sucB* and *ubiF* are involved in persister survival and tolerance to multiple antibiotics and stresses in *Escherichia coli*. FEMS Microbiol Lett, 303 (1): 33-40.

［39］ Moyed H S, Bertrand K P. 1983. hipA, a newly recognized gene of *Escherichia coli* K-12 that affects frequency of persistence after inhibition of murein synthesis. J Bacteriol, 155 (2): 768-775.

［40］ Wolfson J S, Hooper D C, McHugh G L, et al. 1990. Mutants of *Escherichia coli* K-12 exhibiting reduced killing by both quinolone and beta-lactam antimicrobial agents. Antimicrob Agents Chemother, 34 (10): 1 938-1 943.

［41］ Hofsteenge N, van Nimwegen E, Silander O K. 2013. Quantitative analysis of persister fractions suggests different mechanisms of formation among environmental isolates of *E. coli*. BMC Microbiol, 13: 25.

［42］ Wiuff C, Andersson D I. 2007. Antibiotic treatment in vitro of phenotypically tolerantbacterial populations. J Antimicrob Chemother, 59 (2): 254-263.

[43] Vazquez-Laslop N, Lee H, Neyfakh A A. 2006. Increased persistence in *Escherichia coli* caused by controlled expression of toxins or other unrelated proteins. J Bacteriol, 188 (10): 3 494-3 497.

[44] Lioy V S, Machon C, Tabone M, et al. 2012. The zeta toxin induces a set of protective responses and dormancy. PLoS One, 7 (1): e30 282.

[45] Tabone M, Lioy V S, Ayora S, et al. 2014. Role of toxin zeta and starvation responses in the sensitivity to antimicrobials. PLoS One, 9 (1): e86 615.

[46] Tripathi A, Dewan P C, Barua B, et al. 2012. Additional role for the ccd operon of Fplasmid as a transmissible persistence factor. Proc Natl Acad Sci USA, 109 (31): 12 497-12 502.

[47] Tripathi A, Dewan P C, Siddique S A, et al. 2014. MazF-induced growth inhibition and persister generation in *Escherichia coli*. J Biol Chem, 289 (7): 4 191-4 205.

[48] Madar D, Dekel E, Bren A, et al. 2013. Promoter activity dynamics in the lag phase of *Escherichia coli*. BMC Syst Biol, 7 (1): 136.

[49] Andrews J M. 2001. Determination of minimum inhibitory concentrations. J Antimicrob Chemother, 48 (Suppl 1): 5-16.

[50] Luidalepp H, Hallier M, Felden B, et al. 2005. tmRNA decreases the bactericidal activity of aminoglycosides and the susceptibility to inhibitors of cell wall synthesis. RNA Biol, 2 (2): 70-74.

[51] Udekwu K I, Parrish N, Ankomah P, et al. 2009. Functional relationship between bacterial cell density and the efficacy of antibiotics. J Antimicrob Chemother, 63 (4): 745-757.

[52] Kram K E, Finkel S E. 2014. Culture volume and vessel affect long-term survival, mutation frequency, and oxidative stress of *Escherichia coli*. Appl Environ Microbiol, 80 (5): 1 732-1 738.

[53] Keren I, Wu Y, Inocencio J, et al. 2013. Killing by bactericidal antibiotics does not depend on reactive oxygen species. Science, 339 (6124): 1 213-1 216.

[54] MacKenzie F M, Gould I M. 1993. The postantibiotic effect. J Antimicrob Chemother, 32 (4): 519-537.

[55] Reasoner D J, Geldreich E E. 1985. A new medium for the enumeration and subculture of bacteria from potable water. Appl Environ Microbiol, 49 (1): 1-7.

第四章
用于检测大肠杆菌持留状态的优化方法

F. Goormaghtigh，L. Van Melderen

摘　要

　　由于持留菌具有出现时间短、随机性强、菌量少以及与活的非可培养状态的活菌体（viable but non-culturable cells，VBNCs）相似的特点，研究人员对持留菌的检测是有很大困难的。如今，以抗生素对菌体培养物的处理作为起始时间点或者以抗生素浓度的不同作为梯度来侦测菌群的存活率是很常用的实验方法。遗憾的是，这种方法具有局限性，因为平行实验组得到的相关数据的离散性很大，这对从整体上解释相关现象带来了不小的困难。再者，由于缺乏规范的标准实验操作流程，不同研究团队利用各自的实验方法得到了很多与持留菌不相关的实验结果。这里，笔者描述了一种具有标准化和已经被优化好的实验操作流程，这种方法可以有效监控大肠杆菌持留菌在整个菌体培养物中所占的比例，并且这种方法对大肠杆菌持留菌的检测所得结果的可重复性很强。

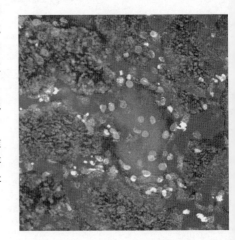

关键词

持留菌；持续状态检测；双相杀菌曲线

1 介绍 （**Introduction**）

在研究细菌持续状态的众多方法中，通过对比不同菌群的生存率来测定具有持留感染特征的菌体组分是被很多研究团队采纳的。例如基因过表达或者基因突变的影响，或者利用特定抗生素处理[1-3]。检测菌体存活数量的方法是通过检测置于抗生素环境中的不同时期的细菌浓度（CFU/ml）并且在利用抗生素处理菌体样品的时候要进行一定程度的稀释。双相杀菌曲线（biphasic killing curve）描述了菌体培养物置于抗生素环境中那一刻起菌体存活率的变化（图4-1）。另一方面，这种方法有效地防止了很多关于非稳定性耐药表型菌的产生以及与存活但是不增殖的且具有持续性感染特征的菌体的产生（viable but non-culturable cell，VBNCs）。VBNC菌体可以在抗生素环境中存活，但是这种特征的菌体对于利用活/死菌检测法（LIVE/DEAD assay）来评判持留菌生长情况是具有很大的假阳性干扰，这是因为VBNC菌体即使在去除抗生素后在标准培养基中培养也是无法产生菌落的。利用氨苄青霉素加压筛选的大肠杆菌MG1655菌株在处于指数生长期的时候，VBNC菌株的含量是持留菌的100倍[4]。另一方面，利用此种实验方法来进行重复性检测，图4-1中黑色曲线所表示的标准误的变化很大。这就给研究人员解释相关实验结果带来了很大的麻烦，甚至很难将不同研究团队所进行的相同实验的实验数据放在一起进行比较[5,6]。

根据上述事例，研究主要影响耐药菌实验的重复性的相关研究已经开展了。这些影响因素可以通过降低耐药菌相关检测的可变因素来降低其影响程度。优化相关实验步骤所要注意的事项是给菌体提供一个优化好的培养基体系，这样就可以确保在任何菌体生长阶段（尤其在菌体指数生长期的中段，这主要是因为在菌体指数生长期中段的菌群总体具有稳定的生长特性，这种状态对于实验的重复性是很好的事情）[7]。如图4-2所示，大肠杆菌MG1655菌株在氨苄青霉素浓度为100μg/ml的环境中利用优化的实验方法来进行的实验可以将实验过程中出现的不可控因素的程度降低至1/25到1/10。

为了确定这种实验方法的可靠性，利用此种实验方法将大肠杆菌MG1655菌株置于氧氟沙星浓度为5μg/ml的环境中的生长检测也已经进行了。这项实验中，利用优化的实验方法可以有效使实验过程中产生不可控因素的程度降低至1/3到1/5（图4-3）。

2 材料 （**Materials**）

（1）10倍MOPS盐溶液的配制：400ml 1.0M 3-（N-吗啉）丙磺酸钾盐（potassium morpholinopropane sulfonate，MOPS）pH值=7.4，40ml 1.0M N-三（羟甲

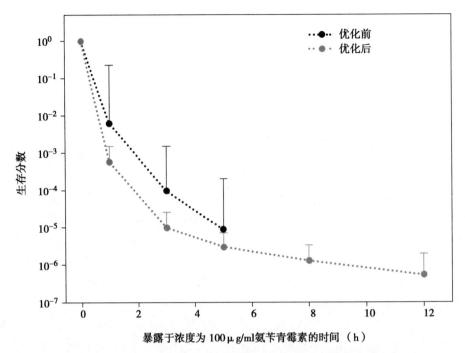

图中纵轴标注为"生存分数"，横轴标注为"暴露于浓度为 100μg/ml氨苄青霉素的时间（h）"，图例为"优化前""优化后"。

图 4-1　大肠杆菌 MG1655 菌株展现出来典型的双相杀菌曲线

黑色曲线代表常规未被优化的实验流程得到的数据，灰色曲线是利用优化后的实验流程得出的实验数据。氨苄青霉素（100 μg/ml）在 0 小时的时间点加到具体培养物中。黑色曲线是有 7 次独立的实验组所得出数据的几何平均数的平均值。灰色曲线是由 18 次独立的实验组所得出数据的几何平均值。误差线是几何标准误（geometric standard deviation），并且误差线只反映了高于平均值的正向几何标准误，造成这个原因的是 Y 轴是对数刻度，不能对称地展示出正负几何标准误。非优化实验流程（黑色曲线表示）与优化实验流程产生的实验数据之间的可重复性的差异很明显。菌体培养物是在 LB Lennox 肉汤（Invitrogen）混合培养基（或者是 MOPS 平衡培养基），预前菌体培养物（pre-culture）是菌体培养了 16 小时后的菌体培养物，预前菌体培养物的抗生素处理是在预前菌体培养物在新鲜培养基中培养后稀释的 OD$_{600}$ 值为 0.1（或者 OD$_{600}$ 值为 0.3）的时候进行的。

基）甲基甘氨酸（N-Tris（hydroxymethyl）-methyl glycine（Tricine））pH 值=7.4，10ml 0.01M FeSO$_4$，50ml 1.9M NH$_4$Cl，10ml 0.276M K$_2$SO$_4$，10ml 5.0×10^{-4} M CaCl$_2$，10ml 0.528M MgCl$_2$，100ml 5.0M NaCl，10ml 微量营养元素溶液（Micronutrients solution），360ml 玻璃装去离子水。配制 MOPS 的时候，3-（N-吗啉）丙磺酸钾盐、N-三（羟甲基）甲基甘氨酸和FeSO$_4$溶液要求现用现配。将 3-（N-吗啉）丙磺酸钾盐溶液和 N-三（羟甲基）甲基甘氨酸溶液 pH 值调至 7.4。在混合这些不同的溶液时，一定要按照顺序来逐一添加，这是为了避免无序混合不同溶液会使不同的盐形成沉淀物。最终的混合培养基的成分在表 4-1 和表 4-2 中列出。如果想索取更加详细的信息请参见参考文献［8］。利用一次性 0.20μm 的滤器对溶液进行除菌，但是需要注意的是在用一次性滤器除菌前应该利用此种溶液进行预先的浸润。过滤除菌的 10 倍浓缩液是缺乏碳源和磷酸盐的，这是因为在此种情况下上述两种物质会导致沉淀出现。此种溶液在-20℃条件下

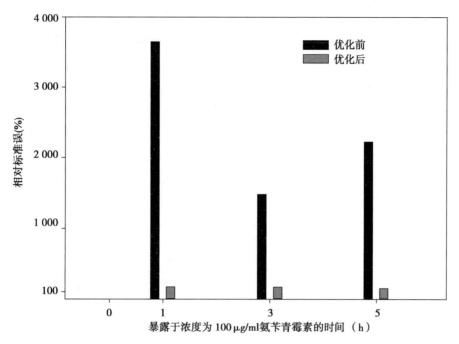

图 4-2　利用非优化实验方法和优化后的实验方法将氨苄青霉素加入大肠杆菌 MG1655 菌株
培养物后，MG1655 菌株培养在形成耐药菌的过程中所表现出经典杀菌曲线的易变性

相对标准误（the relative standard deviation）是由几何标准误（geometric standard deviation）除以几何平均数（the geometric mean）得来的。相对标准误的计算是从加入氨苄青霉素的时刻开始计算并且绘制的。非优化实验方法（黑色曲线表示）与优化的实验方法获得的数据是有很大差距的。菌体培养物是在 LB Lennox 肉汤（Invitrogen）混合培养基（或者是 MOPS 平衡培养基），预前菌体培养物（pre-culture）是菌体培养了（16±1）小时后的菌体培养物，预前菌体培养物的抗生素处理是在预前菌体培养物在新鲜培养基中培养后稀释的 OD_{600} 值为 0.1（或者 OD_{600} 值为 0.3）的时候进行的。

可以保存至少两年。

（2）微量营养元素的溶液（micronutrients solution）的配制：$3×10^{-6}$ M（NH_4）$_6$（MO_7）$_{24}$，$4×10^{-4}$M H_3BO_3，$3×10^{-5}$M $CoCl_2$，10^{-5}M $CuSO_4$，$8×10^{-5}$M $MnCl_2$，10^{-5}M $ZnSO_4$。

（3）MOPS 基础培养基（MOPS-based culture medium）100ml 的配制：10ml 10 倍 MOPS 盐溶液，1ml 0.132M KH_2PO_4，10ml 10 倍碳源（carbon source），79ml 高压灭菌的蒸馏水。见备注 1（Note 1）在无菌条件下混合不同组分。首先加入 70ml 水防止磷酸盐在遇到 10 倍 MOPS 盐溶液的时候发生沉淀析出。MOPS 基础培养基最终的 pH 值要调至 7.2，并且此种混合培养基要在 4℃的条件下保存。

（4）10 倍碳源溶液的配制：在配制 10 倍碳源溶液的过程中，研究人员通常就是将 4%的葡萄糖溶液作为 10 倍碳源浓缩液的。对于配制 4%的葡萄糖溶液，将 4g 葡萄糖溶解于 100ml 去离子水（deionized water），利用孔径为 0.20μm 的一次性除菌滤器来对所配制的溶液进行过滤除菌。

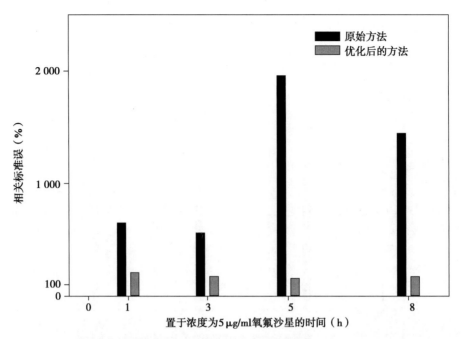

图4-3　利用非优化实验方法和优化后的实验方法将氧氟沙星加入大肠杆菌 MG1655 菌株培养物后，MG1655 菌株培养在形成耐药菌的过程中所表现出经典杀菌曲线的易变性

相对标准误（the relative standard deviation）是由几何标准误（geometric standard deviation）除以几何平均数（the geometric mean）得来的。相对标准误的计算是从加入氧氟沙星的时刻开始计算并且绘制的。非优化实验方法（黑色曲线表示）与优化的实验方法获得的数据是有很大差距的。菌体培养物是在 LB Lennox 肉汤（Invitrogen）混合培养基（或者是 MOPS 平衡培养基），预前菌体培养物（pre-culture）是菌培养了 16 小时后的菌体培养物，预前菌体培养物的抗生素处理是在预前菌体培养物在新鲜培养基中培养后稀释的 OD_{600} 值为 0.1（或者 OD_{600} 值为 0.3）的时候进行的。

表4-1　10 倍 MOPS 基础培养液的组分

	储存液（M）	体积（ml）	终浓度（M）
3-（N-吗啉）丙磺酸钾盐 Potassium MOPS	1M，pH 值 = 7.4	400ml	0.4M
$FeSO_4$	0.01M	10ml	1×10^{-4}M
N-三（羟甲基）甲基甘氨酸 Tricine	1M，pH 值 = 7.4	40ml	4×10^{-2}M
NH_4Cl	1.9M	50ml	9.5×10^{-2}M
K_2SO_4	0.276M	10ml	2.76×10^{-3}M
$CaCl_2$	5×10^{-4}M	10ml	5×10^{-6}M
$MgCl_2$	0.528M	10ml	5.28×10^{-3} M
NaCl	5M	100ml	0.5M
微量营养元素 Micronutrients	见表 4-2	10ml	见表 4-2
蒸馏水	–	360ml	–

　　注：表 4-1 中的第一列代表了 MOPS 基础培养液的化学组分。第二列代表了储存液的浓度。第三列代表了配制 1L 10 倍 MOPS 基础培养液所需要的特定组分存储液的体积。最后一列代表了各个化学组分在 10 倍 MOPS 基础培养液的终浓度。

表 4-2　微量营养元素的化学成分

	储存液 Stock solution（M）	在 MOPS 基础培养液的终浓度（M）
（NH$_4$）$_6$Mo$_7$O$_{24}$	3×10^{-6}M	3×10^{-8}M
H$_3$BO$_3$	4×10^{-4}M	4×10^{-6}M
CoCl$_2$	3×10^{-5}M	3×10^{-7}M
CuSO$_4$	1×10^{-5}M	1×10^{-7}M
MnCl$_2$	8×10^{-5}M	8×10^{-7}M
ZnSO$_4$	1×10^{-5}M	1×10^{-7}M

注：表 4-2 中第一列所显示的是微量营养元素溶液中的化学物质。第二列对应的是各种化学物质的储存液的浓度。第三列是这些化学物质在微量营养元素溶液中的终浓度。

（5）LB 培养基的配制：溶液 10g 胰化蛋白胨（tryptone），5g 酵母提取物（yeast extract）和 10g NaCl 于 1L 去离子水中，并且在 121℃的条件下高压灭菌 30 分钟。

（6）LB 琼脂平板培养基：溶解 15g 琼脂糖与 1L LB 培养基中。在 121℃的条件下高压灭菌 30 分钟。让高压后的培养基在室温下温度降至 50~60℃的时候，可以将灭菌好的液态培养基倒入 Petri 平皿，当液态培养基冷却后就制成了 LB 琼脂平板。最后，在制作好的 LB 琼脂平板中加入 5~6 个直径在 5mm 左右的玻璃珠，这是为了在植入细菌培养物后将细菌培养物进行单克隆菌落化。

（7）抗生素储存液的配制：100mg/ml 氨苄青霉素，5mg/ml 氧氟沙星，1mg/ml 环丙沙星，25mg/ml 托普霉素（tobramycin）放入 1ml 去离子水中，或者是 5mg 氧氟沙星放入 1ml pH 值=2~5 呈酸性的水中。这些所配制的抗生素溶液不能高压，只能利用一次性无菌滤器过滤除菌。抗生素溶液可以放置于 4℃环境下保存，但是时间不宜过久，例如氨苄青霉素不宜超过 7 天。再者，当利用氨苄青霉素来进行细菌耐药性的相关检测时，实验人员一定要记住一点：当加入氨苄青霉素后菌体在 37℃长时间培养（24~48 小时）的时候，由于氨苄青霉素的衰变，杀菌能力减弱，这将导致一些原本对氨苄青霉素敏感的菌体重新恢复生长。

（8）稀释管（Dilution tube）的准备：在每个稀释管里加入 900μl 浓度为 0.01M 的 MgSO$_4$ 溶液。

（9）细菌菌株：大肠杆菌 MG1655 菌株（F$^-$ λ$^-$ ilvG-rfb-50 rph-1）[9] 被用于上述实验。

3　方法（Methods）

3.1　第一天的工作内容（Day I：Preparation of Medium and cultures）

（1）根据实验需求，计划在下面实验中所需要的平皿的具体数量，以及将适量的经过高压灭菌好的 LB 琼脂糖培养基在温度降低到 50~60℃的时候倒入平皿中制作 LB 琼脂平板培养基。在室温下干燥 20~40 分钟并且每个 LB 琼脂平皿中加入 5~6 个玻璃小珠。在 4℃条件下保存 LB 琼脂培养基。

（2）制备新鲜的 MOPS 基础培养基，并且加入适当量的碳源。

（3）准备适当数量的稀释管，每个稀释管中要预先加入浓度为 0.01M 的 MgSO₄ 溶液 900μl。

（4）挑取在平板上生长的单菌落，然后将所挑取的单菌落置于 15ml MOPS 基础培养液中，利用 100ml 的培养瓶进行细菌培养。在实验过程中，需要考虑对每个过夜培养的菌株设立独立的 3 次重复，并且选用合适的抗生素进行相关处理。在实验开展前，将菌体培养物事先进行（16±1）小时的预培养（见备注 2），培养条件是 37℃，0.36×g 的摇床转速（见备注 3）。

3.2 第二天要做的实验内容：细菌耐药性的相关检测（Day Ⅱ：Persistence assay）

（1）装有 15ml 现配制的 MOPS 基础培养基的 100ml 细胞培养瓶首先要在 37℃的环境中温育 30 分钟。

（2）通过紫外分光光度计测定预先培养的菌体培养物的 OD_{600} 的数值，然后将此种菌体培养物稀释到预热的培养基中，这时的菌体 OD_{600} 数值是 0.01 时，这个值大约对应的菌体浓度是 $3×10^7$ 菌体/ml。稀释好的菌体培养物在 37℃转速为 0.36×g 的摇床中培养（见备注 3）。每个预先培养的菌体培养物应该是分别培养到两个细胞培养瓶中，一个细胞培养瓶中培养的菌体不进行抗生素的处理，另一个细胞培养瓶中的细菌是利用抗生素处理培养的。

（3）当菌体培养物的 OD_{600} 数值是 0.5 时，这一般为 $1.5×10^8 ~ 2×10^8$ 菌体/ml 的菌体浓度，而这样的菌体规模通常在培养 4.5 小时后就可以达到。除了阴性对照以外，培养的菌体培养物中要加入抗生素加压筛选（见备注 4）。

（4）为了确定每毫升菌体培养物的菌落形成单位（CFU/ml），250μl 的菌体培养物从不同培养时间点的培养物中取出，通常的取样时间点为 0 小时（加入抗生素处理前）、1 小时、3 小时、5 小时、8 小时、12 小时和 24 小时。从总体菌体培养物中抽取小量的检测样品的实验步骤是很重要的，因为少量菌体培养物从总体细菌培养物中分离不会明显影响整体细菌培养物的通氧量，因为通氧量的波动会严重干扰抗生素处理后的耐药菌的增殖，从而导致实验的可重复性差（见备注 3）。取出不同时间点的菌体培养物是在浓度为 0.01M MgSO₄ 溶液中进行连续稀释的。连续稀释的模式是十倍稀释法，即 100μl 的菌体培养物加入到 900μl 浓度为 0.01M MgSO₄ 溶液中。最后，取出稀释物 100μl，利用平板培养基中的小玻璃株，将稀释物涂布于平皿上，将平板置于 37℃培养 16 小时（见备注 5）。

3.3 第三天要做的实验：菌斑形成单位的计数（Day Ⅲ：CFU counting）

对平板上菌斑在 10~600 个菌落的培养平板进行菌落的计数（见备注 6）。在多种菌落形态出现在培养平板上的时候，应该对菌落形态相似的菌落进行计数，而不是整体计数。并且将每种特定菌落形态特征的菌体进一步培植于抗生素平板培养基上培养，以此进一步确定这些菌落是由对特定抗生素敏感的活菌增殖而来的。

4　数学分析（**Mathematical analysis**）

4.1　计算抗生素处理后的存活菌体在总体菌体培养物中的份额（Counting survival fraction）

细菌持续性感染的测定是菌体培养物在抗生素的加压筛选下培养至少 5 小时后测定存活菌体在原来菌体培养物中的份额（见备注 7）。存活菌体在总体培养物中的份额的计算是由加入抗生素培养到特定时间的菌体培养物的菌落形成单位数量除以未加入抗生素时的菌体培养物的菌落形成单位的数量而得来的。如果多种菌落形态存在，存活菌体在原来菌体培养物中的份额的计算就是将可以在带有抗生素抗性的 LB 琼脂平板上再次生长产生的菌落数量与不可以在带有抗生素抗性的 LB 琼脂平板上再次生长的菌落数量相加得来的。

4.2　图示：双相杀菌曲线 （Graphical representation：The biphasic killing curve）

（1）双相杀菌曲线通常是用于展现细菌持续性感染相关检测得来的数据。一个双相杀菌曲线是由抗生素加压培养菌体培养物的不同时间点所对应的存活菌在总体菌群中的份额组成的点状图（图 4-1）。在做双相杀菌曲线的过程中，我们不能将那些散点利用线段相连接，而是只能如是将散点在图中标出，这是因为在作图的过程中要考虑到曲线的走向趋势不一定就是线性相关的。

（2）双相杀菌曲线的 Y 轴是以对数刻度制作的，这是因为在利用抗生素对菌体培养物进行加压筛选培养的最初几小时的时间里抗生素对细菌的杀灭率呈现出指数级的趋势（几乎大部分菌体培养物中的细菌都被杀灭了）。因此，每次实验重复的数据（A_1，A_2，……，A_n）应该是由几何平均数（geometirc mean，μ_g）以及几何标准误（geometircd standard deviation，σ_g）来表示的。这两个参数是由如下公式计算得出的：

$$\mu_g = n\sqrt{\prod_{i=1}^{n} A_i}$$

$$\sigma_g = \exp\left(\sqrt{\frac{\sum_{i=1}^{n}(\ln A_i - \ln \mu_g)^2}{n}}\right)$$

为了简化计算，所得数据通常转化为对数值，然后在计算几何平均数和几何标准误，这都将在算数平均数和标准误的转换基础上进行的。算数平均数和标准误的转换公式如下：

$\mu_g = \exp(arithmetic.\,mean\{\ln A_{i \to n}\})$

$\sigma_g = \exp(arithmetic.\,standard.\,deviation\{\ln A_{i \to n}\} + arithmetic.\,mean\{\ln A_{i \to n}\})$

需要认真对待的是，由于 Y 轴对数刻度而导致的不对称性，标准误不能将与正向标准误差长度一样的负向标准误差线标记出来。在作图时，只能将正向标准误差线标记出来，并且要在图注中说明。

4.3　统计计算（Statistical analysis）

在对比不同耐药菌在总体中份额的差异性，这需要利用抗生素处理至少 5 小时的菌体培养物中存活菌份额的几何平均数来进行相关的统计学分析（见备注 7）。参变量的统计学检验（Parametric tests）（例如 Student's test 或者 ANOVA）是适用于实验重复符合高斯分布（Gaussian distribution）并且样品有相同的变量的实验数据的相关分析。否则，相关实验数据的检测应该利用非参变量检测（例如 Mann-Whitney test 或者 Kruskal-Wallis 检测）来进行，因为非参变量的相关检测可以提高检测的可信度。

备注（Notes）

1. 利用化学方法调制的培养基（MOPS 菌体培养基）来代替传统复合配方配制的培养基（例如 Lennox Broth 培养基或者 Mueller-Hinton 培养基）的最大优势就在于前者在菌体的培养过程中可以使生长稳定期状态中的菌体继续生长，这就确保菌体处于任何生长阶段所需要的能量代谢都能得到满足。化学方法调制出来的培养基的这方面性能要远远超过 Lennox Broth 菌体培养基。Lennox Broth 菌体培养基在耐药菌的培养过程中有一个很典型的特点，当菌体的 OD_{600} 值为 0.3 时，处于生长稳定期的菌体的生长将会停滞，而这种情况的发生是在可利用的碳源不足时菌体生长率下降并且菌体量整体降低的前提下的[7]。

2. 预培养的菌体培养物（Pre-culture）菌龄是十分重要的。已经有报道指出菌体持续性感染的频次是高度依赖于孵育菌体的菌龄的。例如，将大肠杆菌 K-12MG1655 菌株的预培养菌体培养物的静止期从 4 小时延长到 12 小时则可以使菌体的持续性感染几率提升 1 000 倍[10]。利用不同生长时期的预培养菌体培养物来进行耐药菌持续性感染的相关检测时要认真比对，要知道这些不同时期的菌体培养物可能是检测的数据出现未知的偏差。而且，当相关检测适用于生长率不同的菌体培养物时，预培养菌体培养物的培养时间要适合于每种待检菌体培养物具有相同的静止生长期。

3. 在提高菌体持续性感染几率方面，通氧量也是被证明十分重要[5]。维持一个稳定的通氧量可以显著降低菌体持续性感染的相关检测所出现的偏差。

4. 在处理菌体培养物的时候，应该选择菌体培养物处于指数生长的中期，这样有助于保证菌体培养物的处理时刻都是在一个很稳定的生长时期展开的。当菌体浓度在高水平的时候（$OD_{600}=0.5\sim0.8$）对其进行相关的实验处理是可以有效提高相关检测的敏感性。当初始菌体数量在 10^8 的数量级的时候，将 $100\mu l$ 菌体培养物涂布于培养平板的后进行菌落形成单位的计数，CFU 的数目大约是 10，这就意味着耐药菌的持续性感染的几率大约是 $1:10^6$。因此，在菌体数目很高的时候进行相关耐药菌的相关处理性实验会显著提高数据的准确性和降低耐药菌持续性感染检测过程中的测量误差。

5. 一些实验操作强烈建议菌体培养物应该利用浓度为 0.01M 的 $MgSO_4$ 的溶液来洗涤和重悬，这样有助于将残留的抗生素去除，这一操作过程要在以 10 倍连续稀释和稀释后将菌体涂布于平板培养基上[11]。笔者比较了利用 100μg/ml 氨苄青霉素处理后的大肠杆菌 MG1655 菌株在洗涤重悬来清除抗生素残留和未经洗涤重悬处理的实验组的耐药菌持续性感染的几率。对于等量稀释或者稀释浓度大于 10^{-1} 的时候，两者之间所得数据没有明显差异。然而，当将未稀释的菌体培养样品涂布于平板培养基进行培养时，两种对清除抗生素残留方面的差异实验所得到的数据就有很大的差异了。因此，洗涤和重悬的实验步骤能在稀释的菌体样品的相关实验可以忽略。

6. 菌体持续性感染形成几率低的现象，在很多情况下，菌斑形成单位（CFU）在平板培养基上形成的数目很低，这种情况甚至出现在没经稀释处理的菌体培养物中。因此，这就需要对每块平板培养基上形成的菌斑形成单位的数目进行计数。要是这样开始做了，相关检测的数据波动幅度将会不可避免的上升。应对这样的状况的方法就是，设立独立的实验重复个体并且利用最佳数学统计方法来进行相关实验数据的检测。

7. 当抗生素处理用于菌体培养物了，菌体培养物中的绝大多数菌体将会在几个小时内被杀灭。3~5 小时后，灭菌效率降低并且能够在抗生素存在的条件下存活的细菌被理所当然的认定为耐药菌。因此，暴露于各种抗生素 5 小时后的存活菌体的规模可以准确评估出这一菌体培养物中形成耐药菌持续性感染的几率。

致谢 （**Acknowledgement**）

相关研究在 Van Melderen's 实验开展，相关经费由 FNRS（FRSM 3.4621.12）提供，Interuniverity Attraction Poles 项目的启动是由比利时科学政策办公室（Belgian Science Policy Office，MICRODEV）启动并且资助的，Jean Brachet 基金和 David and Alice Van Buuren.F.G. 项目是由 FRIA 资助的。

参考文献

[1] Keren I, Kaldalu N, Spoering A, et al. 2004. Persister cells and tolerance to antimicrobials. FEMS Microbiol Lett, 230（1）：13-18.

[2] Balaban N Q, Merrin J, Chait R, et al. 2004. Bacterial persistence as a phenotypic switch. Science, 305（5 690）：1 622-1 625. doi：10.1126/science.1099390.

[3] Joers A, Kaldalu N, Tenson T. 2010. The frequency of persisters in *Escherichia coli* reflects the kinetics of awakening from dormancy. J Bacteriol, 192（13）：3 379-3 384. doi：10.1128/JB.00056-10.

[4] Orman M A, Brynildsen M P. 2013. Establishment of a method to rapidly assay bacterial persister metabolism. Antimicrob Agents Chemother, 57（9）：4 398-4 409. doi：10.1128/AAC.00372-13.

[5] Korch S B, Henderson T A, Hill T M. 2003. Characterization of the hipA7 allele of *Escherichia coli* and evidence that high persistence is governed by（p）ppGpp synthesis. Mol Microbiol, 50（4）：1 199-1 213.

[6] Hansen S, Lewis K, Vulic M. 2008. Role of global regulators and nucleotide metabolism in antibiotic tolerance in *Escherichia coli*. Antimicrob Agents Chemother, 52（8）：2 718-2 726. doi：

　　　　　 10. 1128/AAC. 00144−08.

[7]　　Sezonov G, Joseleau−Petit D, D'Ari R. 2007. *Escherichia coli* physiology in Luria−Bertani broth. J Bacteriol, 189 (23): 8 746−8 749. doi: 10. 1128/JB. 01368−07.

[8]　　Neidhardt F C, Bloch P L, Smith D F. 1974. Culture medium for enterobacteria. J Bacteriol, 119 (3): 736−747.

[9]　　Blattner F R, Plunkett G 3rd, Bloch C A, et al. 1997. The complete genome sequence of *Escherichia coli* K−12. Science, 277 (5331): 1 453−1 462.

[10]　　Luidalepp H, Joers A, Kaldalu N, et al. 2011. Age of inoculum strongly influences persister frequency and can mask effects of mutations implicated in altered persistence. J Bacteriol, 193 (14): 3 598−3 605. doi: 10. 1128/JB. 00085−11.

[11]　　Maisonneuve E, Shakespeare L J, Jorgensen M G, et al. 2011. Bacterial persistence by RNA endonucleases. Proc Natl Acad Sci USA, 108 (32): 13 206− 13 211 . doi: 10. 1073/pnas. 1100186108.

第五章
96孔板用于研究体外生物被膜形成与定量检测的模型

Vandecandelasere，Hellen Van Acker，Tom Coenye

摘　要

此章中将介绍如何利用96孔微量培养板（96-well microtiter plate-based system）作为体外研究生物被膜形成和生物被膜相关定量的检测系统。虽然体外检测的相关实验都是一种人工模拟的生物系统并且由此产生的相关实验数据与研究目标在体内发生的生物学过程有着明显的差距，但是这些体外实验所得出的数据也是可以很好的对生物被膜的形成与各种化学组分对生物被膜形成中的影响进行很好的表述。在本章中，利用结晶紫染色法（crystal violet staining）来评估单位面积或者单位体积内的生物量（biomass）以及利用刃青天检测法（resazurin assay）来进行具有代谢活性的菌体数目的计算将会被逐一讨论，并且利用结晶紫染色法和刃青天检测结合96孔微量培养板为体外研究系统来定量固着生长的菌群（sessile populations）中持留菌的数目将会被详细阐述。

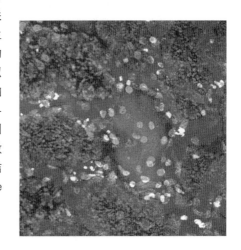

关键词

生物被膜；体外模型系统；微量孔培养板；结晶紫染色法；刃青天检测法；持留菌

1 引言

生物被膜（biofilm）在很多研究中是令人厌恶的并且生物被膜的产生对造成与生物工程相关的工业领域和生物医药领域中的仪器装置的运行的过程中产生严重的问题[1,2]。据估计，世界各地80%以上的受感染者在治疗过程中产生的耐药性就是与生物被膜的产生相关或者直接就是生物被膜造成的[3,4]。在诸多导致治疗失败的原因当中，一小群对抗生素具有超强耐受的持留菌的出现是一个重要原因[5]。虽然耐药性对于临床治疗方面的重要性日益突出，但是涉及生物被膜持留状态的机制却仍然了解甚少。体外生物被膜培养系统在更好地了解生物被膜的形成与生物被膜对抗生素的抵抗的分子机制中是不可或缺的[6]。在微量孔培养板（microtiter plate，MTP）中培养生物被膜是目前被研究人员广泛采纳的体外生物被膜培养系统，此种培养系统具有很多优点。首先，微量孔培养板适用于绝大多数微生物实验室的要求，并且价格合理、易操作等特点[7,8]。第二点是基于微量孔培养板培养生物被膜所需要的相关培养材料是很节省的，可以有效降低培养或者检测生物被膜产生过程中所带来的培养成本。第三点是利用微量孔培养板进行若干种底物（如抗生素等）作用生物被膜所产生的效应的相关检测可以实现高通量检测[6]。最后一点，微量孔培养板在培养生物被膜的时候可以根据具体需要改变培养所需的条件，例如生物被膜培养基的成分和培养的温度都是可以很容易更改的[6]。

因为基于微量孔培养板的相关检测是一个封闭的系统，那么微量孔培养板中的每个孔中的环境的改变肯定是由于生物被膜产生和生长过程中发生的改变[9]，并且这种封闭的检测系统通常无法真实地反映出生物被膜在体内产生和生长对于体内环境变化的影响[10]。重要的是，运用于微量孔培养板培养的生物被膜的相关技术的执行是需要相关标准化来实现的，例如一个空气泡能够对生物被膜的形成和生长造成严重干扰[6,11]。虽然在96孔微量孔培养板中培养生物被膜有不足之处，但是这项技术已经为研究人员对生物被膜形成和发展的相关机制的了解提供了大量的实验数据[6,12,13]。

目前有多种方法可以评估生物被膜产生的规模。菌体数目的计数可以通过常规平板培养基上产生的菌斑数量来实现[8]。然而，此种技术是一种劳动密集型（labor-intensive）的实验技术，并且对于那些耐过抗生素加压筛选但是不能增殖培养的菌体的数目是无法进行计数的[6]。要想计算产生生物被膜的菌体总量和具有代谢活性且产生生物被膜菌体的数量是需要对菌体进行特殊染色处理来实现的。结晶紫（crystal violet，CV）是一种碱性常规染料，能够与细胞核中的DNA相结合从而在表观上将细胞核进行着色。除此之外，结晶紫也可以与菌体表面的负极性分子以及菌体外基质中的多糖进行结合[13]。基于结晶紫染色的这一特点，无论是死亡的菌体还是有活性的菌体，及细胞外基质中的部分多糖类附属物（polysaccharides in the extracellular matrix）均是可以被结晶紫着色的[12]。其他相关检测手段也被用于确定具有代谢活性并且生成生物被膜的菌体数目的实验中来。例如，利用2，3-二（2-甲基-4-硝基-5-磺苯基）-5-［（苯胺）羰基］-2氢-四唑氢氧化物｛2，3-bis（2-methoxy-4-nitro-5-sulfophenyl）-5-［（phenylamino）carbonyl］-2H-tetrazolium hydroxide，（XTT）｝和荧光素双乙酸酯（FDA）在具有代谢活力菌体的染色中可以分别转变成蓝紫色结晶甲臜（formazan）和荧光素（fluorescein）。利用上述方法产生的吸光度（absorbance）或者荧光强度与具有代谢活性的菌体数目成正比例的[12,13]。另外一种有效的检测方法是，在染色的过程中，计算 resazurin 化合物还原成为 resofurin 化合物的程度来评判具有代谢活力的菌体数目。后者是检测荧光素信号的强弱，所以需要微量孔读板器（MTP reader）读取荧光信号的强弱[13,14]。

在这个实验操作过程中，在96孔微量孔培养平板中产生的生物被膜已经进行相关描述了。此外，利用6孔板、12孔板和24孔板承载硅晶片（silicon disk）来培养菌体产生生物被膜也是可行的[6,15-19]。但是这些相关实验的操作过程和步骤并非本章节所涉及的，因此就不再本章中展开叙述了。笔者已经分别对结晶紫染色法和刃天青染色法对于测定菌体生物被膜的形成以及菌体代谢活性的相关实验方法进行了详细叙述。而且，对持留菌所产生生物被膜的定量分析也在本章中进行了详细阐述。

2　材料

2.1　常规仪器设备（General equipment）

（1）无菌的96孔微量孔培养平板（每个微孔的底部都是成圆形的）（见备注1和备注2）。

（2）枪尖（规格是100μl和1 000μl的无菌枪尖），电子移液器（automatic pipette）的规格是设定在最小准确移取体积为100μl液体的5ml无菌枪尖。如果实验室有条件，多通道排枪，枪尖的规格是100μl。移液管是10ml规格的无菌移液管（见备注2）。

（3）无菌的 Petri 培养板（规格是直径为90mm）（见备注2）。

（4）无菌的 MilliQ 水（见备注3）。储存于室温。

（5）无菌的生理盐水（physiological saline，PS）：每升 MilliQ 水中加入9g NaCl（见备注3）。储存于室温。

（6）离心的转速设置为4 000×g，室温运行。

2.2　生物被膜的形成（Biofilm formation）

（1）吸光度的测定由分光光度计来完成。（λ=590nm）

（2）无菌液体培养基：容量为40ml的瓶子用于装载使细菌正常增殖的培养基，10ml锥形管用于配制生物被膜孵育时所用到的悬浮工作液（见备注3）。储存于4℃。

2.3 结晶紫和刃天青染色法（Crystal violet and Resazurin staining）

（1）微量孔培养平板读值器（MTP reader）用于检测吸光度（λ=590nm）与荧光信号值（λ$_{ex}$=560nm；λ$_{em}$=590nm）。

（2）无菌的falcon离心管用于储存刃天青和结晶紫的储存液，无菌的玻璃管用于储存甲醇和乙酸。

（3）离心转速为500×g，室温运行。

（4）浓度为99%的甲醇。室温储存。

（5）结晶紫（CV）溶液。结晶紫储存液的浓度可以依据说明书进行调整，例如ProLab临床检测用的结晶紫产品（Richmond Hill，ON，加拿大）的浓度为0.5%。储存在室温条件下。

（6）浓度为33%的乙酸：33ml浓度为100%的乙酸，66ml MilliQ水。在无菌的玻璃瓶中配制，并且在室温条件下储存。

（7）刃天青储存液（这里需要说明的一点是，从经济节约的原则出发，刃天青溶液最好现用现配）：将刃青天储存液进行分装处理，然后将2.1ml的分装液体倒入falcon离心管中，并且需要避光保存于-20℃。这里的避光策略是利用铝箔纸（aluminum foil）。

2.4 生物被膜的去除

（1）超声破碎仪（Sonicator bath），超声频率是40kHz。

（2）适合于96孔微量孔平板涡旋的仪器（Vortex with 96-well MTP adapter）或者是旋转仪（rotator）。

（3）利用falcon离心管来收集附着在管壁的菌体（sessile cells）。

（4）无菌封口胶带（sealing tape）。

2.5 平板培养基上的菌体数目计数

（1）恒温水浴（warm water bath），温度设置为48℃，用于预热生长培养基（见备注4）。

（2）无菌离心管内预先装入9ml生理盐水。

（3）生长培养基（growth medium）（见备注5）。

3 方法

所有的相关实验均是在无菌的试验环境条件下开展的（见备注6）。下文所描述的试验操作步骤是适用于绝大多数需氧细菌的生长增殖的（见备注7）。

3.1 生物被膜的形成

（1）在最优培养温度下，利用转速为200r/min的恒温水浴摇床将目标菌体植入液体培养基中进行 24 小时培养。

（2）培养 24 小时后，将菌体培养物进行稀释，从而使培养物达到 $10^7 \sim 10^8$ CFU/ml（见备注 9）。

（3）将无菌培养基分别加入 96 孔微量孔平板的 A 行（顶端）和 H 行（底端）（见备注 10）。

（4）加入 100μl 将稀释好的菌体培养物加入 B 行到 G 行的所有微孔中（见备注 11）。

（5）在最优培养温度条件下，将加入菌体培养物的微量孔培养平板孵育 4 小时，这是为了让菌体附着在孔壁上（见备注 12）。

（6）弃除上清（包含未附着于孔壁上的菌体）（见备注 13）。

（7）加入 100μl 无菌生理盐水于每一个微孔中。

（8）弃除微量孔中的生理盐水（图 5-1）。

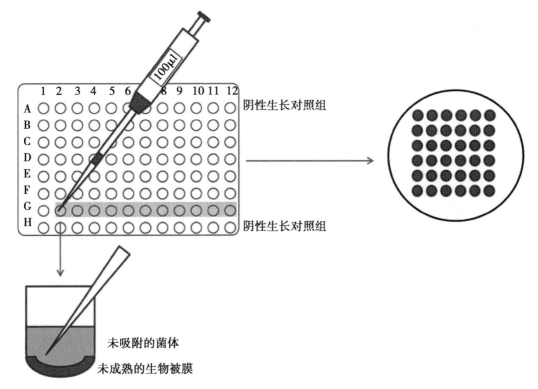

图 5-1　上清液（彩色图片见书末附图）

（包含没有吸附于微量孔壁上的菌体）在令菌体微量孔壁吸附的孵育阶段后弃除。因此，这一步骤对于使那些未贴壁于微量孔的菌体不会通过与贴壁菌体接触或者干扰其未成熟的生物被膜的成熟是十分重要的。

（9）加入 100μl 新鲜的无菌生理盐水于每一个微量孔中，并且在最优培养温度的条件下孵育 20 小时（见备注 14）。

（10）大多数试验操作步骤的目的是为了评估从洗涤未吸附于微孔壁上的多余菌体

后那些已经吸附在微孔壁上的菌体所形成生物被膜的程度［见备注 15（a）、（b）］。菌体培养物的上清被移除后，100μl 生理盐水加入每一个微量孔中进行洗涤，然后将生理盐水弃除。

3.2　结晶紫染色

（1）每一个微量孔中加入 100μl 浓度为 99％的甲醇以固定生物被膜。

（2）在室温条件下孵育微量孔培养板 15 分钟。

（3）弃除甲醇（见备注 16）。

（4）为了让残留于微量孔中的甲醇彻底挥发，在室温条件下将微量孔培养板的盖子打开来孵育平板（见备注 17）。

（5）加入 100μl 结晶紫溶液于每一个微量孔中，并且在室温条件下孵育平板 20 分钟（见备注 18）。

（6）通过流动的自来水（running tap water）来去除结晶紫溶液（见备注 19）。

（7）加入 150μl 浓度为 33％的乙酸溶液于每一个微量孔中，目的是为了将涂布于孔壁的多余结晶紫彻底洗脱。

（8）将微量孔培养板置于离心机上以转速为 $500×g$ 进行离心，离心时间至少 20 分钟。

（9）将分光光度计设定为 $λ=590nm$（图 5-2），对微量孔培养板进行吸光度的读值（见备注 21 和备注 22）。

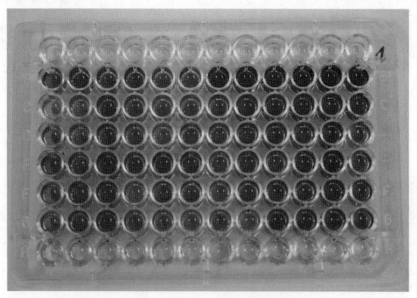

图 5-2　在 96 孔微量孔培养板中，利用结晶紫对生物被膜进行染色的照片（彩色图片见书末附图）
顶端行和底部行所呈现出来是阴性对照（negative grouth controls）。

3.3　刃天青检测

（1）将储存于 falcon 离心管中的 2.1ml 刃天青储存液缓融（见备注23）。

（2）无菌生理盐水按照 1/6 的比例对刃天青储存液进行稀释（见备注24）。

（3）加入 120μl 稀释好的刃天青溶液于 96 孔板中每个微量孔中。

（4）在最优培养温度和最佳培养时间的条件下，对微量孔培养板进行避光孵育（见备注25）。

（5）测定荧光信号的强弱（λex：560 nm 和 λem：590 nm）（见备注26、图5-3）。

（6）计算净荧光信号值的平均值（net average fluorescent value）（见备注27）。

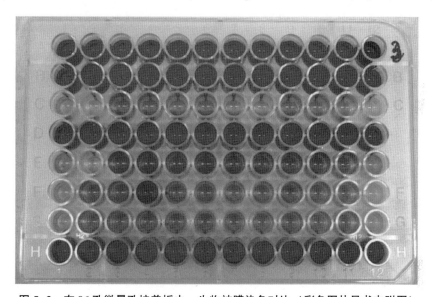

图 5-3　在 96 孔微量孔培养板中，生物被膜染色对比（彩色图片见书末附图）

具有代谢活性并且可以产生生物被膜的菌体是利用刃天青检测试剂进行评估的。顶端行和底部行所呈现出来的是阴性对照。

3.4　生物被膜的清除

（1）定量计算持留菌的前提（见备注28）是除去上清液中成熟的生物被膜成分。

（2）利用 120μl 的抗生素溶液来处理生物被膜（见备注29 至备注31）。

（3）当产生培养菌体数目的最佳时间结束后，弃除抗生素溶液，并且利用无菌的生理盐水对生物被膜进行洗涤。

（4）加入 100μl 生理盐水于每个微量孔中，利用封口胶条将微量孔培养板进行封闭。

（5）将封闭好的微量孔培养板放置于涡旋仪上，震荡速度为 900r/min，涡旋 5 分钟（见备注32）。

（6）涡旋 5 分钟后，将微量孔培养板置于超声仪（sonicator bath）超声破碎 5 分钟。

（7）拿掉封口胶带并且利用无菌枪头将一定量的菌体转移至无菌的 falcon 离心管中。

（8）加入 100μl 生理盐水于每个微量孔中，并且重复超声破碎和涡旋的试验步骤。参见实验步骤 5 和 6。

（9）将菌体培养物从微量孔中转移至无菌的 falcon 离心管中。为了确定将生物被膜彻底清除，在用枪头将菌体移出微量孔之前要反复吹打菌体培养液若干次，然后在将全部液体移至无菌 falcon 离心管中（见备注 35）。

（10）将 falcon 离心管进行 5 至 10 分钟的离心处理，转速为 4 000×g（见备注 36）。

（11）弃除离心后的上清液，而后加入 10ml 生理盐水。

3.5 平板培养菌体计数

（1）将离心后的沉淀菌体重新悬浮（见备注 37），并且按照 1/10 的比例进行稀释，也就是 1ml 的菌体培养液中加入 9ml 无菌的生理盐水。将 1ml 稀释好的液体移至未接菌并且灭菌好的 Petri 平板培养上，然后加入融化为液体的生长培养基（图 5-4）（见备注 38、备注 39 和备注 40）。

（2）让生长培养基凝固。而后，将培养基平板倒扣培养于最佳的菌体生长温度的环境中。

（3）选取一个可以进行有效计数菌体数目的培养平板。例如，选取培养平板上可生长出 10 至 350 个单菌落的培养平板进行相关的菌体计数（见备注 41）。

（4）计算菌落形成单位（the number of colony forming units，CFU）（见备注 42）。

备注（Notes）

1. 在实验过程中是选择的圆底微量孔培养板还是选择平底微量孔培养板进行试验，这是取决于具体实验室所执行的标准试验流程来决定的。两种不同规格的微量孔培养板都可以用于生物被膜产生的试验[1,13,20,21]。笔者倾向于选择圆底微量孔培养板来进行生物被膜形成和精确定量的相关试验。

2. 无菌微量孔培养板，无菌枪头和灭菌处理的 Petri 培养平板都是可以直接购买来的。这些实验用品都是通过 γ 射线进行辐照灭菌的。

3. 生理盐水，MilliQ 水和液体培养基是通过高压灭菌的。

4. 固体培养基的配制是在正常的液体培养基中加入终浓度为 1.5% 的琼脂糖来实现的。琼脂糖在高温条件下呈现为液态，但是当培养基的温度降低到一定的时候就会凝固。高压灭菌后，琼脂糖液态化并且放置于 48℃ 恒温水浴中维持其液态化。这是种维持含有琼脂糖的培养基液态化的常用方法，然后将其倒入无菌的 Petri 培养皿中成为平板培养基。

5. 细菌培养基的选取，取决于培养基成分对特定微生物生长的效应。为了定量单一菌体生物被膜形成的程度，无选择压力的菌体培养基（nonselective growth media）是被用来进行相关试验的，但是具有选择压力的菌体培养基（selective growth media）是

起始试管

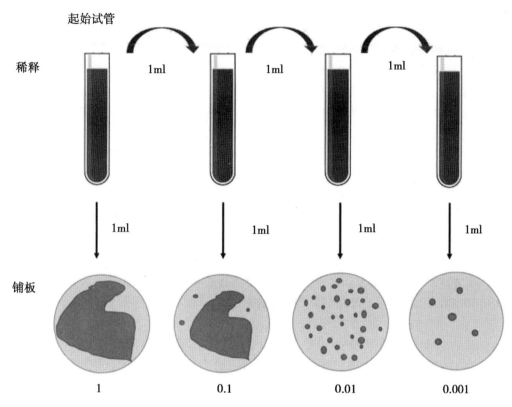

图5-4　平板培养菌体计数（彩色图片见书末附图）

　　生长出来的菌体单菌落的数目可以反映出产生生物被膜的具有活性且可以培养生长的菌体数目。此项技术的实施前提是假设每一种细菌均可以形成单菌落。然而，这样的假设很多情况是不成立的［例如菌体成簇生长（cell clump）］，因此，平板培养菌体计数的相关解读就转变成为菌落形成单位上来了。如果细菌浓度太高，菌落彼此接触将会连接成片生长，并且这种情况将无法对菌落进行有效计数。

可以用来进行菌种之间的鉴别，这是因为特定菌种可以产生特定的生物被膜，而特定的生物被膜是可以抵抗特定的选择压力。

　　6. 除非有特殊说明可以在常规环境开展的相关试验以外，所有试验的开始都是在无菌的环境中开展的。无菌环境可以通过在通风橱里工作或通过最原始的靠近火焰来实现。所有用于实验的材料都需要消毒（见备注2、备注3）。

　　7. 厌氧菌的生物被膜也是可以被培养出来的。因此，对于厌氧菌生物被膜的培养所需的适应性培养基以及相应的培养环境是需要进行摸索确定的[19]。对于酵母生物被膜的培养，也是可以利用96孔微量孔培养板开展的[16,22,23]。

　　8. 利用液体培养基对菌体进行最优生长培养所需的温度条件是依赖菌体自身特点来确定的。例如，金黄色酿脓葡萄球菌（*staphylococcus*）的最佳生长温度是37℃[20]。此外，对菌体的孵育来说，也是以特定菌体而定的。例如，生长缓慢的细菌（例如，分枝杆菌属的成员（*Mycobacterium* spp.））的孵育培养是需要一周以上的时间才能使菌体的生长达到对数级的生长阶段（log-phase bacteria）[24]。

9. 在一些试验中，弃除原始的菌体培养基是必要的。因此，菌体培养物的离心是以 4 000×g 的转速离心 5 分钟来实现的，而对离心后菌体的洗涤是利用生理盐水进行的，对菌体的重悬也是利用生理盐水实现的[15]。对于菌体培养物中菌体浓度的测量来说，无论是在原始培养基中还是在生理盐水中，都是利用波长为 590nm 的紫外分光光度计来进行的。此后，将菌体悬液稀释处理，绝大多数生物被膜的研究都是在菌体量在 10^6 到 10^8 CFU/ml 之间开展的[13,15,22,23]。然而，菌体数为 10^4 CFU/ml 也是可以产生生物被膜的[17]。总的来说，菌体接种物的数量取决于实验的目的以及开展相关实验的实验室通常使用的标准实验操作流程。重要的一点是，将菌体接种物的量进行确定是比较不同实验所取得实验数据的最基本要求，不然相关试验数据无法进行横向比较。

10. A 行和 H 行是被无菌培养基填充的。这些行所起的作用是阴性对照[13]。如果对其他微量孔进行相关菌体接种后发现阴性对照孔有菌体的生长，那么在这块微量孔培养板上开展的对照试验将是无效的。

11. 在对 96 孔微量孔培养板的微量孔进行液体添加时，自动移液器是可以确保每个孔中所加入的液体量是相同的。不同微生物是可以在同一块微量孔培养板上同时进行培养的，例如每一行可以添加不同种类的微生物进行培养。

12. 许多试验操作步骤都包含通过孵育 4 小时使菌体附着在微量孔壁上这一步骤[13,20,25]。然而，在孵育的时间上，也有报道 1 小时[16]或者 2 小时[17]就可以使菌体附着在微量孔壁上。对于其他试验操作步骤，无附着阶段（no adhension phase）也是被叙述了，因此，当生物被膜形成且成熟后，未附着的菌体将被弃除[1,18,22,26]。

13. 弃除未附着的菌体可以通过量程为 100μl 的枪头或者排枪来实现。首先，将阴性对照孔中的上清液弃除。在实验操作过程中，尽可能保持微量孔培养板的盖子将接种有菌体物的微孔进行有效封闭是很重要的，这样可以避免接种有菌体物的微量孔不被杂菌污染。每一个孔中的上清都是需要无菌枪头来进行液体的转移（图 5-1）。在这里，建议每转移 6 个孔的液体就更换一次无菌枪头。含有未附着于微量孔壁上的菌体上清液的移除这一实验操作是需要注意不要让枪尖接触或者干扰未成熟的生物被膜。可以利用排枪或者电子移液器来对微量孔加入生理盐水。因此，在这些操作过程中，绝对不能使枪尖触碰或者干扰生物被膜的成熟，在加入生理盐水的过程中不能垂直加生理盐水。

14. 对于孵育的时间，是依据特定微生物和试验设计来决定的。例如，额外的孵育时间可以灵活的控制在 20 小时、24 小时[1,20,25]至 5 周[18]之内进行调整。

15. （a）孵育过后，对生物被膜的洗涤可以有效清除未附着的菌体。绝大多数试验操作步骤里都包括利用生理盐水对生物被膜的洗涤步骤[13,20]。除了利用生理盐水以外，其他液体例如无菌水、磷酸缓冲液和 3-（N-吗啡）丙磺酸（3-（N-morhpino）propanesulfonic acid）也是可以用来对生物被膜进行洗涤的[1,13,27]。（b）为了研究生物被膜分散开的程度（the degree of dispersal in biofilms），含未附着在微量孔壁的菌体在内的上清液中的菌体形成单位是可以通过平板培养基上形成菌落后进行计数来实现的[27,28]。

16. 一旦生物被膜被固定好，下游的相关实验就可以不在无菌的环境中开展了。

17. 彻底清除甲醇的残留是十分重要的。甲醇的清洗不能在水池中利用流水来进行清除，清除甲醇的试验操作需要在一个密闭的桶装容器中进行。微量孔培养板是可以风干的（air-dried）或者也可以将微量孔培养板的盖子打开，并且将无盖的微量孔培养板放置在37℃环境中进行甲醇的彻底挥发。

18. 优化的结晶紫浓度是根据特定细菌种类确定的，并且染色后的样品可以通过吸光度为590nm的紫外分光光度计进行吸光度测定。在能够对微量孔培养板进行吸光度测定的紫外分光光度计所允许的最大吸光度的范围内，最高的结晶紫浓度是被用来做相关检测。

19. 清除未结合的结晶紫染液是非常重要的。微量孔培养板中结晶紫的洗涤是要在流淌的自来水中进行清洗。冲洗下来的结晶紫染液是需要利用密闭的桶状容器储存。微量孔培养板能够风干或者置于37℃条件下烤干。

20. 加入浓度为33%的乙酸可以使结合于菌体的结晶紫染料解离下来。如果浓度为33%的乙酸对结晶紫只作用20分钟，则不能彻底使结合于菌体上的结晶紫解离下来。因此，延长乙酸对结晶紫的作用时间是必要的。

21. 在波长设置为590nm的紫外分光光度所读取的数值是需要进行平均值计算，并且净吸光值的确定是依据阴性对照所对应的吸光值进行参照。

22. 现有的很多实验操作流程都是可以很方便地查询到。例如，甲醇固定的试验步骤可以通过简单风干步骤[19,22]或者利用浓度为96%的乙醇固定处理[29]来替代。结晶紫染色的时间可以在1分钟到20分钟之间进行灵活调整[1,12,13,18,21,22]。浓度大于70%的乙醇[12,18,22]或者甲醇[19]可以替换乙酸也可以将结合在生物被膜上的结晶紫进行洗脱。吸光度是在波长为540nm、570nm、590nm和600nm的紫外分光光度计来进行读取[1,12,13,18,19,21,22,29]。

23. 刃天青储存液（分装规格为2.1ml）是在-20℃的条件下进行保存。装载刃天青储存液的falcon离心管必须避光处理，这里可以利用铝箔纸进行包裹。

24. 10.5ml的无菌生理盐水按照1/6的比例加入到刃天青储存液中进行稀释。剩余的刃天青储存液体需要再次装入falcon离心管中，并且利用铝箔纸进行包裹避光保存。稀释后的刃天青工作溶液在使用之前必须充分混合后才能使用。

25. 事实上，在利用刃天青试剂进行的检测实验中，合适的孵育温度就是待检菌体最佳生长的培养温度。在刃天青检测的过程中，合适的孵育时间是需要进行摸索的。最佳孵育时间的摸索是可以通过不同孵育时间对应的荧光信号的强弱来确定，并且只要是紫外分光光度计读值允许的范围内所呈现出来的最长孵育时间就可以用于刃天青的相关检测试验。无论是最佳孵育时间还是最佳孵育温度的确定都是依据不同种类的细菌来确定的。在利用刃天青工作液进行的相关试验中，全程避光操作。

26. 能够一次性读取微量孔培养板上所有孔的紫外分光仪是被称为MTP reader。

27. 净荧光值（net fluorescence values）的计算是需要利用阴性对照的荧光值进行参照。

28. 持留菌是一群可以抵抗致死性抗生素在杀灭绝大多数细菌后所产生的一小撮菌体群落[5]。相关试验操作是适用于计算具有活性的耐药菌的数量，而利用染色法来定量持留菌的数量是有局限性的，这是因为这一小撮持留菌群落所产生的信号是很难被检测到的。由于细菌的持留状态的表型是高度依赖实验条件的[30,31]，对于生物被膜形成的相关实验操作流程的标准化是非常重要的。

29. 在这个实验操作流程中，利用96孔微量孔培养板进行的生物被膜的形成与定量计算是被描述了。当持留菌的数量确定的时候，96孔微量孔培养板的使用优点就体现的很突出了，这是因为每个孔中存在有大量的细菌，但是所进行培养的体积却很小，这就使得使用抗生素的用量大大降低。与此同时，多种培养条件可以在同一块培养板同时进行，这样就避免了不同培养板之间带来的试验误差。

30. 为了区别持留菌和正常生长的细菌，首先需要不断增加抗生素的浓度（相对MIC）或者是延长处理时间来处理生物被膜，无论是增加抗生素的浓度还是延长抗生素的作用时间这都是取决于实验对象是否具有抗生素浓度或者是作用时间依赖活性而定的。抗生素溶液是在生理盐水或者菌体培养基中配制，这都是取决于实验室所使用的实验操作规程而定的。每一行展现的是不同培养条件。例如，B行：未处理组（生理盐水），C行=抗生素浓度在1倍MIC的情况下，D行是抗生素浓度为2倍MIC的情况下，以此类推。能够产生生物被膜的菌体存活曲线呈现出双相模式：起初快速杀死菌体并且有一个存活持留菌的平台期。抗生素的浓度或者抗生素处理菌体的时间对于持留菌来说其出入是差不多的，这就需要利用其他实验来进一步验证（图5-5）。

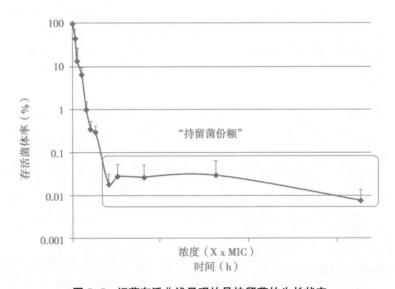

图5-5　细菌存活曲线呈现的是持留菌的生长状态

31. 这种方法已经开始成功地运用于持留菌定量和特性分析的相关试验中[32,33]。

32. A行为阳性对照组是必须设置的（120μl生理盐水来替换抗生素溶液），为了便于计算存活菌所占的比重。加入120μl生理盐水的目的是为了充分将生物被膜淹没。

33. 涡旋仪或者是振荡器是需要的，但是要确保在使用上述设备时不会使液体溢出封口胶带。

34. 将微量孔培养板放入水浴的时候需要利用重物压在其上面，防止漂浮。要确保所有微量孔都在水中浸没，但是要防止封口胶带潮湿。

35. 为了校正孔与孔之间的误差，建议将在相同的培养条件下的 12 微孔中的菌体培养物集中回收到一个无菌的 falcon 离心管中，并且计算这 12 个孔的平均 CFU 数值。

36. 对于大多数细菌，经过两轮超声破碎和涡旋处理就是足够达到目的了。然而，如果需要，上述过程可以增加次数。当首次利用上述技术进行试验的时候，利用结晶紫对微量孔培养板进行染色是可以确定培养系统中残余的生物量以及优化相关试验的操作流程。涡旋处理与超声处理联合使用已经被广大研究性试验所采用，由此有效将菌体表面的生物被膜清除[34,35]。此项试验操作所涉及的持续时间在对铜绿假单胞菌（*Pseudomonas aeruginosa*）PAO1、金黄色葡萄球菌（*Staphylococcus aureus*）Mu50、大肠杆菌（*Escherichia coli*）K-12、白色念珠菌（*Candida albicans*）SC5314 以及洋葱伯克霍尔德氏菌（*Burkholderia cenocepacia*）J2315 的相关试验所得数据之间的差异不显著。

37. 鉴于在 falcon 离心管中最后重悬菌体液体体积可能造成的差异以及为了清除残留在菌体中的抗生素，菌体培养物需要离心，并且离心后利用一定体积的液体进行菌体的重悬。例如 10ml 生理盐水。

38. 在涡旋处理过程中，确保微量孔充分涡旋，这样可以避免菌体结块。

39. 为了矫正由于手法所造成的试验误差，建议在稀释过程中进行重复试验。

40. 通常来说，稀释到 10^{-9} 数量级就足够满足实验的要求了。

41. 平板菌落的计数是利用倾注培养法（pour plate method）或者是平板涂布培养法（spread plate method）来进行的。在利用平板涂布培养法时，只需少量的（通常是 0.1ml）菌体培养物均匀涂布在平板培养基上即可，菌体菌落生长在固体培养基表面。

42. 根据处理手段和菌种的不同，菌体克隆的计数是在菌体培养 24 小时至 72 小时内开展的。每个生物被膜中形成的菌落形成单位（CFU）利用如下公式进行计算。

CFU/ml 每个 falcon 离心管中：

$$N = \frac{c \times 10^x}{(n_1 + 0.1n_2)}$$

c——菌落总数
n_1——最低稀释度下的菌落总数
n_2——最高稀释度下的菌落总数
10^x——最低稀释的稀释数量级

CFU/biofilm $= N \times 10/12$

参考文献

[1] Gomes L C, Moreira J M, Miranda J M, et al. 2013. Macroscale versus microscale methods for physiological analysis of biofilms formed in 96-well microtiter plates. J Microbiol Methods, 95: 342-349.

[2] Flemming H C. 2002. Biofouling in water systems-cases, causes and countermeasures. Appl Microbiol Biot, 59: 629-640.

[3] Costerton J W. 1999. Introduction to biofilm. Int J Antimicrob Ag, 11: 217-221.

［4］ Hall-Stoodley L， Stoodley P. 2005. Biofilm formation and dispersal and the transmission of human pathogens. Trends Microbiol， 13：7-10.

［5］ Lewis K. 2001. Riddle of biofilm resistance. Antimicrob Agents Chemother， 45：999-1 007.

［6］ Coenye T， Nelis H J. 2010. In vitro and in vivo model systems to study microbial biofilm formation. J Microbiol Methods， 83：89-105.

［7］ Christensen G D， SimpsonW A， Younger J J， et al. 1985. Adherence of coagulase-negative staphylococci to plastic tissue culture plates：a quantitative model for the adherence of staphylococci to medical devices. J Clin Microbiol， 22：996-1 006.

［8］ Heersink J. 2003. Basic biofilm analytical methods. In：Hamilton M， Heersink J， Buckingham-Meyer J， Goeres D （eds） The biofilm laboratory：step-by-step protocols for experimental design， analysis， and data interpretation. Cytergy Publishing， Bozeman， pp 16-23.

［9］ Heersink J， Goeres D. 2003. Reactor design considerations. In：Hamilton M， Heersink J， Buckingham-Meyer J， Goeres D （eds） The biofilm laboratory：step-by-step protocols for experimental design， analysis， and data interpretation. Cytergy Publishing， Bozeman， pp 13-15.

［10］ Waters E M， Mc Carthy H， Hogan S， et al. 2014. Rapid quantitative and qualitative analysis of biofilm production by *Staphylococcus epidermidis* under static growth conditions. Methods Mol Biol， 1106：157-166.

［11］ Gomez-Suarez C， Busscher H J， van der Mei H C. 2001. Analysis of bacterial detachment from substratum surfaces by the passage of air-liquid interfaces. Appl Environ Microbiol， 67：2 531-2 537.

［12］ Pitts B， Hamilton M A， Zelver N， et al. 2003. A microtiter-plate screening method for biofilm-disinfection and removal. J Microbiol Methods， 54：269-276.

［13］ Peeters E， Nelis H J， Coenye T. 2008. Comparison of multiple methods for quantification of microbial biofilms grown in microtiter plates. J Microbiol Methods， 72：157-165.

［14］ O'Brien J， Wilson I， Orton T， et al. 2000. Investigation of the Alamar Blue （resazurin） fluorescent dye for the assessment of mammalian cell cytotoxicity. Eur J Biochem， 267：5 421-5 426.

［15］ Brackman G， De Meyer L， Nelis H J， et al. 2013. Biofilm inhibitory and eradicating activity of wound care products against *Staphylococcus aureus* and *Staphylococcus epidermidis* biofilms in an in vitro chronic wound model. J Appl Microbiol， 114：1 833-1 842.

［16］ Vandenbosch D， Braeckmans K， Nelis H J， et al. 2010. Fungicidal activity of miconazole against *Candida* spp. biofilms. J Antimicrob Chemother， 65：694-700.

［17］ Braem A， Van Mellaert L， Mattheys T， et al. 2013. Staphylococcal biofilm growth on smooth and porous titanium coatings for biomedical applications. J Biomed Mater Res A， 102A：215-224.

［18］ Ramsugit S， Guma S， Pillay B， et al. 2013. Pili contribute to biofilm formation in vitro in *Mycobacterium tuberculosis*. Antonie Van Leeuwenhoek， 104：725-735.

［19］ Dapa T， Unnikrishnan M. 2013. Biofilm formation by *Clostridium difficile*. Gut Microbes， 4：397-402.

［20］ Vandecandelaere I， Depuydt P， Nelis H J， et al. 2014. Protease production by Staphylococcus epidermidis and its effect on *Staphylococcus aureus* biofilms. Pathog Dis， 70：321-331.

［21］ Stepanovic S， Vukovic D， Dakic I， et al. 2000. A modified microtiter-plate test for quantification of staphylococcal biofilm formation. J Microbiol Methods， 40：175-179.

［22］ Herczegh A， Gyurkovics M， Agababyan H， et al. 2013. Comparing the efficacy of hyper-purechlorine-dioxide with other oral antiseptics on oral pathogen microorganisms and biofilm in vitro. Acta Microbiol Immunol Hung，60：359-373.

[23] Delattin N，De Brucker K，Vandamme K，et al. 2013. Repurposing as a means to increase the activity of amphotericin B and caspofungin against *Candida albicans* biofilms. J Antimicrob Chemother. doi：10. 1093/jac/dkt1449.

[24] Sosunov V，Mischenko V，Eruslanov B，et al. 2007. Antimycobacterial activity of bacteriocins and their complexes with liposomes. J Antimicrob Chemother，59：919-925.

[25] Messiaen A S，Nelis H，Coenye T. 2013. Investigating the role of matrix components in protection of *Burkholderia cepacia* complex biofilms against tobramycin. J Cyst Fibros，13：56-62.

[26] Martinez L R，Ibom D C，Casadevall A，et al. 2008. Characterization of phenotypic switching in *Cryptococcus neoformans* biofilms. Mycopathologia，166：175-180.

[27] Brackman G，Hillaert U，Van Calenbergh S，et al. 2009. Use of quorum sensing inhibitors to interfere with biofilm formation and development in *Burkholderia multivorans* and *Burkholderia cenocepacia*. Res Microbiol，160：144-151.

[28] Ahiwale S，Tamboli N，Thorat K，et al. 2011. In vitro management of hospital *Pseudomonas aeruginosa* biofilm using indigenous T7-like lytic phage. Curr Microbiol，62：335-340.

[29] Moreira J M，Gomes L C，Araujo J D P，et al. 2013. The effect of glucose concentration and shaking conditions on *Escherichia coli* biofilm formation in microtiter plates. Chem Eng Sci，94：192-199.

[30] Luidalepp H，Joers A，Kaldalu N，et al. 2011. Age of inoculum strongly influences persister frequency and can mask effects of mutations implicated in altered persistence. J Bacteriol，193：3 598-3 605.

[31] Fung D K，Chan E W，Chin M L，et al. 2010. Delineation of a bacterial starvation stress response network which can mediate antibiotic tolerance development. Antimicrob Agents Chemother，54：1 082-1 093.

[32] Van Acker H，Sass A，Bazzini S，et al. 2013. Biofilm-grown *Burkholderia cepacia* complex cells survive antibiotic treatment by avoiding production of reactive oxygen species. PLoS One，8，e58 943.

[33] Keren I，Minami S，Rubin E，et al. 2011. Characterization and transcriptome analysis of *Mycobacterium tuberculosis* persisters. MBio，2：e00 100-00 111.

[34] Bjerkan G，Witso E，Bergh K. 2009. Sonication is superior to scraping for retrieval of bacteriain biofilm on titanium and steel surfaces in vitro. Acta Orthop，80：245-250.

[35] Kobayashi H，Oethinger M，Tuohy M J，et al. 2009. Improved detection of biofilmformative bacteria by vortexing and sonication：a pilot study. Clin Orthop Relat Res，467：1 360-1 364.

第六章
检测白色念珠菌生物被膜中
持留菌的试验方法

Katrijn De Brucker，Kaat De Cremer，Bruno P. A. Cammue，
Karin Thevissen

摘 要

与人类真菌致病微生物白色念珠菌（*Candida albicans*）的浮游
培养物（planktonic cultures）相比，白色念珠菌生物被膜可以包含
一个持留菌亚群，这个持留菌亚群可以耐受目前效果最好的抗真菌
药物的高剂量处理。本章中将讲述如何利用抗真菌药物成分来处理
白色念珠菌生物被膜中的菌体，从而计算持留的数量。利用此种
方法，可以使生物被膜成熟，而后可以根据实验目的来选取特定的
抗真菌药物成分来对成熟的生物被膜进行处理。一旦对其进行孵育，
可以产生生物被膜的持留菌的数量就可以通过平板培养计数结合所
使用的抗真菌药物成分的浓度来进行计算。如果生物被膜中的持留
菌亚群出现了，那么产生物被膜持留菌的剂量依赖性杀灭效果将以
双相杀灭曲线来展示出来（dose-dependent killing of the biofilm
cells results in a biphasic killing pattern）。

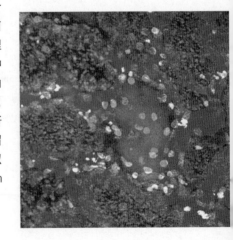

关键词

白色念珠菌；生物被膜；持留菌；抗真菌药物成分

1 引言（Introduction）

持留菌是一类可以瞬时耐受多种抗生素杀灭的细菌亚群[1]。感染人的真菌病原体白色念珠菌所产生的生物被膜中蕴含一个可以耐受抗真菌药物杀灭的持留菌亚群[2]。有趣的是，似乎持留菌的附属物而非生物被膜的形成是启动持留菌产生的决定因素。一旦重新孵育经抗真菌要处理而存活下来的菌体后，可以在所形成的生物被膜中再次产生规模相似的持留菌亚群，这就说明这些持留菌不是由于突变产生的，而是在自然菌群中就存在着此类生物表型的菌体。值得注意的是，目前为止还没有白色念珠菌中不存在持留菌亚群的相关报道[2,3]。这种现象是与在浮游生物群或者生物被膜的大多数细菌产生持留菌的机制不同的。在临床上对感染真菌的患者进行抗真菌药物的周期治疗是产生白色念珠菌持留性不断增加的一个原因[4]。然而，不是所有的白色念珠菌都含有能够产生生物被膜持留菌亚群[3]。然而，通过分子生物学的视角去洞察白色念珠菌持续状态的相关报道还是很少的，在白色念珠菌生物被膜中可以耐受霉康唑的持留菌的形成是与ROS（reactive oxygen species）对不同过氧化物歧化酶（speroxide dismutases，Sod）的生物活性进行灭活，与野生型形成的生物被膜相比，$sod4Dsod5D$ 生物被膜内霉康素持留菌的含量是野生型的 3 倍。此外，Sod 抑制物可以有效降低耐受霉康唑杀灭的持留菌群在整体菌群中的比重[5]。其他白色念珠菌种所形成的生物被膜也是含有一定比例持留菌的，例如克柔假丝酵母菌（*C. Krusei*）和近平滑念珠菌（*C. parapsilosis*）[3]。因为在抗菌剂治疗（antimicrobial therapy）当中，慢性感染疾病对抗菌剂杀菌作用产生拮抗作用的主要原因可能是持留菌[6]，所以对于白色念珠菌所形成生物被膜导致的持续状态分子机制的深入研究将为有效研制开发针对持留菌的抗生物被膜制剂提供了可靠的参考依据。

此章中，针对利用抗真菌制剂处理白色念珠菌后所产生生物被膜成熟后其含有持留菌比重的确定方法已经详细阐述了。这一试验流程是基于 LaFleur 和他的同事[2,4]以及 Bink 和他的同事[5]建立的方法而来的，这一试验流程主要包含 3 个连续的试验步骤：成熟生物被膜的生发（development of a mature biofilm），抗真菌制剂处理成熟生物被膜（treatment of the mature biofilm with an antifungal compound），以及生物被膜中存活下来的菌体定量（quantification of the surviving biofilm cells）。

2 材料

（1）酵母浸出粉胨葡萄糖培养基（Yeast-extract Peptone Dextrose，YPD）：10g 酵母提取物，20g 蛋白胨，20g 葡萄糖，1L 蒸馏水。将 10g 酵母提取物与 20g 蛋白胨溶解于

950ml 蒸馏水中。利用蒸馏水制备 40% 葡萄糖储存液（w/v）于独立的小瓶中（见备注1）。将上述两种配制的溶液灭菌处理。高压灭菌后，将 50ml 浓度为 40% 的葡萄糖储存液加入 950ml 的酵母提取粉与蛋白胨的混合液中，最终配制成酵母浸出粉胨葡萄糖培养基。酵母浸出粉胨葡萄糖培养基可以在室温下存放。

（2）磷酸盐缓冲液（Phosphate-buffered saline，PBS）：8g 氯化钠，0.291g 氯化钾，1.44g 磷酸氢二钠，0.24g 磷酸二氢钾，1L 蒸馏水，将 pH 值调至 7.0。充分摇匀溶液，直至所有的盐都完全溶解。将 pH 值调至 7.4。磷酸缓冲液可以室温下保存。

（3）洛斯维·帕克纪念研究所（Roswell Park Memorial Institute，RPMI）研发的 1640 培养基：10.4g RPMI 1640，34.52g 3-（N-吗啉）丙磺酸（3-［N-morpholino］propanesulfonic acid，MOPS），1L 蒸馏水，pH 值调至 7.0。含有 L-谷氨酰胺但不含碳酸氢钠的 RPMI 1640 培养基购自于 Sigma-Aldrich 公司。将 10.4g RPMI 1640 培养基溶解于 900ml 蒸馏水中，并且加入 34.52g 3-（N-吗啉）丙磺酸。充分摇匀直至完全溶解。此后，利用 1M 氢氧化钠将 pH 值调至 7.0。加入额外的蒸馏水最终将溶液终体积定容为 1L。立即利用除菌滤器（0.22 μm）进行除菌。绝对不能高压灭菌。RPMI 1640 培养基避光储存于 4℃ 环境中。

（4）酵母浸出粉胨葡萄糖固体培养基：10g 酵母提取物，20g 蛋白胨，20g 葡萄糖，15g 琼脂，1L 蒸馏水。将 10g 酵母提取物、15g 琼脂和 20g 蛋白胨溶解在 950ml 蒸馏水中。利用蒸馏水制备 40% 葡萄糖储存液（w/v）于独立的小瓶中（见备注1）。将上述两种配制的溶液灭菌处理。高压灭菌后，将 50ml 浓度为 40% 的葡萄糖储存液加入到 950ml 的酵母提取粉、蛋白胨和琼脂的混合液中，最终配制成酵母浸出粉胨葡萄糖固体培养基。如果对酵母浸出粉胨葡萄糖固体培养基的封闭效果好防止其水分的流失，酵母浸出粉胨葡萄糖固体培养板可以在 4℃ 环境存放几个星期。

（5）圆底聚苯乙烯 96 孔微量孔培养板（Round-bottomed polystyrene 96-well microtiter plate）。

（6）平底聚苯乙烯 96 孔微量孔培养板（Flat-bottomed polystyrene 96-well microtiter plate）。

（7）无菌的多孔玻璃珠（直径为 4mm）。

3 方法

3.1 成熟生物被膜的形成

（1）在培养温度为 30℃ 条件下，装有 3~5ml 酵母浸出粉胨葡萄糖培养基的试管中过夜震荡（133g）培养白色念珠菌单克隆菌落（见备注2）。

（2）利用相对离心力为 845×g 的微型离心机将 1ml 过夜培养物进行离心处理，而后利用磷酸缓冲液对离心产物洗涤两次。利用吸收波长为 600nm 的分光光度计对所洗涤的过夜培养物的 OD 值进行测定。

（3）将洗涤离心后的过夜菌体培养物稀释于 RPMI 1640 液体培养基中，其浓度大

约为 10^6 个菌体/ml。

（4）加入 $100\mu l$ 稀释后的菌体培养物于圆底聚苯乙烯 96 孔微量孔培养板（见备注 3）。试验完毕后将 96 孔板的盖子盖好。

（5）为了使菌体进入吸附阶段，将菌体培养物在 37℃ 条件下温育 1 小时。

（6）对 96 孔板进行洗涤：将温育的 RPMI 1640 培养基从微孔中洗涤干净，通过此过程可以将未吸附在微孔壁上的菌体清除。利用 $100\mu l$ 磷酸缓冲液对每个微孔进行轻柔洗涤（见备注 4）。

（7）弃除磷酸缓冲液而后在每个微量孔中加入 $100\mu l$ 新鲜的 RPMI 1640 液体培养基（见备注 4）。试验操作完毕后将微量孔培养板的盖子盖好。

（8）在 37℃ 环境下将微量孔培养板静置温育 24 小时，这一过程可以使生物被膜充分成熟发育。

3.2　成熟生物被膜利用抗真菌制剂的处理

（1）在平底微量孔培养板中用 RPMI 1640 培养基对真菌制剂进行 2 倍连续稀释（见备注 5）。在进行初次 2 倍倍比稀释的目标溶液应该选择最佳溶剂以 100 倍浓度进行制备，例如溶解于 100% 二甲基亚砜中。之后，利用 RMPI 1640 培养基对上述溶液以 10 倍倍比稀释来进行连续稀释。这些工作液（含有 10% 溶解溶剂的条件下）的浓度是最终目标溶液（含有 1% 溶剂的条件下）浓度的 10 倍。这里要注意的是，充分将溶剂进行有效稀释是十分重要的，不能因为溶剂影响菌体生物被膜的产生。如果可以顺利使菌体培养物产生生物被膜，那么这一状态下的工作液浓度就可以被用来相关试验了。

（2）洗涤产生生物被膜的微量孔培养板：弃除 RPMI 1640 培养基，并且利用 $100\mu l$ 新鲜的磷酸缓冲液对每个微量孔进行洗涤。弃除磷酸缓冲液（见备注 4）。

（3）加入 $90\mu l$ 新鲜的 RPMI 1640 培养基与 $10\mu l$ 抗真菌制剂的工作液（见子标题 3.2 的第一步）于每一个微量孔中。这就可以得到最终想要的抗真菌制剂的浓度和 1% 溶剂的浓度。将含有 1% 溶剂的培养液作为阴性对照。

（4）在 37℃ 静置的培养条件下孵育生物被膜 24 小时。

3.3　生物被膜中存活下来的菌体定量

（1）利用 $100\mu l$ 磷酸缓冲液轻柔地洗涤每一个微量孔（见备注 4）。

（2）加入 $100\mu l$ 磷酸缓冲液于微量孔中，并且利用刮取和微量移液器充分重悬生物被膜。

（3）肉眼观察生物被膜是否被充分重悬（见备注 6）。

（4）仔细将盖有盖板的微量孔培养板利用封口膜进行封闭，并且超声破碎 10 分钟（见备注 7）。

（5）利用磷酸缓冲液进行 10 倍倍比稀释：加入 $180\mu l$ 磷酸缓冲液于新的平底微量孔培养板。接下来，将 $20\mu l$ 的生物被膜重悬液或者先前的稀释液转移到下一个孔中，并且在继续转移进行倍比稀释前充分混合。倍比稀释连续进行直到稀释物达到实验所涉及的要求（见备注 8）。

（6）将每一个稀释度的 100μl 培养物铺于酵母浸出粉胨葡萄糖固体培养基平板上。利用无菌的小玻璃珠将稀释液无规则的涂布于整个平板上。

（7）在 30℃培养条件下将涂布有菌体培养物的酵母浸出粉胨葡萄糖固体培养基平板孵育 48 小时。

（8）对每一个处理进行单克隆菌落的平板计数。

（9）利用对照处理组作为参考，评定存活菌体的比重。

（10）利用所使用的抗真菌制剂的浓度来绘制存活下来的持留菌的百分比含量图（图 6-1）。如果持留菌是存在的，剂量依赖型灭菌则是呈现双相杀菌型。相对于低剂量抗真菌制剂就可以杀灭的绝大多数菌体来说，当一定比例菌体不会受到不断增高抗真菌制剂浓度处理而继续存活的时候，持留菌就会以一定比例出现，这就会使一个持留菌存活的平台期出现（图 6-1）。

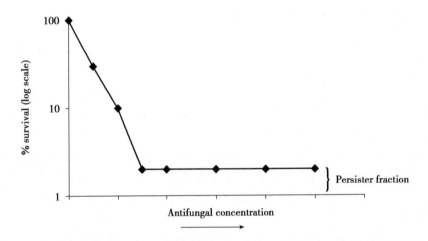

图 6-1 抗真菌制剂剂量依赖杀菌浓度反映出白色念珠菌生物被膜中持留菌的比重

备注（Notes）

（1）葡萄糖储存液必须在一个独立的瓶子中进行配制，这是为了防止酵母浸出粉胨葡萄糖培养基在高压灭菌过程中产生焦糖（caramelization）。

（2）利用保存在-80℃的白色念珠菌储存物来至少每两个星期对培养在平板培养基上的白色念珠菌进行重新培养。

（3）要避免正在生长的生物被膜从微量孔培养板的微孔中溢出，因为这样的孔更容易将含有生物被膜的培养液蒸发从而影响实验结果。针对这一问题所要采取的措施就是，利用 100μl 磷酸缓冲液对微量孔进行填充，防止其挥发。

（4）在洗涤的过程中要动作轻柔，这是为了避免破坏附着在微量孔壁上的菌体或者生物被膜；将枪头置于微量孔的侧壁并且避免枪头接触微量孔的底部。在利用移液枪移除液体或者加入液体的时候要使微量孔培养板呈一定角度进行相关操作。液体在被移除和加入的过程中要缓慢轻柔。

（5）使用浓缩的抗真菌制剂储存液的时候，要确保利用 RPMI 1640 培养基稀释到抗真菌制剂的工作液中溶剂的含量不足以影响产生生物被膜的菌体的生理活性。例如，抗真菌制剂是溶解于二甲基亚砜中，在 RPMI 1640 培养基中的二甲基亚砜的最大含量要控制在 2% 以内，而低于 1% 的含量是最理想的，这样可以有效避免二甲基亚砜对生物被膜菌体产生毒性。100 倍浓缩储存液用来作为一个实例来说明如何将溶剂的含量在稀释物中降到 1%。

（6）特别指出的是，生长于微量孔侧壁上的生物被膜是很难进行重悬处理的。因此，刮取和利用枪头上下吹打直至所有生物被膜都被重悬，并且保证在微量孔中没有生物被膜残存。

（7）将水加入到微量孔中，然后利用水的折光效果来检查微量孔底部。

（8）在转移 20μl 的稀释液到下一个稀释孔之前，确保利用枪头将继续稀释的液体充分混合均匀。一旦利用酵母浸出粉胨葡萄糖固体培养基进行生物被膜的培养，不同稀释度的准确性是可以通过每一次稀释进行矫正，这样就可以使在平板培养基上生长的菌落呈现 10 倍递减的效果。

致谢（Acknowledgements）

相关研究所取得的成果是从属于 COATIM 项目（project n° 278425）内的 European Commission's Seventh Framework Programme（FP7/2007-2013）资助的。

参考文献

［1］ Fauvart M，De Groote V N，Michiels J. 2011. Role of persister cells in chronic infections：clinical-relevance and perspectives on anti-persistertherapies. J Med Microbiol，60：699-709.

［2］ LaFleur M D，Kumamoto C A，Lewis K. 2006. *Candida albicans* biofilms produce antifungal tolerant-persister cells. Antimicrob Agents Chemother，50：3 839-3 846.

［3］ Al-Dhaheri R S，Douglas L J. 2008. Absence ofamphotericin B-tolerant persister cells in biofilmsof some *Candida* species. Antimicrob Agents Chemother，52：1 884-1 887.

［4］ LaFleur M D，Qi Q，Lewis K. 2010. Patientswith long-term oral carriage harbor highpersistermutants of *Candida albicans*. Antimicrob Agents Chemother，54：39-44.

［5］ Bink A，Vandenbosch D，Coenye T，et al. 2011. Superoxide dismutases are involved in *Candida albicans* biofilm persistence against miconazole. Antimicrob Agents Chemother，55：4 033-4 037.

［6］ Lewis K. 2012. Persister cells：molecular mechanisms related to antibiotic tolerance. In：Handb. Exp. Pharmacol. Springer，Heidelberg，Berlin：121-133.

第三部分　持留菌的单个菌体的分析

Part III　Single Cell Analysis of Persister Cells

第七章
利用 ScanLag 技术对 I 型持留菌和 II 型持留菌进行定量测定

Irit Levin-Reisman，Nathalie Q. Balaban

摘　要

　　这里所介绍的技术方法是针对在一个单克隆菌落中可以导致抗生素持留状态且生长缓慢的菌体的数量进行了量化。一方面，这种方法能够鉴别 I 型持留菌和 II 型持留菌。I 型持留菌是暴露于一种选择压力信号下产生的一种生长缓慢的细菌，II 型持留菌是在正常菌体指数生长期中持续产生的生长缓慢的细菌。另一方面，此种技术能够鉴定菌体培养物中生长缓慢的菌体数量。

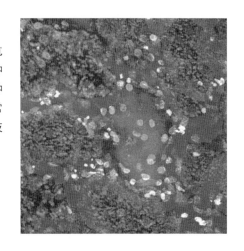

关键词

持留菌；Ⅰ型持留状态；Ⅱ型持留状态；ScanLag；自动成像；菌体生长；Lag；高通量测定；静态阶段

1 引言（**Introduction**）

持留菌是一小撮能够耐受抗生素选择压力而存活且具有特定遗传性状的菌群[1,2]。对持留菌产生的一般解释是临时处于一种非生长状态[3,4]。然而，目前有两种机制来阐述这种临时生长停滞（transient growth arrest）这一现象：（a）Ⅰ型持留状态的产生：细菌应对一种压力信号，例如饥饿导致的菌体在恢复正常生长之前在很长一段时间里处于滞后生长期；（b）Ⅱ型持留状态的产生：细菌在无外源信号进行选择压力处理的情况下，其生长期随机转变为生长停滞期[5]。值得注意的是，Ⅰ型持留状态是可以在菌体生长期重新进入生长指数期后逐渐被清除的，而Ⅱ型持留状态是不受菌体是否可以重新进入生长指数期的影响继续存在的。

通常，将细菌培养物暴露于抗生素环境中并且监测双相杀菌曲线就可以测评细菌持留状态的水平。为了检测Ⅰ型细菌持留状态的水平，菌体培养物应该直接在可以产生持留菌的单一信号的抗生素溶液中进行稀释处理，然而，对于Ⅱ型细菌持续性感染的测定是要严格在菌体处于对数生长期的条件下进行（图7-1）。因此，在对细菌持留状态水平进行测评之前，首先判断细菌属于Ⅰ型持留状态还是Ⅱ型持留状态是很有必要的。鉴别导致持留状态的细菌是属于Ⅰ型持留菌还是Ⅱ型持留菌对于寻找解决细菌持留状态的正确解决方法是十分重要的，同时这也对建立细菌持留状态数学模型很关键[6]。但是事实往往不如人所愿，很多实验的开展是在没有鉴别是哪类型持留状态的前提下进行的。这将降低检测结果的可重复性并且妨碍将不同实验室所汇总的数据进行横向比较。

本章，我们将注意力集中在了由于生长速度慢而导致的细菌持留状态上来，并且向读者展示如何通过测定菌体培养物中低生长速率菌体的数目来评估细菌持留状态水平的高低。我们的目的在于：（a）展示如何鉴别Ⅰ型持留状态和Ⅱ型持留状态的方法，（b）如何确保在测定低生长速率菌体数目的过程中具有重复性。对于目标（a）来说，通过比对在生长指数期持留状态的水平和利用单一选择压力诱导出来生长停滞期的Ⅰ型持留状态来实现。我们向读者展示了如何通过饥饿处理（starvation）来诱导出Ⅰ型持留状态的试验方法，并且如何对比两种细菌培养物的成分，这两种细菌培养物其中一种是来自于处于指数生长期菌体的，另外一种是来自于处于生长静止期菌体的。对于目标（b）而言，利用ScanLag技术来定量计算单一菌种在生长滞后期所产生菌体的数量[7]。ScanLag方法的建立是为了以高通量的方式检测菌群中处于生长滞后期的菌体数目的。ScanLag是利用标准的办公室用扫描仪（standard office scanners）[8,9]来实现对于固体培养基[10]上生长的单菌落的可视化操作，并且通过自动成像分析软件来对克隆菌落对应的数据进行提取。当细菌接种于富含高营养琼脂的常规培养基时，菌落克隆会在几小时

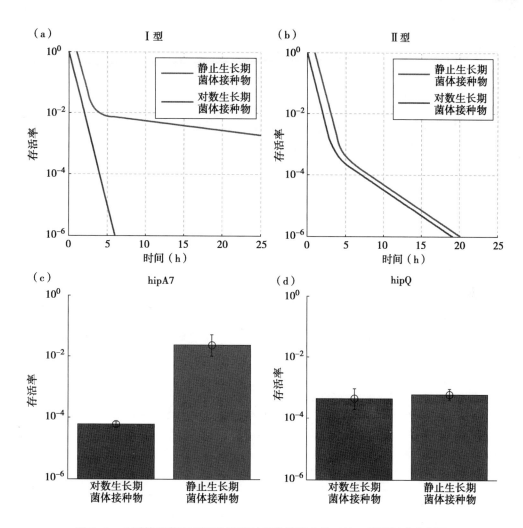

图 7-1　Ⅰ 型持留菌和 Ⅱ 型持留菌对应的杀菌曲线（注：彩图见书末彩页）

（a，b）对于 Ⅰ 型持留菌和 Ⅱ 型耐药菌分别处于生长静止期（红色曲线）和指数生长期（蓝色曲线）的杀菌曲线示意图（A schematic solution of the killing curves）。（c，d）在实验室条件下，分别将处于静止生长期和指数生长期的 Ⅰ 型持留菌（*hipA7 E.coli* 突变株）和 Ⅱ 型持留菌（*hipQ E.coli* 突变株）在氨苄青霉素溶液中处理 5 小时后检测持留菌所占的比重[5]。比较指数生长期接种物和静止生长期接种物中存活菌体的比重可以有效区分 Ⅰ 型持留状态和 Ⅱ 型持留状态：Ⅱ 型持留状态的观察不受菌体培养所处生长时期的约束，然而 Ⅰ 型持留状态的观察是需要在单一选择压力处理后菌体进入静止生长期的前提下开展的。

就能出现（例如大肠杆菌在 9 小时出现），并且这些持留菌出现时间的分布已经由箭头标出（图 7-2）。由持留菌得到的单克隆菌落可以在一定条件下恢复生长并且菌体出现在时间分布的尾部。因此，单克隆菌落在 Petri 培养平板上出现的时间分布特点是可以用来评判原始培养物（the original culture）中持留菌的比重，也可以用来评判这些持留菌开启生长状态的时间点。因此，持留菌出现的时间分布特点可以很稳定地测定出生长停滞期菌群中的持留菌数目而不依赖于用于揭示生长停滞期菌群的特定抗生素。

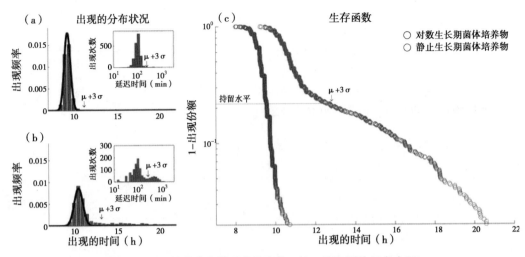

图7-2 测评持留菌在菌群中的比重（注：彩色图片见书末页）

（a，b）利用 ScanLag 技术进行扫描得出 I 型持留菌（*hipA*7）生长静止期（红色记号是 1 102 个菌落克隆）与细菌生长指数期（蓝色记号是 1947 个菌落克隆）的结果。注意：只有处于生长静止期的细菌才能造成试验后期的尾状物出现，这是生长静止期细菌（导致持留菌群出现）的克隆数造成的。子图（b）中的插图：将同样的数据取对数后可以清晰地显示出这一株高持留状态突变菌株在生长后滞期可以出现双峰分布（bimodal distribution of lag time in this high persistence mutant）。图中数据的峰值符合正态分布（黑色线条），并且将这些菌体克隆所占比重定义为细菌持留状态的水平，这些后期出现的菌体克隆明显晚于（12.6小时之后出现，由箭头所标注）正常培养基中菌体生长后出现的菌落克隆，此种现象符合统计学规律。这里，在生长静止期的菌体接种物中可以引发细菌持留状态的持留菌的比重约为 0.2，并且这一比重在菌体生长指数期只是 0.01。子图（c）所表示的是子图（a）和（b）对应的数据转化为 1-累计分布函数（1-the Cumulative Distribution Function，1-CDF）。指数生长期菌体的累计分布函数（蓝色标识）和静止生长期的累积分布函数（红色标识）。当细菌持留状态水平不高的时候，累计分布函数利用取对数进行转化后可以明显地显示出所占比重，图中横断处的数值是由试验 3 次重复得出来的。

　　下面所描述的试验技术流程可以确定给定细菌中持留菌的类型和导致持留状态的水平。第一步，对两种不同细菌培养物进行培养；一种细菌培养物严格在指数生长期内生长，而另外一个细菌培养物在可以引发细菌持留状态的压力下进入生长静止期生长；第二步，每种菌体培养物通过连续稀释使菌量达到大约 200CFU/ml，并且置于富含营养琼脂的 Petri 培养板上进行培养；最后一步，利用 ScanLag 技术测定两种类型持留菌的菌体出现时间分布提取相关持留状态的类型与水平。

2　材料（**Materials**）

2.1　ScanLag 方法的建立

（1）具有硬件分辨率的平板扫描仪（Flatbed scanner）：4 800×9 600dpi；颜色位深

度：48bit；光学分辨率（optical resolution）：4 800dpi。这款扫描仪可以在相应的温度和湿度下完成对菌落数的扫描工作（见备注1）。

（2）定制一个可以装在平板扫描仪扫描工作面上且具有六个孔洞的白色固定板，每个孔洞的尺寸适合固定一个 Petri 培养板 [图7-3（b）]。

（3）尺寸为大约100cm×100cm 的无菌黑色毛毡布（felt cloth），用来将整个平板的盖子进行遮蔽 [图7-3（b）]（见备注2）。

2.2　培养基与介质（Media and Reagents）

（1）营养基 Petri 培养板或者是 LBL（Luria-Bertani Lennox）琼脂：将10g胰蛋白胨、5g酵母提取物、5g氯化钠、15g琼脂与1L蒸馏水混合均匀且高压（见备注3）。

（2）液态培养基：细菌培养物可以生长于任何一种培养基中。在这里，我们所使用的液态培养基是含有适量抗生素的 LBL 液态培养基。

3　方法（Methods）

3.1　方法的建立

（1）将数个平板扫描仪连接到一台电脑上 [图7-3（a）]（见备注1）。

（2）安装一个自动执行扫描功能的应用程序，"ScanningManager"。

3.2　菌体的静置生长（Stationary culture growth）

（1）在新鲜的培养基中接种细菌培养物，并且利用适当的培养环境诱导细菌培养物进入静止生长期（见备注4）。本章节中，我们利用 LBL 培养基在37℃环境中震荡（300r/min）培养大肠杆菌。

3.3　细菌培养物的指数生长期（Exponential culture growth）

（1）将处于静止生长期的菌体培养物利用新鲜的培养基进行1:1 000稀释并且在适当的培养条件下对其进行培养。当菌体培养物处于指数生长期，再次按照1:1 000进行稀释处理并且再培养，然后利用 OD 值读值器（OD reader）对培养物中细菌的生长情况进行监控。

（2）当菌体培养物仍处于指数生长期的时候（通常情况下此时的菌体培养物的 OD_{630} 值小于0.2）取样品进行测定，并且利用当前 OD 值来进行菌体数目的评估（见备注5）。

3.4　对细菌菌落进行扫描计数（scanning colonies）

（1）将处于静止生长期的菌体培养物和指数生长期的菌体培养物稀释到大约2 000 CFU/ml（见备注6）。

（2）将100μl 菌体培养物涂布在制定的细菌培养平板上（见备注7）。

（3）用无菌黑色毡毛布遮盖平板（见备注 2）。

（4）将平板放置于平板扫描仪的卡槽中。

（5）周期性地扫描 Petri 培养皿：利用"ScanningManager"应用程序自动进行扫描。

3.5 影像分析（Image Analysis）

（1）影像分析是需要用到 Matlab 的一些基础知识。分析影像的功能说明是在 ScanLag 的操作手册中查询到。

（2）利用 Matlab 技术，预处理影像资料是为了比对同一台平板式扫描仪在不同时间点获得的不同影像资料（见备注 8）。

（3）利用 TLAllPlates 脚本程序来发现生长于 Petri 培养皿上的菌体克隆出现的时间。

（4）利用 AddHistograms 脚本程序生成菌体克隆出现时间的分布特点。

3.6 确定细菌持留状态的类型（Determine the type of persistence）

（1）绘制处于生长静止期和生长指数期的菌体克隆出现时间的分布图（见备注 9）。

（2）如果两种分布图是呈现双峰的，那么可鉴定为 Ⅱ 型持留状态。如果指数生长期的菌体生长呈现单峰，而生长静止期的菌体生长呈现双峰，那么就可以鉴定为 Ⅰ 型持留状态（图 7-2）。

（3）当持留菌比重很低的时候，我们推荐使用 1-积累分布方程（1-Cumulative Distribution Function）来进行计算，这个方程可以将仍然处于生长滞后期的菌体比重可视化出来（图 7-2）。图中细菌持留状态是以双相曲线表现出来的，这就是 Ⅱ 型持留状态的特征性曲线。若只有生长静止期菌体生长呈现出双相曲线，那么这就是 Ⅰ 型持留状态的特征（见备注 10）。

3.7 评估细菌持留状态的水平（Estimation of persistence level）

（1）为了准确测定细菌持留状态的程度，大多数菌体克隆出现的时间分布特点要符合正态分布。

（2）计算出正态分布的平均值与标准误。

（3）汇总三次实验重复所得出的菌体克隆数（图 7-2）。

备注（Notes）

（1）利用型号为 Epson Perfection V37 的平板式扫描仪来与同一台电脑进行多台扫描仪的连接。注意：有些品牌的扫描仪是不允许同一台电脑连接多台扫描仪的。

（2）黑色毡毛布可以很好地为扫描仪扫描菌体克隆数提供反差很大的背景，并且可以防止培养皿盖子冷凝出水滴，从而给计数带来干扰。

（3）当利用 ScanLag 软件对影像进行分析的时候，其他类型营养琼脂培养基的使用是需要对 ScanLag 软件的相关参数进行矫正的。

（4）注意：细菌持留状态水平的变化是对培养条件的精确性提出要求的，例如通氧量、pH 值，这些条件的控制是十分必要的。

（5）在利用 OD 值来确定 CFU 之前，应该绘制矫正曲线。

（6）对于大肠杆菌在每个平皿中出现 CFU 的最佳数量是需要检测的。在确定这一数量目的质控试验的详细流程是在参考文献中阐述的[7]。

（7）培养皿必须是要将菌体培养物均匀涂布在培养基上，这样才能出现单菌落的克隆。

（8）阅读关于 Matlab 方程的详细解释。

（9）当持留菌比重很低的时候，推荐使用菌体存活方程（survival function），即 1-积累分布方程（1-Cumulative Distribution Function）来进行计算，这个方程可以将仍然处于生长滞后期的菌体比重可视化出来（图 7-2）。

（10）为了只鉴定持留状态的类型而不是精确测定持留状态的水平，生长静止期的菌体培养物的存活比重可以与指数生长期菌体培养物中存活比重进行对比。I 型持留状态的特点是与图 7-1（c）和图 7-1（d）中所呈现的特点不一样的。

致谢（Acknowledgments）

此项工作得到欧洲研究委员会（Starting Grant no. 260871）的支持，以色列科学基金会（no. 592/10）。I. L. R. 承认 Maydan 基金会的资助。

参考文献

［1］ Bigger J. 1944. The bactericidal action of penicillin on staphylococcus pyogenes. Ir J Med Sci, 19 （12）：585-595.

［2］ Hobby G L, Meyer K, Chaffee E. 1942. Observations on the mechanism of action of penicillin. Exp Biol Med, 50 （2）：281-285.

［3］ Lewis K. 2007. Persister cells, dormancy and infectious disease. Nat Rev Microbiol, 5 （1）：48-56.

［4］ Fridman O, Goldberg A, Ronin I, et al. 2014. Optimization of lag time underlies antibiotic tolerance in evolved bacterial populations. Nature, 513 （7518）：418-421 . doi：10. 1038/nature13469.

［5］ Balaban N Q, Merrin J, Chait R, et al. 2004. Bacterial persistence as a phenotypic switch. Science, 305 （5690）：1622-1625. doi：10. 1126/science.1099390.

［6］ Gefen O, Balaban N Q. 2009. The importance of being persistent：heterogeneity of bacterial populations under antibiotic stress. FEMS Microbiol Rev, 33 （4）：704-717, doi：FMR156 ［pii］ 10. 1111/j. 1574-6976. 2008. 00156. x.

［7］ Levin-Reisman I, Gefen O, Fridman O, et al. 2010. Automated imaging with ScanLag reveals previously undetectable bacterial growth phenotypes. Nat Methods, 7 （9）：737-739. doi：10. 1038/

nmeth. 1485.

[8]　Michel J B，Yeh P J，Chait R，et al. 2008. Drug interactions modulate the potential for evolution of resistance. Proc Natl Acad Sci USA，105（39）：14 918-14 923.

[9]　Levin-Reisman I，Fridman O，Balaban N Q. 2014. ScanLag：high-throughput quantification of colony growth and lag time. J Vis Exp，（89）．doi：10. 3791/51456.

[10]　Guillier L，Pardon P，Augustin J C. 2006. Automated image analysis of bacterial colony growth as a tool to study individual lag time distributions of immobilized cells. J Microbiol Methods，65（2）：324-334.

第八章
利用荧光活化细胞分选法分析
持留菌的生理状态

Mehmet A. Orman，Theresa C. Henry，Christina J. DeCoste，
Mark P. Brynildsen

摘　要

持留菌（Bacterial persister）是原型菌的突变体，这种突变体具有一种耐受抗生素杀菌作用的能力，而且这种能力是令人惊叹的。持留菌一直被认为是反复感染的始作俑者，因此，理解持留菌生理状态或许为常规手段治疗顽疾（recalcitrant infection）指明了一条道路。然而，由于持留菌在整体细菌培养物中比重很小、出现也是很随机的、与那些在整体菌群中所占比重大的活的非可培养状态的活菌体（more highly abundant viable but non-culturable cells，VBNCs）十分相似，所以持留菌的分离目前还没有成功报道过，这就导致研究人员对持留菌的原型菌生理状态等相关知识了解甚少。这一技术瓶颈已经利用荧光活化细胞分选法（fluorescence-activated cell sorting，FACS）和对所分拣出来的菌体中定量持留菌水平（quantification of persister levels in the resulting sorted fractions）的技术克服了。这些检测方法可以展示持留菌原型在整体菌群中的分布特点，且可以检测持留菌的异质性（persister heterogeneity）。本章中，我们描述两种依托荧光活化细胞分选的试验技术流程来分析持留菌的生理特点。一种方法是利用荧光代谢物染色法来检测持留菌的代谢状态，而另一种方法是利用荧光蛋白来检测持留菌的生长率。

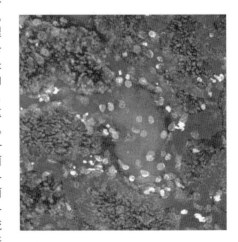

87

关键词

持留菌；抗生素；荧光活化细胞分选法；表型异质性；活的非可培养状态的活菌体；绿色氧化还原传感器（RSG）

1　引言（Introduction）

利用高浓度的抗生素来处理细菌培养物通常杀灭菌体的程度可分为两种（图 8-1）。第一种杀菌程度是十分迅速的，这一杀菌特点可以被认为是针对大多数常规细菌而言的，然而第二种杀菌程度是十分缓慢或者无杀菌效果，这就说明一种具有抵抗抗生素杀菌作用的细菌亚群出现了[1,2]。当这些具有抵抗抗生素杀菌作用的持留菌再次被培养的时候，其后期菌体培养物中还是会产生与原始菌体培养物中对抗生素杀菌敏感菌体相同的细菌。与此相反的是，持留菌是表型突变体（phenotypic variants），这种表型突变体由于它们在受到抗生素杀灭的作用下具有特殊的生理特点，所以具有十分强烈的耐受抗生素的杀菌能力[3,4]。持留菌曾经一直被认为是与生物被膜形成有关并且导致细菌持续感染，并且针对如何找到有效清除在治疗感染过程中所产生的持留菌是会对在医院里所产生的几乎一半比例的耐药病例的康复治疗产生深远影响[5,6]。为了找到这些有效治疗细菌耐药性所产生的持续性感染的治疗方法，加强对持留菌生理特点的研究是十分必要的。然而，持留菌在整个菌群中所占的比例实在是太小了（通常是 $10^2 \sim 10^6$ 个菌体中存在 1 个持留菌），并且持留菌的出现往往是昙花一现，还有就是持留菌在生理特征上与一种数量庞大的活的非可培养状态的活菌体（VBNCs）很相似[7-10]。不论是持留菌还是 VBNCs 都是无法利用碘化丙啶（propidium iodide，PI）来进行菌体着色的，这是因为这种荧光染料只能将死亡的菌体进行着色[10,11]。事实上，VBNC 与持留菌唯一的不同之处就是持留菌在常规培养基上利用抗生素处理后可以正常分裂并且产生菌落，然而（虽然有些 VBNCs 在一些特殊培养基中可以分裂产生 VBNCs[12]）绝大多数 VBNCs 不能分裂增殖。很不幸的是，即使持留菌能能够产生子代菌体克隆，但是这些子代菌体也不再是持留菌，这是因为子代菌体已经不具备持留菌的特点并且开启了菌体的分裂增殖活动。相关的实验技术对于研究持留菌的相关知识是很重要的，但是这些技术在运用的过程中会遇到很多挑战，例如持留菌出现的瞬时性、耐受特性、VBNCs 的干扰。在对持留菌生理特点的研究过程中，VBNCs 所造成的信号干扰已经引起了研究人员的重视[7-10]，并且这些引起研究人员警觉的假阳性现象（貌似分离出来了持留菌）是由以前的两种技术手段得到的[13,14]，而事实上所获得的这些所谓的持留菌含有其他种类的细菌。近期，Canas-Duarte 和他的同事发表了一篇关于持留菌分离的文章，这篇文章里介绍了大肠杆菌利用裂解液处理后双相杀菌曲线就呈现出来了[15]。但是令人遗憾的是，作者并没有检测到具有持留性的活菌，而这正是对细菌持留状态定义的核心。进一步分析，在这一分离的菌体悬液中的 VBNCs 并没有被定量测定，而这一项试验是需要进行的，因为这项检测技术是基于菌体裂解所获得的 VBNCs 的数量远远大于持留菌的数量[9,13]。如果不进行菌体悬液中的 VBNCs 的含量测定，Canas-Duarte 和其同事所建立的持留菌检测方法是不能鉴别其他菌体中持留菌的。因此，目前还没有可以有效分离持留菌的技术方法，并且也没有可以有效鉴别持留菌与 VBNCs 之间具有差异性的生物遗传标记被鉴定出来。在缺乏可以将持留菌从其他类型菌体中分离出来的方法的现状下，荧光活化细胞分选法（fluorescence-activated cell sorting，FACS）已经成为检测持留菌生理特点的金标准[8-10,16,17]。重要的是，根据定量的特征性（based on a quantitative characteristic）例如荧光蛋白的表达产量来进行相应定量分析，菌群要划归到不同组内（分位数，quantiles），并且虽然和持留菌出现的时间在荧光收集过程中还是未知的，但是细菌持留状态的分析是基于对持留菌丰度进行定量所呈现出来的分位数特征来进行的（图 8-2）。此项技术可以呈现出持留菌表型分布特点，这一分布特点与常规菌群所呈现出来的明显不同[10]。除了可以定量分析持留菌的生理特点，荧光活化细胞分选技术还可以对持留菌的异质性进行定量分析。由于持留菌的异质性在临床上治疗慢性疾病和反复感染性疾病中具有很重要的作用，对于持留菌异质性的分析已经成为该领域一个很热的研究课题[18]。

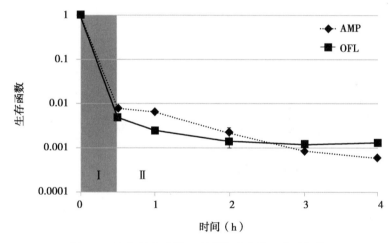

图 8-1　双相杀菌曲线（利用抗生素处理大肠杆菌）

大肠杆菌处于指数生长期的时候利用 200μl 的氨苄青霉素或者是 5μg/ml 氧氟沙星处理菌体培养物后的菌体存活情况（CFU）。杀菌的初始阶段（Ⅰ：黑灰色曲线）对应的是正常菌体的死亡，而杀菌的第二个阶段（Ⅱ：亮灰色曲线）对应的是来自于持留菌的克隆数。

本章中，我们对如何利用荧光活化细胞分选技术来测定大肠杆菌持留菌代谢产物和处于指数生长阶段的菌体分裂状态[10]。这些菌体特征可以被用来建立数学模型，因为这些菌体特征的获得是利用了荧光染色和蛋白产物的自身性质而获得的，因此这一建立的数学模型是可以作为参照来对菌体自身性质（只要是可以被荧光染料标记的目的物）进行评估的。

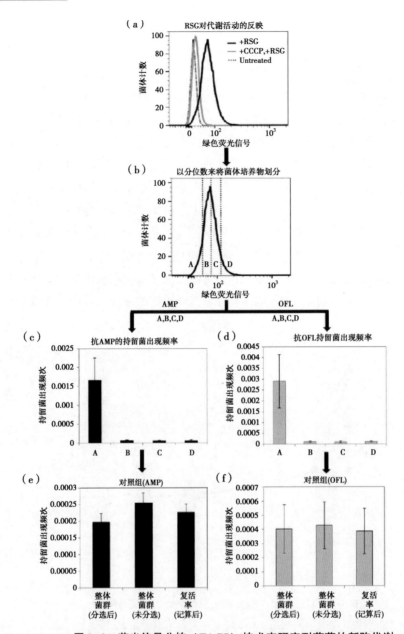

图 8-2 荧光信号分拣（FACS）技术来研究耐药菌的新陈代谢

（a）指数生长期的细菌（大肠杆菌 MG1655：$\Delta cyoA$）是利用 RSG 进行着色的。当由于细菌还原酶（bacterial reductases）导致菌体数目降低的时候，RSG 是可以产生一种稳定的绿色荧光信号来使得少量菌体照常被检测到。当菌体被 CCCP 前处理后，由于 CCCP 可以消耗质子的动力势能（deplete proton motive force），这将会导致着色所产生的信号减弱。 （b）为了计算在各种分位数（quantiles）所包含的 RSG 染色菌群中耐药菌的分布特点，这就需要流式细胞仪对整个菌群分析后对其进行区域设定，即门（gates）的设定。门 A、B、C 和 D 分别对应的是占到整体菌群 10%、40%、40% 和 10% 的菌体数量。（c，d）在利用抗生素处理后 5 小时的菌群通过荧光信号分拣技术处理分别从门 A、B、C 和 D 中定量测定耐药菌在不同分位数中出现的频率。耐药菌出现频率是耐药菌数量与初始所有染色的菌体数量的商值。（e, f）在对照样品中，同样利用抗生素处理 5 小时后，利用相同的方法对耐药菌产生的频率进行定量分析。所谓"收集的全部菌体数"（"Entire population (sorted)"）对应的值是不受门的限制的，所谓"未收集的整体菌体数"（"Entire population (unsorted)"）是指那些未被收集装置收集的菌体数，并且"矫正计算"（"Recovery"（calculated））是针对耐药菌在整体菌群中出现频率而言的，但计算的是从所划分出来的不同分位数（segregated quantiles），即门 A、B、C 和 D 的菌体数进行的。笔者注意到这 3 种定量分析的结果是互不相同的。利用标准 P1 噬菌体方法（standard P1 phage method）对大肠杆菌 MG1655 进行特定遗传性状的清除后获得了突变菌株 MG1655：Δ*cyoA*，并且突变株是可以利用 PCR 方法进行相关验证的。

2　材料

2.1　菌株（Bacterial strains）

如何利用荧光活化细胞分选技术（fluorescence-activated cell sorting, FACS）来测定大肠杆菌持留菌 MG1655 代谢产物和处于指数生长阶段的菌体分裂状态[10]。为了监视菌体分裂，这里所描述的荧光活化细胞分选技术（FACS）分拣的菌株是 MO001，MO001 是将大肠杆菌 MG1655 染色质中的基因 *lacI* 启动子的位置被 *lacI^q* 取代并且将基因 *lacZYA* 用基因 *T5p-mCherry* 所取代而获得的[10]。

2.2　培养基（Media）

（1）LB 培养基：将 10g 胰酪蛋白胨、5g 酵母提取物和 10g NaCl 溶解到 1L 去离子水中，并且在 121℃ 高压灭菌 30 分钟。

（2）2 倍浓缩 LB 培养基：将 20g 胰酪蛋白胨、10g 酵母提取物和 10g NaCl 溶解到 1L 去离子水中，并且在 121℃ 高压灭菌 30 分钟。只有 1 倍的 NaCl 在此培养基中，因为 2 倍浓缩的 LB 要与磷酸缓冲液混合配制，而磷酸缓冲液中含有 NaCl 成分。

（3）LB 琼脂培养基：在 1L LB 培养基中加入 15g 琼脂糖粉末而后使其充分溶解。121℃ 高压灭菌 30 分钟并且待灭菌后的培养基温度降至 50~60℃ 的时候将 30ml LB 琼脂培养基倒入 Petri 平板中。

2.3　检测持留菌（Persister assay）

（1）抗生素：5μg/ml 氧氟沙星（Ofloxacin, OFL）[19] 或者 200μg/ml 氨苄青霉素（Ampicillin, AMP）[7]。为了配制 5mg/ml 的氧氟沙星储存液，溶液要利用氢氧化钠（sodium hydroxide, 1M, 在灭菌水中溶液）来充分使氧氟沙星溶解，并且过滤除菌，然后 4℃ 保存。如要使用氧氟沙星储存液于实验中，500μg/ml 的氧氟沙星工作液直接利用除菌后的去离子水对储存液进行稀释即可。无菌的 20mg/ml 氨苄青霉素是要现用现配的。

（2）磷酸缓冲液（Phosphate-buffered saline, PBS）：将 8g NaCl、0.2g KCl、1.44g 磷酸氢二钠（Na_2HPO_4）、0.24g 磷酸二氢钾（KH_2PO_4）溶解到 800ml 蒸馏水中，利用盐酸将溶液 pH 值调至 7.4，然后将溶液利用去离子水定容至 1L。过滤除菌并且室温

保存。

（3）96 孔圆底培养板。

（4）试管：质地为玻璃或者是聚丙烯的试管，1.5ml EP 管、5ml 聚苯乙烯圆底试管、BD Falcon 35μm 菌体染色用试管（有试管配套的盖子）。

（5）0.22μm 除菌滤器。

3 方法（Methods）

3.1 荧光基团的选择（Fluorophore selection）

在此章节，我们向读者描述了如何使用两种荧光基团来对持留菌的生理特征进行研究：RSG（Redox sensor green）是一种代谢物染料，以及 mCherry 是一种荧光蛋白（fluorescent protein，FP）。RSG 是一种荧光还原指示器（fluorogenic redox indicator），它能够在细菌还原酶使绿色荧光蛋白信号减少的时候对荧光蛋白的信号进行捕捉。不同于 2,3-联甲苯氯化四唑（2,3-ditolyl tetrazolium chloride，CTC）这样的四唑盐类化合物会降解成为不溶于水的荧光甲（fluorescent formazan product），RSG 是一类无毒且不会抑制细胞代谢活性的化合物[10,20-22]。荧光蛋白可以用来检测很多细胞特性，这包括启动子活性（转录融合，transcriptional fusion）、蛋白丰度（翻译融合，translation fusion）及细胞分裂（荧光蛋白随着菌体的分裂增殖而被稀释）[8,10,14,16,17]。此章节中，我们将阐述如何利用 mCherry 蛋白来对菌体分裂进行报告，具体来讲，在分裂的细菌中，mCherry 的表达是由人工合成的染色体嵌合表达系统（synthetic，chromosomally integrated expression system）在异丙基-β-D-硫代半乳糖苷（isopropyl β-D-1-thiogalactopyranoside，IPTG）的诱导下进行工作的[10]。细菌分裂是由充分被诱导表达的表达系统来进行检测的，而后将菌体导入未诱导物（IPTG）的培养环境中而使得表达系统停止表达荧光蛋白。在试验期间 mCherry 蛋白在大肠杆菌内较稳定，因此，随着菌体的不断分裂使现有的荧光蛋白的荧光信号逐渐被稀释削弱。总的来说，荧光信号检测已经广泛用于持留菌的生理特征的研究上了，这是因为利用荧光蛋白的相关检测过程对菌体的培养或者持留菌的形成几乎没有影响。下面所介绍的试验流程是用来确定，是利用荧光染料还是荧光蛋白来对细菌持留状态进行研究。我们注意到，在绘制的双相杀菌曲线的第二阶段内通过测量菌落形成单位（重复是）得出持留菌[4,19]。图 8-1 所示的双相杀菌曲线是利用氧氟沙星或氨苄青霉素来处理的大肠杆菌培养物后绘制出来的。在双相杀菌曲线中，第一阶段就是抗生素迅速将大量菌体杀灭的过程（normal cell dying，I），而随着时间的推移，第二阶段的杀菌效果就反应出了持留菌的出现（Ⅱ）。因此，检测持留菌最重要的就是利用抗生素处理菌体培养物后绘制出准确的双相杀菌曲线，否则菌落形成单位（重复是）的相关计数无法反映出持留菌在整个菌群中的丰度。同样需要注意的是，抗生素对持留菌的杀菌率可以不为 0，但是杀菌效果必须与抗生素对正常菌群中的大多数成员被杀灭的效果不同，即与第一阶段的不同。

3.1.1 确定荧光染料对菌体培养和细菌持留状态的影响（Dtermination of the impact of a fluorescent stain on culturability and persistence）

（1）将保存于-80℃低温环境下的菌种（其培养物中含有25%葡萄糖）接种于2ml培养基中过夜培养。通常培养此种菌体16小时或者是24小时作为过夜培养物。

（2）将过夜培养物在新鲜的培养基中进行稀释，从而得到实验需要的菌体浓度（OD_{600}），我们建议菌体的OD_{600}值小于或等于0.01，而后使菌体培养的OD_{600}值达到试验要求（我们习惯于OD_{600}值大约在0.1为佳）。

（3）将1ml处于指数生长期的菌体培养物放置于试管中（见备注1）。

（4）取出10μl样品与90μl除菌后的磷酸盐缓冲液混合。将10倍稀释且未经处理的菌体培养物涂布于LB琼脂培养平板上（见备注2）。在利用RSG染色前由这些菌体培养物在LB琼脂糖培养基上形成的菌落形成单位的形式表现出来。对于连续倍比稀释菌体培养物来说，我们建议利用96孔圆底培养板进行，每个孔中预先加入90μl磷酸盐缓冲液。

（5）在质地为聚苯乙烯的5ml试管中，在1ml菌体培养物中加入1μl浓度为1mM RSG进行染色，其过程在室温下进行，但需要避光反应大约30分钟。对于未经染色处理的菌体培养物阴性对照来说，只需要将1ml稀释后的菌体培养物在避光环境下室温放置30分钟即可，无需染色。

（6）将10μl经染色处理和非染色处理的菌体培养物分别加入90μl磷酸盐缓冲液中进行稀释处理，且将混合物涂布于LB琼脂培养平板上。这些样品所形成的菌落形成单位将显示出经过RSG处理后菌落数量。这一试验会表明RSG染色对菌体培养的影响。

（7）将10μl新鲜制备的浓度为100倍的抗生素储存液（见备注3）分别加入染色和非染色的菌体培养物中。确保将抗生素直接加入液体中，并且轻柔震荡试管若干次，这样使得抗生素均一分散，此外任何黏附在试管壁上的菌体都要将其冲洗入液体中。

（8）在37℃条件下温育样品，并且以250r/min的转速来震荡培养。

（9）在处理过程中，在规定的时间点将1ml样品从培养试管中移入EP离心管中。

（10）在微型离心机中以21 130×g的转速离心3分钟。

（11）弃除900μl上清液。

（12）加入900μl磷酸盐缓冲液。

（13）重复10~12的试验步骤，直到抗生素浓度低于MIC。在最后一次洗涤的过程中，不要加入磷酸盐缓冲液进行洗涤，而是将残留在100μl磷酸盐缓冲液里的菌体离心物重新悬浊（见备注4），这使得菌体培养物以10倍体积浓缩了，然后将10μl该菌体悬浮液样品连续稀释到90μl磷酸盐缓冲液中。

（14）将连续稀释的10倍菌体培养物取10μl分别涂布于LB琼脂培养板上进行培养。

（15）为了提高检测限度，将80μl 10倍浓缩的样品涂布于另一个LB琼脂培养平板上进行培养。

（16）在37℃培养平板16小时。

（17）对染色处理和未经染色处理的样品进行菌落形成单位计数（见备注5）。计算菌落形成单位的数量分别在 10 倍浓缩且被染色后的样品中的份额以及在未经染色的稀释培养物中的份额。双相杀菌曲线的绘制是通过在抗生素处理后的样品所形成的菌落形成单位数量取对数后形成的。

3.1.2 确定荧光蛋白分裂报告基因对菌体培养和细菌持留状态的影响（Dtermination of the impect of a FP cell division reporter on culturability and persistence）

按照下述实验流程来进行表达荧光蛋白的菌体和不表达荧光蛋白菌体（野生菌体）的相关研究。

（1）将在-80℃储存的含有 25% 葡萄糖成分的菌体培养物导入试管并且利用浓度为 1mM IPTG 诱导来制备过夜培养物，并且在 37℃、转速为 250r/min 震荡培养。

（2）利用转速为 21 130×g 的离心机将 1ml 过夜培养物离心来弃除 IPTG 诱导物，然后弃除上清液。利用 1ml 新鲜培养基对离心产物重悬。

（3）在新鲜培养基中将菌体稀释到 OD_{600} 值小于等于 0.01 的时候在转速为 250r/min 和 37℃ 的条件下震荡培养。

（4）在指数生长期生长的菌体培养物中，按照试验要求的时间点来抽取 1ml 样品。

（5）分别从两种处理方式的菌体培养物中抽取 10μl 样品而后连续稀释于 90μl 磷酸盐缓冲液中，最后均匀涂布于 LB 琼脂培养基上。这些样品在 LB 琼脂培养基上产生的菌落形成单位的数量反映了未经抗生素处理过的菌体培养物中菌体的总数。这也可以反映出荧光蛋白对于细菌培养的影响效应。

（6）按照子标题 3.1.1 中所阐述的试验步骤 7~17 来鉴定表达荧光蛋白的菌体和野生菌体中持留菌的水平。

一个需要注意的事项是，所选择的荧光报告基团的发光能力要强于细菌自身激发荧光信号的强度；当荧光信号的强度与细菌自身所发出的荧光信号的强度接近的时候，是无法反映真实的菌体生理状态的。所选荧光基团必须要在激发和放射方面的性能与试验所预设的 FACS 系统相兼容。对于双色或者是多色荧光信号的菌体收集试验来说，不同荧光基团的选择应该选取它们之间发射波长范围重合度小的荧光基团，并且适合的单色对照样品是可以用来补偿由于发射波长范围重合所导致的任何荧光的外溢（any fluorescence spillover）。例如，异硫氰酸荧光素（fluorescein isothiocyanate，FITC）和 R-藻红蛋白（R-phycoerythrin，PE）所产生的荧光信号可以分别通过 525nm（绿色荧光信号）和 575nm（橙色荧光信号）的带通滤波器（bandpass filters）后被光电倍增管（photomultiplier tube，将微弱光信号转换成电信号的真空电子器件）接收。单染色样品可以用来确定由于荧光外溢而导致总异硫氰酸荧光素（FITC）或者 R-藻红蛋白（PE）的荧光有多少份额进入了逆向检测通道（opposite detection channel），然后除去那些被双标记了的菌体数量，这就可以得到准确的单染色菌体的数量。

3.2 对持留菌生理性状的定量分析需要事先评估所收集菌体的数量（Initial estimate of the number of cells nedded to be sorted to quantify persister physiology）

持留菌在整体菌群中的比重是会变化的，通常情况下 10^2 至 10^6 个细菌中会出现 1

个持留菌，这都是取决于菌株的类型和菌株生长所处的环境。为了确保有足够数量的菌体被收集来实现对持留菌亚群生理性状的检测，形成持留菌的水平所对应的特定生长条件要与即将被收集菌体的培养条件相一致。我们的经验是当持留菌的数量能达到 100 个的时候，此时所收集的菌体中各种份额的菌群之间是存在统计学差异的。下面，我们将介绍相关试验的通用技术流程：

3.2.1　通过菌体收集来研究持留菌生理特性是需要事先对菌体数量进行评估（Preliminary experiment to identify the number of cells needed to study persister physiology with sorting）

（1）按照子标题 3.1.1 中描述的步骤 1~17 对经 RSG 染色和未经 RSG 染色的菌体进行持留菌数量的确定（见备注 6）。

（2）按照子标题 3.1.2 中描述的步骤 1~6 对野生型细菌和表达荧光蛋白的细菌进行持留菌数量的确定（见备注 6）。

（3）利用抗生素处理菌体培养物后，在 0 小时（未经抗生素处理）和抗生素处理 5 小时的时候，利用菌落形成单位的数量来确定持留菌所占份额。这里的 5 小时是我们在研究过程中发现处于指数生长期的大肠杆菌培养物在抗生素处理 5 小时的时候可以明显进入双相杀菌曲线中的第二杀菌阶段。

3.3　在进行荧光活化细胞分选法（FACS）之前对样品的制备（Sample preparation for FACS）

3.3.1　RSG 染色（RSG staining）

（1）对于如何制备过夜菌体培养物和指数生长期菌体培养物已经在子标题 3.1.1 所对应的步骤 1 和 2 中描述了。

（2）如果需要可以利用无菌培养基对处于特定生长阶段的细菌培养物进行稀释，例如菌体培养物在培养基中要事先进行培养，其浓度要达到大约 10^7 个菌体/ml。要注意的是，菌体培养物的浓度不能高于 10^7 个菌体/ml，否则会将分选通道堵塞。

（3）利用 5ml 的聚苯乙烯离心管将 1μl 浓度为 1mM 的 RSG 加入 1ml 稀释后的菌体培养物中，并且在室温条件下避光孵育大约 30 分钟后在进行荧光信号的菌体收集。收集过程同样需要阳性对照。此外，配制 1ml 未经染色的样品作为荧光信号筛选的阴性对照。

（4）作为实验对照，在加入 RSG 染料的前 5 分钟将 2μl 浓度为 5mM 的羰基氰化物间肼（carbonyl cyanide m-chlorophenuyl hydrazine，CCCP）或者 1μl 浓度为 1mM 的氰化钾（potassium cyanide，KCN）分别加入 1ml 稀释后的菌体培养物中。在菌体培养物中，羰基氰化物间肼和氰化钾的终浓度分别为 10μM 与 1μM。氰化钾可以阻止呼吸活动，并且羰基氰化物间肼可以消耗质子动力势能（proton motive force）；因此，利用这两种菌体代谢的阻遏物来预处理细菌是可以降低绿色荧光蛋白的信号强度。

3.3.2　利用荧光蛋白的表达来检测菌体分裂（Cell division assay using FP）

（1）如何配制过夜菌体培养物和指数生长期菌体培养物的流程已经在子标题 3.1.2 中的步骤 1~3 中描述了。

（2）依据菌体分裂的特性在规定时间点对获得的 1ml 样品进行分类。如果需要，将菌体在无菌培养基中进行稀释来使菌体浓度达到大约 10^7 个菌体/ml。

（3）对于阳性对照物来说，将过夜菌体培养物利用无菌培养基稀释（按照子标题 3.1.2 的步骤 1 描述的）到符合流式细胞（flow cytometric）分析检测所要求的菌体浓度（大约 10^7 个菌体/ml）。这个试验对应的对照物是用来确定非生长菌体亚群（non-growing subpopulations）的在流式细胞术分析过程中所设定的门。

（4）对于阴性对照来说，是不加 IPTG 诱导物在新鲜培养基中过夜培养的菌体。

（5）为了确定荧光蛋白在所进行的试验过程中不会降解，利用含有 $50\mu g/ml$ 氯霉素（Chloramphenicol，CAM 一种抑制蛋白质合成的阻遏物）新鲜培养基来稀释过夜菌体培养物，并且在特定的环境中培养，然后将 1ml 样品利用荧光信号分选技术（FACS）来进行分析。

3.4　荧光活化细胞分选技术（FACS）

我们注意到流式细胞仪和细胞分选工作的基本原理是进行荧光信号分拣试验的基础[23-26]。在进行相关试验前，用于荧光分拣试验的流式细胞仪的内部管道（internal tubing of the FACS instrument）是要进行清洗的，以确保管道内无细菌的污染或者其他杂质。根据操作手册来对流式细胞仪进行除菌操作（见备注 7）。此外，还需要考虑在试验操作过程中存在的危险因素以及生物安全因素。菌体分拣过程中产生的气溶胶（aerosols）是会有被操作人员吸入的风险，并且在分拣过程中所产生的高压可能导致液体会喷溅出来[27-29]。在进行相关试验操作之前应该请教相关的生物安全专家并且制定一些应急措施。

当利用荧光分选技术来研究大肠杆菌的时候，在系统设定和对齐过程中必须注意确保大肠杆菌实际颗粒与电子噪点之间的区别，这是因为对于很多常规的流式细胞仪对大肠杆菌的大小尺寸的检测已经接近仪器的最低检测限度了。电子噪点（electronic noise）就是指没有细胞通过流式细胞仪的时候所呈现的背景信号（例如利用 $0.22\mu m$ 过滤后的磷酸盐缓冲液），并且电子噪点可以受很多因素的影响。为了降低或者消除由电子噪点产生的信号干扰，光电倍增管（photomultiplier tube，PMT）的电压与系统阈值的设定是必须优化的。

3.4.1　荧光分荧光分选方法（FACS method）

（1）启动荧光分选系统，留出一定时间让激光发生器预热，并且按照操作手册的要求使在管道中流动的液体的流速稳定（见备注 8）。激发波长为 488nm 的激光器和吸收波长为 530nm 的检测滤光片适用于染料 RSG 的相关检测，而激发波长为 561nm 的激光器与吸收波长为 600nm 的检测滤光片适用于染料 mCherry 的检测。参考相关文献或者咨询一位流式细胞仪操作的专业人士来设定针对其他染料或者荧光蛋白的相关参数。

（2）校准激光器（align laser）且参照所使用的仪器操作手册确定适当液滴的脱落（proper droplet breakoff）。必要的时候咨询仪器供货商或者是流式细胞仪操作的专业人士。

（3）设定前向角散射（forward scatter，FSC）、侧向角散射（side scatter，SSC）以

及以对数形式呈现的荧光参数（fluorescence parameter）（见备注9）。

（4）建立以 FSC-A 与 SSC-A 为坐标轴的坐标系，并且利用商业软件将荧光信号参数以点的形式呈现在坐标系内（见备注10）。

（5）将装有通过 0.22μm 过滤后的磷酸盐缓冲液的洁净试管置于流式细胞仪的上样口处，并且利用磷酸盐缓冲液对流式细胞仪内部的管路进行清洗。

（6）调整前向角散射光电倍增管的电压、侧向角散射光电倍增管的电压，以及侧向角散射的阈值（这是在磷酸盐缓冲液在流失细胞仪中流动的时候所产生最小电子噪点的时候确定的）（见备注11）。

（7）移除装有磷酸盐缓冲液的试管，并且利用去离子水洗涤流式细胞仪内部的管道。

（8）将装有无荧光且在指数生长期的大肠杆菌的试管置于流式细胞仪的上样口，并且调节前向角散射光电倍增管和侧向角散射光电倍增管的电压来实现将菌体特征的信号呈现在坐标轴上，但是同时电子噪点仍然维持很低的水平（见备注12和备注13）（图8-3）。确定样品浓度适合于所使用的流式细胞仪的相关设置。研究发现菌体样品浓度大约在小于等于 10^7 个菌体/ml 的时候不影响流失细胞仪的正常工作（见备注14）。

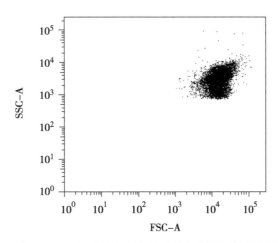

图8-3 SSC-A 与 FSC-A 组成的直角坐标系对流式细胞仪所采集的信号的呈现
FSC 和 SSC 的 PMT 电压设定需要调整，以此来将处于指数生长期大肠杆菌（未染色、没有 FP 表达）的信号以点的形式呈现出来。每一个点就代表一个细胞。

（9）利用去离子水洗涤流式细胞仪管路中残存的菌体样品并且利用磷酸盐缓冲液再次洗涤。确定电子噪点所产生的信号干扰低至可忽略不计（通常情况下小于100 evens/s）。

（10）移除装有磷酸盐缓冲液的试管，上样无荧光信号的大肠杆菌（阴性对照：未染色、无荧光蛋白表达）来评估菌体自身荧光信号的强度。调整荧光参数中光电倍增管的电压参数来呈现出阴性对照所产生的荧光信号作为本底值是很低的。

（11）将阳性对照样品上样（见子标题3.3）流式细胞仪来进行相关检测。如果阳性对照样品的信号太强以至于直角坐标系无法呈现相应的信号点，则需要调节荧光参数中光电倍增管的电压值。当重新调整好电压值后，再次上样阴性对照样品来确定其他参数。

（12）上样其他的对照样品来确定 RSG 染料所反映出来的菌体代谢活动 ［图 8-2 (a)］，或者确定荧光蛋白在实验过程中不会被降解（见子标题 3.3.2）（相关数据可以在参考文献的附图 S2 中找到）。

（13）上样待检样品（见备注 15）。利用商业软件设定分选菌体对应的门，在流式细胞仪出样口放置洁净的试管对分选出来的样品进行收集（见备注 16）。

（14）为了评估分选出来的样品纯度（purity of post-sort fraction），利用去离子水或者磷酸盐缓冲液洗涤样品上样后流式细胞仪管路，然后将一些所分选出来的样品上样分析（run a small amount of each quantile）。为了确保分析的结果可靠，操作员需要在每次收集样品后都对流式细胞仪的管路进行清洗（见备注 17）。

3.5 对分选出来的样品中菌体的可培养性与持留状态特点的检测（Culturability and persistence assays on sorted samples）

3.5.1 针对所分选出来的小部分菌体进行可培养性与持留状态特性的分析（Persistence and culturability assays on sorted fractions）

（1）在对整体菌体培养物的数量（T）进行相应的划分后，利用等体积的两倍 LB 培养基浓缩液来将分选出来的样品进行混合（见备注 19 和备注 20）。如果总体积（V）大于 2ml，我们推荐用 50ml Falcon 离心管来确保样品的通风量。

关于对照组的一些内容介绍：

①利用 2 倍浓缩的 LB 培养基或者磷酸盐缓冲液 V 毫升对菌体数量为 T 的样品进行稀释处理，以此来通过流式细胞仪的分选测定持留菌形成的水平。

②当对比培养基对持留菌形成水平的影响程度的时候，利用 1 倍的 LB 培养基或者磷酸缓冲液 V 毫升对菌体数量为 T 的样品进行稀释处理。

③利用荧光活化细胞筛选系统将初始的菌体培养物中的带分选菌体收集数量为 T 后，利用 2 倍浓缩 LB 培养基等体积混合所分选出来的菌体，以此分析分选出来的菌体中持留菌形成的水平（见备注 21）。

（2）吸取 10μl 的样品，利用 90μl 磷酸盐缓冲液进行连续稀释。将 10 倍倍比稀释且未经染色的样品涂布在 LB 琼脂糖培养平板上。平板上出现的菌落形成单位的数量反映出在处理前（$t=0h$）菌体培养物中菌体的数量。

（3）在样品中加入一定量的新鲜配制的 100 倍浓缩抗生素溶液（见备注 3）。

（4）转速为 250r/min 的条件下 37℃对样品进行孵育。

（5）培养一定时间后将样品从摇床里取出。

（6）如果样品的体积小于 2ml，将样品转入微量离心管中离心富集，然后按照步骤 8 来进行操作。

（7）如果样品的体积大于 2ml，将样品转入 15ml Falcon 离心管中。3 220×g 离心 15 分钟。保留 1ml 离心上清液，余者弃掉。重悬 1ml 菌体离心物并且转入一个新的 EP 管中。

（8）21 130×g 离心 3 分钟。留存 100μl 上清液。将离心沉淀的 100μl 菌体沉淀重新悬浮。

（9）加入 900μl 磷酸盐缓冲液。

（10）重复步骤 8 和步骤 9，直到抗生素浓度低于 MIC 值。利用残留的 100μl 磷酸盐缓冲液将菌体离心物重悬，使得样品浓缩，然后将 10μl 重悬样品加入 90μl 磷酸盐缓冲液进行连续稀释。

（11）将连续稀释的样品分别涂布在 LB 琼脂糖培养平板上进行培养。

（12）为了提高检测限度，将 80μl 剩余的浓缩样品涂布在另一 LB 琼脂糖培养平板上进行培养。

（13）将培养平板放置于 37℃ 环境中培养 16 小时，并且对菌体形成单位的数量进行计数，来反映菌体浓度这一因素。

（14）重复步骤 1~13 进行未经染色处理的菌体（作为 RSG 染色处理的对照），以及未诱导菌体（荧光蛋白表达菌体的对照）的相关试验（见备注 22）。

备注（Notes）

1. 试验中所用试管的数量取决于试验设计中样品的种类的数量。对于每个时间点，用一根试管。研究发现 5 小时的大肠杆菌处理样品可以描绘出双相杀菌曲线[4]。我们反复强调的是利用抗生素进行细菌的处理的有效作用，时间一定要能够维持到双杀曲线的第二阶段出现菌落形成单位才行。

2. 琼脂糖培养板应该在室温下干燥 1~2 天，以确保在涂布 10μl 样品的时候不会发生涂布不均匀。

3. 处理样品所用的抗生素浓度要远高于最小抑菌浓度（minimum inhibitory concentration，MIC）。对于特定菌体的最小抑菌浓度的测定是可以通过一种称作肉汤培养基稀释法（a broth dilution method）[30] 或者是一种称作琼脂糖法（an agar method）[31] 来实现。笔者在确定实验室所使用菌株的最小抑菌浓度为氧氟沙星 0.075~0.15μg/ml 以及氨苄青霉素为 1.5~3μg/ml。我们在进行相关持留菌形成的研究过程中所使用的抗生素浓度为氧氟沙星 5μg/ml 或者是 200μg/ml 的氨苄青霉素。

4. 在量取溶液的时候一定要精确到 100μl，而不是简单的大约量取 100μl。因此，我们建议在量取溶液的时候应该使用微量移液器来精确量取所需要的溶液。

5. 我们通常对菌落形成单位的计数范围是在 10~100 个[32]。

6. 因为在利用流式细胞仪分选菌体前要利用除菌的磷酸盐缓冲液来对仪器内部管路进行润洗，所以收集后的菌体样品要在磷酸盐缓冲液中重悬并且抗生素要利用磷酸盐缓冲液进行配制及利用 2 倍浓缩的 LB 培养基来进行混合。我们发现利用磷酸盐缓冲液稀释样品及混合于 2 倍浓缩 LB 培养基的处理样品所产生的耐药菌的份额是与利用 1 倍 LB 培养基培育处于指数生长期的菌体培养物（OD$_{600}$≈0.1）所培养出来的持留菌的数量是相当的，因此，我们所做的预实验是利用 1 倍的 LB 培养基。然而，有些研究人员希望按照子标题 3.2.1 的方案进行预实验，这样一来相关实验条件与利用流式细胞仪所进行的分选实验的条件是一致的。

7. 为了检测流式细胞仪内部管路是否被清理干净，需要将清洗流式细胞仪内部管路的清洗液（sheath fluid）从流式细胞仪的出样口吸取一些，然后放入培养基中进行菌检。

8. 我们将演示如何利用具备 70μm 管口（nozzle）的仪器 FACSVantage SE w/DiVa（BD Biosciences，San Jose，CA）在 16psi（Pounds per square inch，psi）以及如下参数（频率 32.3，振幅 27.5，相位 10，液滴延迟时间 14.75）下进行菌体分选。利用分选性能十分精确的流式细胞仪进行上述试验。针对每一种荧光活化细胞分选的仪器，所有的设置都是独一的，且分拣的参数设置是需要根据具体实验来进行优化的。

9. 前向角散射与侧向角散射的测定是通过当激光束击中每一个在管路中流动到指定位置的球状物（例如细胞、破碎的细胞残片或者是细胞聚集物）时激光发生散射所产生的数据。前向角散射的主要影响因素是细胞表面标志物区域的大小以及细胞的折射率，然而侧向角散射是与细胞在流动过管路的时候之间的间隔尺度（granularity）或者是细胞内部的复杂程度有关[24]。利用前向角散射与侧向角散射的对数值是有助于甄别例如细菌这样微小颗粒所产生出来的信号。

10. 研究人员希望绘制出一个或者是多个可以区分双联菌（doublet）的散点图。双联菌（两个细菌粘连在一起）并且/或者细菌团块（aggregates of cells）是荧光活化细胞分选的一个重要干扰因素。脉冲处理分析（Pulse processing analysis）可以降低荧光活化细胞分选过程中双联菌/细菌团块所形成的散点在根据 FSC-W vs. FSC-A 和/或者 SSC-W vs. SSC-A 构成的十字坐标系取门作图进行区分（gating on discrimination plots）的时候降低其影响程度。每个团落经过激光束会在激活状态下的传感器上留下脉冲峰值。宽度信号（The width signal，W）反映的是脉冲峰值持续的时间；高度信号（the height signal，H）最大亮光值；面积信号（the area signal，A）反映的是所监测到的所有亮光值。由于我们所使用的大肠杆菌具有很强的粘连性，因此我们无法对此段内容做过多的详述，可以参见文献[24]。

11. 为了最小化电子噪点的数值，将侧向角散射的阈值设定在略高于系统的最低允许值并且降低前向角散射和侧向角散射光电倍增管的电压值，直到每秒通过检测点的流速低于每秒少于 100 个待检物通过的时候即可确定相应的电压值。有些系统中，它们允许双阈值参数设定，这样可以激活前向角散射的阈值同时也可以很好地展示分析过程中的噪点。

12. 在实验中，使用的是 1μm 尺寸的小珠（这些小珠的尺寸和大肠杆菌的尺寸相似）而不是利用细菌来调整光电倍增管的电压以及确定流式细胞仪从这些小珠中检测到相应的信号。为了建立以小珠为检测样品的模型，在 2ml 磷酸盐缓冲液中稀释 5μl 携带有 Fluoresbrite Plain YG 染料的 11μm 的小珠或者是类似物。利用直径为 35μm 的细胞过滤筛网来将粘连在一起的团落剔除。

13. 观察菌体或者小珠通过流式细胞仪内部管道的速度（events/second）。因为前向角散射和侧向角散射的电压值确定好后，一旦噪点信号被检测到，就会是速率值受到干扰。降低电压，直到噪点信号消失以及速率下降为止。

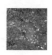

14. 浓度太大的样品会影响机器的正常分选工作。当筛选开始进行的时候，如果荧光信号发生漂移（数值从高到低又到高峰），从流式细胞仪上样口移除待检样品，对样品进行稀释处理。

15. 所有检测样品和质控样品的数据文件要进行记录并且绘制出相应的流式图像。一旦利用对照品确定了光电倍增管电压的最优值，所有检测样品应该利用相同的电压值来进行分析。

16. 分选细菌是要将分选物导入合适的培养基中或者简单将所分拣出来的细菌导入空管中。我们在室温条件下进行分选，但是如果实验有需要，一些筛选分选是需要对照品与待检品在相同的温度下进行的。

17. 利用一根试管将一份分选产物抽取出来进行再次分析，这是为了避免不同分选性状的分选物混入其中。任何分选系统所产生的电子噪点都会降低所分选出来的菌体的纯度。为了鉴定所分选出来的每份菌体的比重，将每份分选出来的少量样品利用流式细胞仪分析所得数据与磷酸盐缓冲液作为对照的数据进行对比分析。

18. 荧光活化细胞分选操作流程可能会影响菌体的培养性能（culturability of the cells）。因此，一旦分选对应的相关参数（例如压力和流速）被优化后确定了，那么菌体培养的性能应该在分选后将所分选样品涂布于平板培养基上进行菌落形成能力的观察分析。我们总结出一个规律，利用将相关参数设定好（见备注8）的荧光活化细胞分选系统对处于指数生长期的菌体进行分选后，所得到的分选菌体超过80%是可以形成菌落形成单位的。

19. 在实验室环境下，将2倍浓缩LB与分拣出来的菌体混合后导入磷酸盐缓冲液中所产生的耐药菌的份额与利用LB原液处理分拣出来的菌体所产生的耐药菌份额无差别。

20. 如果所分选出来的菌体在磷酸盐缓冲液中的浓度太低了，那么就要利用离心的方法来剔除多余的磷酸盐缓冲液。

21. 作为一种内部一致性检测（an internal consistency check）的手段，我们通过计算复苏率（Recovery，R）（这是基于计算分选出来的样品组分中具有生长活性的持留菌份额来反映持留菌在总体菌群中出现的几率）。如果总体菌群被分为四个不同的亚群（A、B、C、D），R值利用下述公式进行计算：

$$R = p_A f_A + p_B f_B + p_C f_C + p_D f_D$$

在这项公式中，p_A是A组分菌体所占总体菌群的比重，f_A是A组分中持留菌出现的频率（注意：这个组分的p值应该等于1）。R值应该反映出持留菌在整体菌群中出现频率。

22. 我们利用双尾t检验的方法来进行配对比较（a pairwise comparison）分析各分检组分中持留菌的成分[10]。我们已经确定了如何利用菌落形成单位来对持留菌形成进行估算的方法，这种方法是基于大量样品所得数据以及Anderson‐Darling和Shapiro‐Wilk检测的[16]。

致谢（**Acknowledgements**）

此项工作是由国防部的项目（W81XWH-12-2-0138）以及隶属于国家健康研究所的过敏与疾病感染研究所的项目（R21AI105342）资助的。此章中的文字是由我们来承担的，无需项目资助机构进行审阅。

参考文献（**Reference**）

［1］ Amato S M, Fazen C H, Henry T C, et al. 2014. The role of metabolism in bacterial persistence. Front Microbiol, 5：70.

［2］ Kint C I, Verstraeten N, Fauvart M, et al. 2012. New-found fundamentals of bacterial persistence. Trends Microbiol, 20（12）：577-585.

［3］ Balaban N Q, Merrin J, Chait R, et al. 2004. Bacterial persistence as a phenotypic switch. Science, 305（5690）：1 622-1 625.

［4］ Lewis K. 2010. Persister cells. In：Gottesman S, Harwood CS（eds）Annual review of microbiology, vol 64. Annual Reviews, Palo Alto, pp 357-372.

［5］ Lewis K. 2007. Persister cells, dormancy and infectious disease. Nat Rev Microbiol, 5（1）：48-56.

［6］ Fauvart M, De Groote V N, Michiels J. 2011. Role of persister cells in chronic infections：clinical relevance and perspectives on antipersister therapies. J Med Microbiol, 60（Pt 6）：699-709.

［7］ Joers A, Kaldalu N, Tenson T. 2010. The frequency of persisters in *Escherichia coli* reflects the kinetics of awakening from dormancy. J Bacteriol, 192（13）：3 379-3 384.

［8］ Roostalu J, Jõers A, Luidalepp H, et al. 2008. Cell division in *Escherichia coli* cultures monitored at single cell resolution. BMC Microbiol, 8：68.

［9］ Orman M A, Brynildsen M P. 2013. Establishment of a method to rapidly assay bacterial persister metabolism. Antimicrob Agents Chemother, 57（9）：4 398-4 409.

［10］ Orman M A, Brynildsen M P. 2013. Dormancy is not necessary or sufficient for bacterial persistence. Antimicrob Agents Chemother, 57（7）：3 230-3 239.

［11］ Wakamoto Y, Dhar N, Chait R, et al. 2013. Dynamic persistence of antibiotic-stressed mycobacteria. Science, 339（6115）：91-95.

［12］ Oliver J D. 2005. The viable but nonculturable state in bacteria. J Microbiol, 43 Spec No：93-100.

［13］ Keren I, Shah D, Spoering A, et al. 2004. Specialized persister cells and the mechanism of multidrug tolerance in *Escherichia coli*. J Bacteriol, 186（24）：8 172-8 180.

［14］ Shah D, Zhang Z, Khodursky A, et al. 2006. Persisters：a distinct physiological state of *E. coli*. BMC Microbiol, 6：53.

［15］ Canas-Duarte S J, Restrepo S, Pedraza J M. 2014. Novel protocol for persister cells isolation. PLoS One, 9（2）：e88 660.

［16］ Amato S M, Orman M A, Brynildsen M P. 2013. Metabolic control of persister formation in *Escherichia coli*. Mol Cell, 50（4）：475-487.

［17］ Vega N M, Allison K R, Khalil A S, et al. 2012. Signaling-mediated bacterial persister formation. Nat Chem Biol, 8（5）：431-433.

[18] Allison K R, Brynildsen M P, Collins J J. 2011. Heterogeneous bacterial persisters and engineering approaches to eliminate them. Curr Opin Microbiol, 14（5）：593-598.

[19] Keren I, Kaldalu N, Spoering A, et al. 2004. Persister cells and tolerance to antimicrobials. FEMS Microbiol Let, 230（1）：13-18.

[20] Kalyuzhnaya M G, Lidstrom M E, Chistoserdova L. 2008. Real-time detection of actively metabolizing microbes by redox sensing as applied to methylotroph populations in Lake Washington. ISME J, 2（7）：696-706.

[21] Ullrich S, Karrasch B, Hoppe H G, et al. 1996. Toxic effects on bacterial metabolism of the redox dye 5-cyano-2, 3-ditolyl tetrazolium chloride. Appl Environ Microbiol, 62（12）：4 587-4 593.

[22] Gray D R, Yue S, Chueng C Y, et al. 2005. Bacterial vitality detected by a novel fluorogenic redox dye using flow cytometry. Abstr Gen Meet Am Soc Microbiol, 105：331.

[23] Arnold L W, Lannigan J. 2010. Practical issues in high-speed cell sorting. Curr Protoc Cytom Chapter 1, Unit, 1. 24. 1-30.

[24] Givan A. 2001. Flow cytometry：first principles, 2nd edn. Wiley-Liss, New York.

[25] Shapiro H. 2003. Practical flow cytometry：fourth edition. Wiley-Liss, New York.

[26] Ormerod M. 2000. Flow cytometry：a practical approach. Oxford University Press, New York.

[27] Holmes K L, Fontes B, Hogarth P, et al. 2014. International Society for the Advancement of Cytometry cell sorter biosafety standards. Cytom A, 85（5）：434-453.

[28] Schmid I, Nicholson J K, Giorgi J V, et al. 1997. Biosafety guidelines for sorting of unfixed cells. Cytometry, 28（2）：99-117.

[29] Schmid I, Lambert C, Ambrozak D, et al. 2007. International Society for Analytical Cytology biosafety standard for sorting of unfixed cells. Cytom A, 71（6）：414-437.

[30] Ericsson H M, Sherris J C. 1971. Antibiotic sensitivity testing. Report of an international collaborative study. Acta Pathol Microbiol Scand B Microbiol Immunol, 217（Suppl 217）：1+.

[31] Andrews J M. 2001. Determination of minimum inhibitory concentrations. J Antimicrob Chemother, 48（Suppl 1）：5-16.

[32] Kohanski M A, Dwyer D J, Hayete B, et al. 2007. A common mechanism of cellular death induced by bactericidal antibiotics. Cell, 130（5）：797-810.

[33] Baba T, Ara T, Hasegawa M, et al. 2006. Construction of *Escherichia coli* K-12 inframe, single-gene knockout mutants：the Keio collection. Mol Syst Biol, 2（2006）：0008.

第九章

直接利用操作简易的毫微微升液滴阵列 实现单菌体检测及持留菌的收集

Ryota lino，Shouichi Sakakihara，Yoshimi Matsumoto， Kunihiko Nishino

摘　要

　　在本章中，我们将阐述如何直接利用操作简易的毫微微升液滴
阵列进行单菌体检测以及持留菌的收集。仪器的精微操作、毫微微
升液滴阵列的形成与检测单菌体相关信号的匹配、长效菌体培养物
与液滴中单菌体的观察，以及从单个液滴中分选持留菌的相关内容
将在本章中详细阐述。

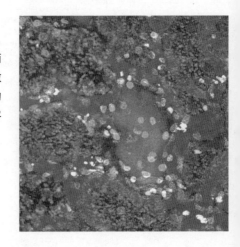

关键词

精微操作；微型设备；微型液滴矩阵；单个菌体检测；药物耐受；持留菌；绿脓杆菌；光学显微镜；微量移液管

1　引言（Introduction）

持留菌是一种在正常菌群中含量不足 1% 的常驻菌体小群落，持留菌天生具有对多种抗生素杀菌的耐受能力，这一特性与同属于相同基因型的大多数同源菌体对抗生素的敏感性形成了鲜明的对比[1-5]。利用精微操作仪（microfabricated devices）对菌体的单菌体进行分析是可以将存在于菌体培养物中的极少量与绝大多数细菌不同属性的菌体鉴定出来的[6]，并且对于研究人员了解细菌持留状态的发生提供了可借鉴的第一手资料[7-8]。然而，大多数使用的精微操作仪的工作基础是依赖微流体通道（microfluidic channels）及其阀门（valves）控制的，或者是微型液滴是在微流体通道内产生的。由于这些系统与外界隔绝的性质，这使得从系统中分选出来的细菌的复苏与继续利用所分选出来的细菌带来了一定的难度。

本章中，我们将叙述如何利用操作简易及直接的毫微微升液滴阵列系统来进行单细菌的检测及持留菌的收集[9-11]。我们所使用的方法可以实现单个菌体的检测与分选，菌体培养物在微滴中长期存在，以及后期对持留菌的鉴定与收集。我们将叙述如何制备亲/疏水性微型玻璃体、组装微型仪器、调整毫微微升液滴阵列系统的格式来连续鉴定每一个液滴中单个绿脓杆菌形式存在的菌体数量，液滴中的细菌培养物的性质以及显微观察的结果，最后如何对单个微型液滴中持留菌的鉴定与收集。

2　材料（Materials）

2.1　微型仪器的零部件（Microdevice components）

（1）电子束抗蚀剂（Electron beam resist，ZEP520A，ZEON）。

（2）电子束抗蚀剂的稀释液（Electron beam resist thinner，ZEP-A，ZEON）。

（3）电镀有铬的小格子（Chromium mask blanks），规格是直径为 2.5 英寸（Clean surface technology Co.）。

（4）匀胶机（Spin coater，MS-A100，Mikasa）。

（5）电子束光刻系统（Electron beam lithography system，JSM 6390，JEOL 和 SPG 724，Sanyu Electron）。

（6）电子束抗蚀显影剂（Electron beam resist developer，ZED-N50，ZEON）。

（7）电子束抗蚀洗涤剂（Electron beam resist rinse，ZMD-B，ZEON）。

（8）铬蚀刻剂（Chromium etchant，Kanto Chemical）。

（9）电子束抗蚀剂的清洗剂（Electron beam resist remover，ZDMAC，ZEON）。

（10）显微镜的盖玻片，规格直径为 30mm，厚度大约为 0.17mm。

（11）氟化聚合物 CYTOP（Fluorinated polymer CYTOP）规格为 9 wt%、M 型、Asahi Glass（日本的一家玻璃公司）。

（12）光致抗蚀剂（Photoresist、AZ P4903、AZ 电子材料）（见备注1）。

（13）光致抗蚀显影剂（Photoresist developer、AZ 300MIF 显影剂、AZ 电子材料）。

（14）光刻机曝光机（Mask aligner、ES410s、SAN－EIELECTRIC）。

（15）反应离子蚀刻装置（Reactive ion etching instrument、RIE-10NR、Samco）。

（16）一次性塑料 Petri 培养皿，规格是直径为 35mm。

（17）钻床（Drill press），规格是直径为 20mm。

（18）环氧树脂黏合剂（Epoxy adhesive、Araldite AR-R30、NICHIBAN）。

（19）小刀（Knife、K-35、HOZAN）。

（20）水浴式超声清洗仪（Bath-type sonicator）。

2.2 菌体、菌体的外周物质、菌体培养物与抗生素治疗成分（Cells，Cell enclosure，Cell culture and antibiotics treatment components）

（1）绿脓杆菌菌株 PAO1。

（2）胰酪胨大豆肉汤培养基（Trypticase soy broth）。

（3）羧苄青霉素（Carbenicillin），二钠盐（disodium salt）。

（4）含氟油（Fluorinated oil）（Fluorinert FC40、SIGMA-ALDRICH）（见备注2）。

（5）微量移液器（Air displacement pipette）。

2.3 菌体收集的成分（Cell collection components）

（1）倒置显微镜（Inverted microscope）。

（2）微型操作仪（Micromanipulator）。

（3）毛细管（Capillary），规格是 75μl（Drummond Scientific）。

（4）拉针器（Puller、Model PC10、Narishige）。

（5）煅针仪（Microforge，MF900，Narishige）。

（6）压力监测仪（Femtojet，Eppendorf）。

3 方法（Methods）

3.1 微型操作与设备安装（Microfrabrication and Construction of the Device）

在洁净级别为黄色级的洁净房间内开展如下操作（图9-1）。

3.1.1 微型光掩膜的制备（Micropatterned photomask preparation）

（1）利用稀释液将电子束抗蚀剂进行 1.4 倍（w/w）的稀释（见备注3）。将稀释

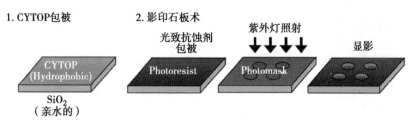

1. CYTOP包被　　2. 影印石板术

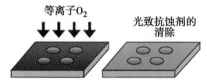

图 9-1　微型操作的流程图

后的电子束抗蚀剂置于镀铬的微槽内，并且按照如下步骤利用匀胶器将稀释后的电子束抗蚀剂均匀涂布于微槽的表面。具体步骤如下：倾斜 5 秒钟，500r/min 旋转 5 秒钟，倾斜 8 秒钟，3 500r/min 旋转 60 秒钟，倾斜 5 秒钟，结束。

（2）在 180℃条件下烘焙 3 分钟。

（3）将均匀涂布有电子束抗蚀剂的镀有铬的微槽置于电子束蚀刻系统中，并且在下述条件下进行蚀刻操作。操作条件为：剂量：$72\mu C/cm^2$；电压：30keV；电流：1 000pA。

（4）将镀有铬的微槽在电子束抗蚀显影液中浸润 1 分钟。

（5）利用电子束抗蚀洗涤液洗涤微槽，吹干。

（6）利用铬蚀刻剂在表面进行湿法蚀刻（见备注 4）。

（7）利用电子束抗蚀剂的清洗剂去除电子束抗蚀剂。

3.1.2　CYTOP 包被（CYTOP Coating）

（1）将显微镜的盖玻片利用槽式超声仪（bath-type sonicator）在乙醇和超纯水中各洗涤 5 分钟。将盖玻片浸入 10N 的 KOH 中室温过夜。利用超纯水洗涤，而后在 180℃的条件下干燥处理，在室温环境下冷却。

（2）将 75μl CYTOP 滴在盖玻片上，参照下述程序旋转涂敷处理：

倾斜 2 秒钟；

500r/min 5 秒钟；

倾斜 8 秒钟；

2 000r/min 30 秒钟（见备注 5）；

倾斜 5 秒钟；

结束。

（3）在 80℃条件下预烘焙（pre-bake）30 分钟（见备注 6）。

（4）在 180℃条件下烘焙 1 小时。

3.1.3　影印石板术（Photolithography）

（1）在包被有 CYTOP 的盖玻片上涂布直径为 10mm 的光致抗蚀剂（photoresist）

107

（见备注 7）。参照下述步骤旋转涂敷处理：

倾斜 2 秒钟；

500r/min 5 秒钟；

倾斜 8 秒钟；

4 000r/min 30 秒钟；

4 500r/min 1 秒钟（见备注 8）；

倾斜 5 秒钟；

结束。

（2）在 55℃条件下烘焙 3 分钟。

（3）在 110℃条件下烘焙 5 分钟。

（4）利用膜的前轴定位器（mask aligner）将光掩膜（photomask）与底物紧紧接触，然后利用紫外线辐照 35 秒钟（见备注 9）。

（5）将光掩膜浸入显影液中 6 分钟（见备注 10）。

（6）利用超纯水洗涤光掩膜。

3.1.4　弃除光致抗蚀剂并且加入氧等离子体来实现 CYTOP 蚀刻（CYTOP etching by Oxygen plasma and photoresist removal）

（1）将包被有光致抗蚀剂的盖玻片放置于离子反应蚀刻装置中（reactive ion etching instrument），并且利用下述程序来进行氧等离子体对 CYTOP 胶片进行干蚀刻（dry-etch）：

氧分子：50sccm（standard cc/min）；

压力：10Pa；

功率：50W；

时间：30 分钟。

（2）在水浴式超声仪中利用丙酮来对蚀刻后的盖玻片进行 3 次洗涤，每次时间为 1 分钟（见备注 11）。

（3）利用异丙醇洗涤蚀刻后的盖玻片一次，然后吹干。

3.1.5　设备组装（Device assembly）

（1）在一次性 Petri 培养皿的底部钻个孔。将空洞周边的毛刺利用小刀刮去，在水浴式超声仪中利用超纯水和乙醇各洗涤 5 分钟，室温干燥。

（2）在孔洞周围涂抹上环氧树脂胶，然后将亲水/疏水交替的（hydrophilic-in-hydrophobic）微型阵列（micropatterned）盖玻片粘在上面（见备注 12）。包被有 CYTOP 的盖玻片表面要与环氧树脂粘连。

（3）为了让 Peri 培养皿与盖玻片更好的粘连，需要过夜处理（图 9-2）。

3.2　菌体的制备和抗生素的处理

（1）将处于指数生长期后期（最佳浓度是 600nm 吸光值约为 1.0）的绿脓杆菌（*Pseudomonas aeruginosa*）PAO1 菌株的培养物在胰蛋白酶大豆肉汤培养基中 37℃培养。

（2）将终浓度为 5mg/ml（此浓度大约是最低抑菌浓度的 100 倍）的羧苄青霉素

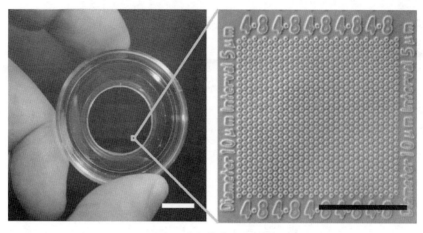

图 9-2　细菌鉴定微列阵

左图为组装好的装置图。比例尺（Scale bar）为 10mm。右图为显微镜下的一面亲水另一面疏水的微阵列表面的图像。微阵列是利用数字来进行分组的。这种模式可以很好的鉴定单独液滴与每个液滴中细菌的数量。比例尺为 200μm。

（carbenicillin）加入菌体培养培养物中（见备注 13），而后在 37℃条件下作用 3 小时。

（3）富集菌体，利用新鲜培养基洗涤，最后利用新鲜培养基重悬，最后菌体浓度为 OD_{600} 的数值在 0.2~0.6 之间。

3.3　毫微微升液滴阵列的构成与单个菌体外部附属物（Formation of Femtoliter Droplet and enclosure of single bacterial cells）（图 9-3）

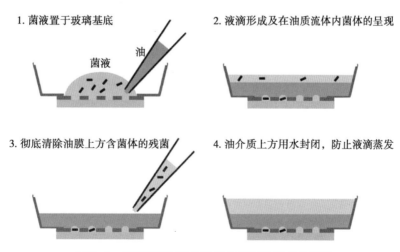

1. 菌液置于玻璃基底

菌液　　油

2. 液滴形成及在油质流体内菌体的呈现

3. 彻底清除油膜上方含菌体的残菌

4. 油介质上方用水封闭，防止液滴蒸发

图 9-3　液滴形成以及菌体外周附属物形成的步骤

（1）利用按照子标题 3.2 中的实验操作来处理的菌体样品将微阵列盖玻片完全覆盖于装置中。上样于盖玻片的菌体培养液的体积尽可能要少（见备注 14）。

（2）利用移液器将 1ml 氟化油（fluorinated oil）加入到靠近盖玻片附近的培养液

109

中。亲水的二氧化硅表面吸附有菌液，而疏水面是利用油来填充。这样一来，飞滴（femtoliter droplets）（10μm 直径的液滴对应的是每 cm² 含有 $3×10^5$ 个微滴）将含有零个、一个或者多个菌体（见备注15）。

（3）弃除油上的培养基液体（氟化油的密度大于水的密度）并且将乙醇涂布在油层上。重复上述操作若干次（见备注16）。利用超纯水覆盖在油层上来防止液滴的蒸发。根据具体试验的需要将装置放置于37℃环境下温育。

3.4 利用微量移液器收集持留菌（Collection of the persister with micropipette）（图9-4）

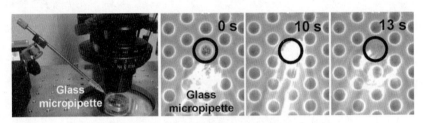

图9-4 微量移液器收集持留菌

左图是利用微量移液器对微滴进行收集。右图是手机的微滴的显微放大图。

（1）利用拉针器（puller）和煅针仪（microfoge）来制作一个玻璃微量移液器（内径约为10μm）。

（2）利用相差显微镜（phase-contrast microscopy）或者是光学显微镜来鉴定所含有菌体的微滴。

（3）利用光学显微镜来鉴定持留菌在微滴中的聚集程度。

（4）在光学显微镜下利用微量移液器来收集持留菌。利用培养基来填充微量移液器，设定压力为正值（几十个 hPa）（见备注17），将微量移液器伸入油层上的水层中，然后进入油层并且接近含有持留菌的微滴。当微量移液器接近含有持留菌的微滴时，将压力调低至零，并且让移液器的尖端接触微滴。通过毛细管的虹吸作用使得微滴立刻被吸入微量移液器中。

（5）将微量移液器中的液体注入培养基中，在37℃条件下培养所收集的菌体。

备注（Notes）

1. 影印石版术（Photolithography）必须在高黏稠度的光致抗蚀剂中进行，因为包被有 CYTOP 的表面的摩擦力很低，无法令低黏稠度的光致抗蚀剂完全包被在 CYTOP 的表面。

2. 对于飞升（femtoliter）级别的液滴阵列以及后续操作步骤来说，密度大于水的氟化油在此项试验中是十分重要的。

3. 利用电子束抗蚀剂的稀释液对电子束抗蚀剂的稀释可以缩短电子束蚀刻

(electron beam lithography) 的作用时间。

4. 利用硝酸铈铵 (cericammonium nitrate) 的水溶液来实现铬的湿式蚀刻 (wet-etched)；然而，利用铬的金属蚀刻剂作为一种表面活性剂是很经济实惠的，这是因为电子束抗蚀剂通常是疏水的，所以在湿式蚀刻过程中利用水性溶剂是很困难的。

5. 此项操作步骤是在表面如何包被上厚度约为 1μm 的 CYTOP 涂料。然而，如果在匀胶机旋涂 (spincoat) 的过程中提高速度，会导致包被的膜厚度减少。

6. 能够稀释 CYTOP 的溶剂的沸点是在 180℃。80℃的预烘焙可以有效防止溶剂从表面挥发，并且有助于形成均匀的 CYTOP 层。

7. 由于包被 CYTOP 膜的表面摩擦力很低，光致抗蚀剂在盖玻片中心位置的匀称放置对于均匀涂覆是非常重要的。

8. 转速为 4 500r/min 的匀胶机旋涂 1s 对于去除那些残留在包被有 CYTOP 涂层盖玻片上多余的光致抗蚀剂是很必要的。

9. 此项操作步骤的反复进行会导致光致抗蚀剂对曝光盒的污染，这将妨碍曝光盒与待显影底物之间的紧密接触。若操作步骤需要重复，利用含有丙酮的纱布将曝光胶片上的光致抗蚀剂除去或者利用超声清洗器将曝光盒放置于丙酮中清洗。

10. 曝光所需时间在很大程度上取决于温度以及显影液的浓度。当曝光操作过程完成后可以利用带有黄色滤光片的光学显微镜进行鉴定。

11. 此项操作过程可以将光致抗蚀剂除去。当光致抗蚀剂完全除净后，表面可将丙酮完全清除。

12. 如果环氧树脂胶不能将空洞与盖玻片完全粘合，后续实验中所使用的培养基可能会从 Petri 培养皿底部渗出。

13. 除了羧苄青霉素以外，其他抗生素均可使用。

14. 通常，所涉及的实验需要 100~200μl 菌体悬液。这样小体积的样品将会在后续实验中用到，包括容易用油替换底物表面的介质。

15. 液滴中的菌体分布是随机的，并且这取决于菌体悬液中菌体的浓度。在 OD_{600} 值为 0.6 时，大小为 10μm 的液滴中一般 20%~30% 含有单菌体。提高液滴的直径到 20μm 或者 30μm 将会成比例增加多菌体团块的几率，但是那样的液滴中不会含有单菌体。因此，我们在试验中习惯利用 10μm 大小的液滴来进行相关试验，因为含有单个菌体的液滴可以显著提高。

16. 将培养基顶端油层中的活菌完全除掉的相关操作很重要。若活菌残留，这些活菌可能在培养基顶端的油层中增殖，并且污染接下来对菌体的收集试验。

17. 在这样的压力下，培养基缓慢从玻璃微量移液器中流出进入水层，阻止污染。另一方面，由于水和油表面的张力存在差异，液体流动可以自行在油层中停止。

参考文献

［1］　Lewis K. 2010. Persister cells. Annu Rev Microbiol，64：357-372.

［2］　Allison K R，Brynildsen M P，Collins J J. 2011. Heterogeneous bacterial persisters and engineering approaches to eliminate them. Curr Opin Microbiol, 14: 593-598.

[3] Balaban N Q. 2011. Persistence: mechanisms for triggering and enhancing phenotypic variability. Curr Opin Genet Dev, 21: 768-775.

[4] Gerdes K, Maisonneuve E. 2012. Bacterial persistence and toxin-antitoxin loci. Annu Rev Microbiol, 66: 103-123.

[5] Kint C I, Verstraeten N, Fauvart M, et al. 2012. New-found fundamentals of bacterial persistence. Trends Microbiol, 20: 577-585.

[6] Weibel D B, Diluzio W R, Whitesides G M. 2007. Microfabrication meets microbiology. Nat Rev Microbiol, 5: 209-218.

[7] Balaban N Q, Merrin J, Chait R, et al. 2004. Bacterial persistence as a phenotypic switch. Science, 305: 1 622-1 625.

[8] Wakamoto Y, Dhar N, Chait R, et al. 2013. Dynamic persistence of antibioticstressed mycobacteria. Science, 339: 91-95.

[9] Sakakihara S, Araki S, Iino R, et al. 2010. A single-molecule enzymatic assay in a directly accessible femtoliter droplet array. Lab Chip, 10: 3 355-3 362.

[10] Iino R, Hayama K, Amezawa H, et al. 2012. A single-cell drug efflux assay in bacteria by using a directly accessible femtoliter droplet array. Lab Chip, 12: 3 923-3 929.

[11] Iino R, Matsumoto Y, Nishino K, et al. 2013. Design of a large-scale femtoliter droplet array for single-cell analysis of drug-tolerant and drug-resistant bacteria. Front Microbiol, 4: 300.

第四部分　持留菌突变体以及相关基因的鉴定

Part IV　Identification of Persister Mutants and Genes

第十章
基于对完整菌体高通量筛选技术在分子水平对绿脓杆菌持留菌的鉴定

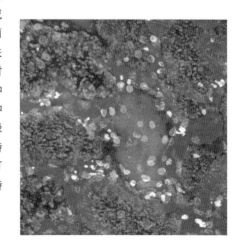

Veerle Liebens，Valerie Defraine，Maarten Fauvart

摘　要

尽管这一内容与临床相关且早在 20 世纪 40 年代由持留菌引发的细菌持留状态的现象就被发现了，但是研究人员关于持留菌形成的机制却知之甚少。持留菌形成相关领域的研究主要是在大肠杆菌这种模式菌体展开的，并且很少有其他菌体持留菌形成过程中相关的一些遗传决定因素进行报道，这些研究短板都极大地制约了针对特定细菌持留菌的治疗策略的出现。本章节，我们详细阐述了一种可以全方位感应绿脓杆菌（*Pseudomonas aeruginosa*）具有的一种能够结合抗生素的小分子化合物的一种筛选方法，这将极大减少绿脓杆菌中持留菌的含量。这种筛选方法也是可以应用到其他菌种持留菌的筛选。这种鉴定分子化合物的模型的详细特点与分析方法可以从其他角度来探寻持留菌形成的机制，并且可以知道未来针对持留菌的治疗。

关键词

高通量筛选；绿脓杆菌；小分子；联合治疗；生长动力学

1 前言（**Introduction**）

绿脓杆菌（*Pseudomonas aeruginosa*）是一种革兰氏阴性条件致病菌，这种病原微生物能够造成患有囊肿性纤维化（cystic fibrosis）病人的死亡。虽然一些细菌定植在囊肿性纤维化的肺脏上，但是绿脓杆菌是这里的绝对统治者[1]。大多数此类病人将会变成慢性感染者，此后患者的肺脏持续被损伤，最后的转归就是患者由于呼吸衰竭而死亡[2]。当比对慢性感染初期与晚期患者囊肿性纤维素肺脏上的绿脓杆菌克隆特征，持留菌形成的几率提高 100 倍，这也就说明为什么持留菌会在此时出现并且表现的是如此顽强[3]。进一步来说，绿脓杆菌是那些条件致病性公共卫生感染病原家族中的一员，在欧洲医院感染病例中 8.9% 是由此病原体导致的。绿脓杆菌的分离通常是取材于患者的下呼吸道（lower respiratory tract）、手术部位以及泌尿道（urinary tract）[4]。这些感染通常是与导尿管（catheter）上菌体形成的生物被膜以及所用来进行移植的器官导致的，并且通常导致后期治疗的失败[5]。最近，NIH 评估报告显示，百分之八十以上的感染病例是与生物被膜的形成相关[6]。那些对生物被膜耐药性众多解释中的一条就是持留菌的出现[7]。由于菌体外部形成的被膜可以抵抗宿主免疫系统的攻击，这些持留菌就可以在生物被膜的防护罩底下建立自己的菌群，一旦外界环境中抗生素的杀菌压力降低就可以再次出来侵染机体[7]。此外，在宿主体内，持留菌就成为具有生命活性菌体的生存池（reservoir），这就为基因水平转移或者突变提供了很好的机会，从而有助于耐受多种抗生素的多重耐药菌的产生[8]。因为目前能够使绿脓杆菌敏感的新型抗生素是很少的[9,10]，这就对治疗由多重耐药菌导致的感染带来了很大的挑战。因此，靶向清除持留菌不仅可以为消除与生物被膜相关感染或者有效治疗囊肿性纤维素的患者提供帮助，而且还可以有效抵制病原体对抗生素的抵抗力。

对绿脓杆菌[11]和大肠杆菌[12,13]单基因敲除文库的筛选不会导致对具有缺失突变的持留菌的鉴定，这表明持留菌形成机制是极其复杂的。此外，似乎不同菌种可能利用不同机制来形成耐药菌株。例如，大肠杆菌耐药菌形成的主要机制（一个细菌持续性感染的系统性模型）涉及毒素-抗毒素模型（toxin-antitoxin modules）[14,15]。然而，对于绿脓杆菌持留菌涉及的毒素-抗毒素模型仍然极少报道。绿脓杆菌持留菌的形成很大程度上是未知的，并且极少与耐药性相关的遗传决定因素被梳理和分析[16]。基于这些原因，制定一项针对绿脓杆菌持留菌的抗生素疗法是极为困难的。

目前为止，极少有能够抗击绿脓杆菌持留菌的新型抗生素化合物。这种 3-［4-(4-甲氧基苯基) 哌嗪-1-基] 哌啶-4-基联苯-4-羧酸乙酯（C10）化合物是从一个小型化学文库中筛选到的，它可以使绿脓杆菌持留菌再次转变为抗生素敏感菌[17]。此外，研究发现合成的一种群体感应阻遏物：（Z）-4-溴-5-（溴亚甲基）-3-甲基呋喃-2

（5H）－酮（BF8）已经通过试验证明可以使抗多种抗生素的绿脓杆菌持留菌再次转变为野生型绿脓杆菌[18]以及黏液型的绿脓杆菌[19]。最近，一种新发现的分子化合物可以特意地作用于群体感应调节因子（quorum sensing regulator）MvfR[20]。这一调节因子可以控制其他持留菌所产生的一种小分子挥发物（2-氨基苯乙酮，2-AA），这种小分子挥发物通过降低菌体翻译相关基因的转录水平来增加绿脓杆菌持留菌的数目[21]。

此章节中，我们描述了一种筛选方法，而这种方法被证实可以很好的鉴定一些与常规抗生素相结合的小分子化合物，特别是针对绿脓杆菌持留菌在生长期停滞阶段菌体的一些小分子化合物的相关筛选。一个相似的试验操作也是被用于筛选突变文库，由此来筛选出那些可以改变持留菌生物表型的突变菌株。首先，我们描述如何进行实验操作来优化鉴定抗药菌的相关分子化合物。

2　材料（**Materials**）

（1）胰蛋白胨大豆肉汤（Tryptic Soy Broth，TSB）：30g 胰蛋白胨大豆肉汤，1 000ml 蒸馏水。高压灭菌并且室温储存。

（2）1∶20 稀释的胰蛋白胨大豆肉汤：1.5g 胰蛋白胨大豆肉汤，1 000ml 蒸馏水。高压灭菌并且室温保存。

（3）胰蛋白胨大豆琼脂（Tryptic Soy Broth agar）：30g 胰蛋白胨大豆肉汤，15g 琼脂，利用蒸馏水定容到 1 000 ml。高压灭菌，而后倒入平皿制成平板培养基。在使用之前要置于 4℃保存。

（4）硫酸镁溶液（Magnesium sulfate solution，$MgSO_4$，10mM）：2.46g $MgSO_4$ · $7H_2O$，利用蒸馏水定容至 1 000 ml。高压灭菌并且室温保存。

（5）抗生素储存液。针对绿脓杆菌生长静止期菌体的抗生素就以氟喹诺酮类（fluoro-quinolones）为例。氧氟沙星（ofloxacin）的储存液是 10mg/ml，配制方法是称取 10mg 氧氟沙星粉剂然后利用除菌的超纯水来定容至 1ml。滴几滴盐酸来增加溶液的稳定性。

（6）小分子文库（<500g/mol）是以 96 孔制式的干燥膜上呈现。

（7）无菌玻璃试管和 50ml 的细胞培养瓶。

（8）无菌培养皿。

（9）透气性好的封口膜（Breathable membrane）用于封闭 96 孔培养板。

（10）聚苯乙烯 96 孔培养板，其规格是微孔底座水平并且培养板是有盖子的。

（11）自动微生物生长分析仪（Bioscreen C MBR，Oy Grouth Curves Ab Ltd）。

（12）37℃培养温箱，备有可以托举试管以及培养皿的托架。

3　方法（**Methods**）

3.1　条件的优化（Optimization）

（1）在 1∶20 的胰蛋白胨大豆肉汤培养基中确定抗生素的最小抑菌浓度（MIC），

这一浓度将用于筛选绿脓杆菌。将绿脓杆菌 PA14 的预培养物置于 37℃ 200r/min 进行培养。测定 OD_{625} 值并且将 1ml $MgSO_4$（10mM）溶液的 OD_{625} 值调整至 0.1，这是为了与每毫升 10^8 个菌体的 McFarland 标准相吻合。在 1:20 的胰蛋白胨大豆肉汤培养基中 200 倍稀释这一菌体培养物，以此来获得 5×10^5 个菌体/ml 的接菌量。配制 2 倍倍比稀释的抗生素溶液是通过加入 150μl 特定浓度的抗生素溶液来实现的。这种 150μl 特定抗生素浓度的溶液是由 2 倍终浓度抗生素溶液加入 150μl 菌体培养物来制备的。菌体培养 24 小时后，测定 OD_{600} 值。最低抑菌浓度也就是完全能够抑制细菌生长的最低抗生素浓度（MIC）［图 10-1（a），由［AB］$_{MIC}$ 来表示］。要独立重复此项实验 3 次。

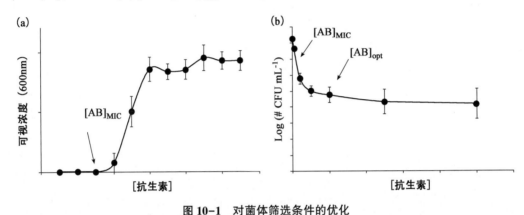

图 10-1　对菌体筛选条件的优化

（a）生长阶段菌体对所选取的抗生素敏感性是取决于菌体所处于抗生素的浓度。对菌体生长的影响可以通过测定 OD_{600} 值来评估，而当利用最低浓度抗生素就可以完全抑制菌体生长的浓度被确定为 MIC 值。（b）菌体生长静止期利用不同浓度氧氟沙星来进行 5 小时的处理，具体浓度达到［AB］$_{MIC}$ 值的 10 到 50 倍就可以对活菌进行平板菌体克隆计数了。每项试验至少要进行 3 次独立的试验来复合，数据由平均值来表示，误差线代表平均值的标准误差（SEM）。

（2）确定实验条件，这样有助于利用抗生素来获得处于菌体生长静止期的稳定持留菌培养物。将绿脓杆菌接种于 1:20 的胰蛋白胨大豆肉汤培养基中，过夜培养直至菌体生长期变为静止期。下一步，将 100 倍稀释预培养物与 50ml 灭菌且含有 1:20 胰蛋白胨大豆肉汤培养基的细胞培养瓶中培养 48 小时。将处于菌体生长静止期的菌体培养物转移至 96 孔培养板中（见备注 1），加入不同浓度抗生素溶液于菌体培养物中，终体积 200μl（见备注 2）。利用灭菌水或者培养基来填充剩余的微孔（见备注 3）。利用透气性好的封口膜来对 96 孔培养板进行封闭，而后在将 96 孔培养板的盖子盖好。37℃ 200r/min 震荡温育 5 小时后，将菌体培养物转移至 EP 管中，利用浓度为 10mM 的 $MgSO_4$ 对菌体进行洗涤（3 300g 离心，5 分钟，4℃）。在浓度为 10mM $MgSO_4$ 溶液中 10 倍倍比稀释菌体培养物，并且在胰蛋白胨大豆琼脂培养板上培养。将这些接种菌体的培养板静置于 37℃ 环境下培养，确定 24 小时和 48 小时菌落形成单位（见备注 4）。单独重复此项实验 3 次。这种实验优化条件确定下来的关键标志就是进一步提高抗生素浓度的时候无法再进一步降低活菌的数目［图 10-1（b），由［AB］$_{opt}$ 来标识］。

（3）确定试验时间是需要将试验完整地做一次。绿脓杆菌接种于 1:20 的胰蛋白

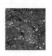

胰大豆肉汤培养基中过夜培养直至菌体进入生长静止期。将预培养物 100 倍稀释于 50ml 1∶20 的胰蛋白胨大豆肉汤培养基中培养 48 小时。接下来，将处于生长静止期的菌体培养物分配到 96 孔板中（见备注 3）并且加入抗生素达到 [AB]$_{opt}$ 终浓度，这是在实验步骤 2 中进行的，并且溶液的总体积是 200μl。抗生素处理 5 小时后，在胰蛋白胨大豆肉汤培养基原液中稀释菌体培养物进行连续稀释（见备注 5）。稀释度的选择取决于由实验的步骤 1 和 2 中对应的 [AB]$_{MIC}$ 和 [AB]$_{opt}$ 值。对于利用 10mg/ml 氧氟沙星处理的绿脓杆菌 PA14 培养物来说，选择 100 倍的稀释度。将对应稀释度的菌体培养物转移到 Bioscreen 平板上，并且在自动细菌生长培养仪中培养来进行菌体生长动力学的监控。操作程序如下：37℃，OD$_{600}$ 值每 15 分钟测定一次，测定周期为 24 小时，并且在连续测定的间隔期按照中等强度进行震动作用。当程序结束，检查每个孔的菌体沉淀情况（见备注 6）。理想情况下，在 24 小时就可以测定到菌体指数生长后期，这将有助于第二天新一轮试验的重新开展。

（4）确定活菌数量与吸光度测定浓度之间的相关性。将在 1∶20 胰蛋白胨大豆肉汤培养基中培养的绿脓杆菌预培养物进行稀释，孵育 48 小时。依据 [AB]opt 数值来将菌液或者无菌水转移入 96 孔板中作用 5 小时。接下来，将每份样品进行 10 倍倍比稀释，并且将稀释后的样品一分为二。将初次的样品涂布于胰蛋白胨大豆琼脂培养板上来进行菌落形成单位的测定。对第二份样品的稀释度是由实验步骤 3 来进行确定的，稀释于 1 倍的胰蛋白胨大豆肉汤培养基中，并且利用全自动细菌生长检测仪监控菌体生长动力学 24 小时。评估两者之间数据是否存在相关性。在我们的试验中，能够呈现出线性相关的数据是 OD$_{600}$ 值达到 0.6 的时间以及样品菌落形成单位的对数值（图 10-2）。

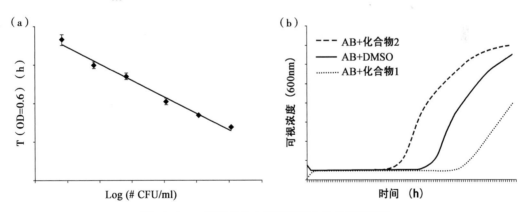

图 10-2　一种有效抗击耐药菌化合物的筛选方法

（a）利用自动读板器测定的菌体数目与利用化合物作用耐药菌后的赝品进入生长后滞期的生长曲线具有线性相关，这一曲线是由样品 OD$_{600}$ 值达到 0.6 的时间来呈现的。（b）菌体稀释液在利用各种化学成分作用 5 小时后形成的生长曲线。抗生素（AB）与化合物 1（点状曲线）；抗生素（AB）与化合物 2（虚线曲线）；抗生素与 DMSO（实线曲线）。与单一疗法相比，抗生素与化合物 1 和 2 的联合使用都是可以明显降低菌体数量的。

（5）检查要用来测试绿脓杆菌敏感性的化合物是否能够溶解到特定的溶剂中。如实验步骤 1 对最小抑菌浓度的确定所进行的试验。将 5×10^5 个菌体/ml 的初始菌液在特定溶剂中 2

倍倍比稀释后进行孵育。培养 24 小时后，测定 OD_{600} 值。确定特定溶液对菌体生长抑制的最低浓度。通常溶解化合物的溶液浓度要低于最小抑菌浓度。独立地重复此项实验 3 次。

3.2 筛选（Screening）

我们所使用的小型分子文库（small-molecule library，<500g/mol）制式是 96 孔的干燥膜。仅仅在用之前，化合物在 DMSO 中的溶解度是 100%，如果是短时间保存，那就可以将溶液放在密封袋中在氮气的环境中保存。如果是长期保存，那必须避光-20℃保存。

（1）将绿脓杆菌 PA14 接种于 1:20 胰蛋白胨大豆肉汤培养基中 37℃过夜培养。

（2）第二天，100 倍稀释菌体培养物于装有 50ml 1:20 胰蛋白胨大豆肉汤培养基的无菌细胞培养瓶中培养 48 小时。

（3）为了确保不同优化条件下的试验与实际筛选中结果的一致性，所有生长处于静止期的菌体培养物在接受抗生素处理过程中都必须在微孔培养板中进行。

（4）加入 $[AB]_{opt}$，混匀并且立即分配这种培养物到 96 孔板中。在每个孔中加入不同化合物至终体积为 200μl。利用通透性好的封口膜将 96 孔板封闭，而后再将盖子盖上。37℃培养 5 小时。

（5）处理 5 小时后，移除盖子以及封口膜，按照子标题 3.1 所示的试验要求利用营养丰富的胰蛋白胨大豆肉汤培养基稀释每一个孔的样品，并且在全自动细菌生长检测仪来进行相关菌体生长的检测。与 Bioscreen C MBR 相关的参数设定请参考子标题 3.1 中的实验步骤 3.

（6）处理 24 小时后，从 Bioscreen C MBR 取出培养板，肉眼检查每一个微量孔中菌体培养物的沉淀情况（见备注 6）。单独分析每一个 96 孔板所呈现的数据。绘制每一个微量孔中菌体生长曲线，并且利用菌落形成单位来计算菌体培养物 OD_{600} 值达到 0.6 时所需要的时间。检查这些数据是否符合正态分布的特点，并且将差异显著（$P<0.05$）的数据作为阳性对照（positive hits）。

（7）利用菌落形成单位的试验来确定所选用的小分子化合物的效果。重复试验步骤 1~3，这一过程中要同时设立只有溶剂来作用细菌培养的试验组以及溶剂与 $[AB]_{opt}$ 联合使用的试验组。接下来，利用等体积 10mM 的 $MgSO_4$ 来洗涤菌体。利用 10mM $MgSO_4$10 倍倍比稀释菌体，并且将倍比稀释物涂布在凝固的胰蛋白胨大豆肉汤培养基上。分别在 24 小时和 48 小时对菌落形成单位进行计数。

备注（Notes）

1. 为了避免由于处理菌体条件的差异而导致实验结果的偏差，所有优化好的实验步骤均要统一在 96 孔板以及每孔反应体系为 200μl 的体系内进行。再次指出，除非是有特殊说明，否则就要按个进行相关试验操作。

2. 试验中所使用的抗生素浓度的确定是有试验步骤 1 中对 $[AB]_{MIC}$ 设定来进行的。要使用 10~50 倍 $[AB]_{MIC}$ 浓度来绘制相关的菌体生长双相曲线将菌群中持留菌呈现出来（图 10-1）。

3. 为了确保减少液体从菌体培养物样品中挥发，这尤其对那些作用时间长的菌体更为重要，需要利用培养液将试验样品充分封闭。

4. 依据所使用的抗生素，菌体压力将通过高浓度抗生素的处理来实现，并且这就会致使菌体生长需要很长时间，相应地，菌落形成单位的形成也要很长时间。

5. 为了提高通过连续稀释的试验操作所得到实验数据的可重复性的几率，减少在连续稀释过程中转移稀释物过程中带来的误差是十分必要的。菌体培养物的充分稀释是为了避免残留抗生素对菌体培养物造成的影响。

6. 菌体沉淀是由于化合物对菌体生长过程中发挥的作用而发生的。这些化合物对菌体生长的影响可以正确测定出菌体的密度。

参考文献 （References）

［1］　Zhao J, Schloss P D, Kalikin L M, et al. 2012. Decade-long bacterial community dynamics in cystic fibrosis airways. Proc Natl Acad Sci USA, 109 （15）: 5 809- 5 814. doi: 10. 1073/pnas. 1120577109.

［2］　Folkesson A, Jelsbak L, Yang L, et al. 2012. Adaptation of *Pseudomonas aeruginosa* to the cystic fibrosis airway: an evolutionary perspective. Nat Rev Microbiol, 10 （12）: 841 - 851. doi: 10. 1038/nrmicro2907.

［3］　Mulcahy L R, Burns J L, Lory S, et al. 2010. Emergence of *Pseudomonas aeruginosa* strains producing high levels of persister cells in patients with cystic fibrosis. J Bacteriol, 192 （23）: 6 191- 6 199. doi: 10. 1128/JB. 01651-09.

［4］　ECDC. 2013. Point prevalence survey of healthcare-associated infections and antimicrobial use in European acute care hospitals. European Centre for Disease Prevention and Control, Stockholm.

［5］　Mulcahy L R, Isabella V M, Lewis K. 2013. *Pseudomonas aeruginosa* biofilms in disease. Microb Ecol, 68 （1）: 1-12. doi: 10. 1007/s00248-013-0297-x.

［6］　Romling U, Balsalobre C. 2012. Biofilm infections, their resilience to therapy and innovative treatment strategies. J Intern Med, 272 （6）: 541-561. doi: 10. 1111/joim. 12004.

［7］　Lewis K. 2008. Multidrug tolerance of biofilms and persister cells. Curr Top Microbiol Immunol, 322: 107-131.

［8］　Cohen N R, Lobritz M A, Collins J J. 2013. Microbial persistence and the road to drug resistance. Cell Host Microbe, 13 （6）: 632-642. doi: 10. 1016/j. chom. 2013. 05. 009.

［9］　Bassetti M, Ginocchio F, Mikulska M. 2011. New treatment options against gram-negative organisms. Crit Care, 15 （2）: 215. doi: 10. 1186/cc9997.

［10］　Pendleton J N, Gorman S P, Gilmore B F. 2013. Clinical relevance of the ESKAPE pathogens. Expert Rev Anti Infect Ther, 11 （3）: 297-308. doi: 10. 1586/eri. 13. 12.

［11］　De Groote V N, Verstraeten N, Fauvart M, et al. 2009. Novel persistence genes in *Pseudomonas aeruginosa* identified by high throughput screening. FEMS Microbiol Lett, 297 （1）: 73-79. doi: 10. 1111/j. 1574-6968. 2009. 01657. x.

［12］　Hu Y, Coates A R. 2005. Transposon mutagenesis identifies genes which control antimicrobial drug tolerance in stationary-phase *Escherichia coli*. FEMS Microbiol Lett, 243 (1): 117 − 124. doi: 10. 1016/j. femsle. 2004. 11. 049.

[13] Hansen S, Lewis K, Vulic M. 2008. Role of global regulators and nucleotide metabolism in antibiotic tolerance in *Escherichia coli*. Antimicrob Agents Chemother, 52 (8): 2 718−2 726. doi: 10. 1128/aac. 00144−08.

[14] Maisonneuve E, Shakespeare L J, Jorgensen M G, et al. 2011. Bacterial persistence by RNA endonucleases. Proc Natl Acad Sci USA, 108 (32): 13 206−13 211. doi: 10. 1073/pnas. 1100186108.

[15] Maisonneuve E, Castro-Camargo M, Gerdes K. 2013. (p) ppGpp controls bacterial persistence by stochastic induction of toxin-antitoxin activity. Cell, 154 (5): 1 140−1 150. doi: 10. 1016/ j. cell. 2013. 07. 048.

[16] Fauvart M, De Groote V N, Michiels J. 2011. Role of persister cells in chronic infections: clinical relevance and perspectives on anti-persister therapies. J Med Microbiol, 60 (Pt 6): 699−709. doi: 10. 1099/jmm. 0. 030932−0.

[17] Kim J S, Heo P, Yang T J, et al. 2011. Selective killing of bacterial persisters by a single chemical compound without affecting normal antibiotic-sensitive cells. Antimicrob Agents Chemother, 55 (11): 5 380−5 383. doi: 10. 1128/AAC. 00708−11.

[18] Pan J, Bahar A A, Syed H, et al. 2012. Reverting antibiotic tolerance of *Pseudomonas aeruginosa* PAO1 persister cells by (Z) −4−bromo−5− (bromomethylene) −3−methylfuran−2 (5H) −one. PLoS One, 7 (9): e45 778. doi: 10. 1371/journal. pone. 0045778.

[19] PanJ, Song F, Ren D. 2013. Controllingpersister cells of *Pseudomonas aeruginosa* PDO300 by (Z) −4−bromo−5− (bromomethylene) −3−methylfuran−2 (5H) −one. Bioorg Med Chem Lett, 23 (16): 4 648−4 651. doi: 10. 1016/j. bmcl. 2013. 06. 011.

[20] Starkey M, Lepine F, Maura D, et al. 2014. Identification of anti-virulence compounds that disrupt quorum-sensing regulated acute and persistent pathogenicity. PLoS Pathog, 10 (8): e1 004 321, doi: 10. 1371/journal. ppat. 1004321.

[21] Que Y A, Hazan R, Strobel B, et al. 2013. A quorum sensing small volatile molecule promotes antibiotic tolerance in bacteria. PLoS One, 8 (12): e80 140, doi: 10. 1371/journal.pone.0080140.

第十一章
在细菌持留状态中，对毒素-抗毒素位点所起到的作用进行功能化研究

Areon T. Butt，Richard W. Titball

摘　要

　　我们已经建立了一种可以在大肠杆菌表达来鉴定毒素-抗毒素位点功能的试验方法。本章节中，我们将介绍如何克隆重组 TA 基因并且插入到可用到的质粒中，在大肠杆菌中进行相关基因的表达。依据表达效果、毒性、恢复菌体生长以及改变持留菌形成状态来进行相关的分析。这可以确定假设的 TA 位点是否可以在大肠杆菌中有活性，并且可以确定所表达的蛋白产物在持留菌形成过程中是否有效。

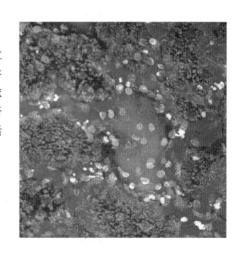

关键词

毒素-抗毒素；细菌持留状态；诱导表达；大肠杆菌；抗生素

1 引言 (**Introduction**)

毒素-抗毒素系统［Toxin-antitoxin（TA）systems］是在很多细菌中都存在的，典型特点就是这个系统具有一对可以产生毒素与抗毒素物质的基因。毒素物质通常是结合菌体并且抑制菌体的正常生长[1]。抗毒素基因编码的蛋白产物或者是产生的 RNA 分子在正常菌体内部环境中可抑制毒素的活性。毒素-抗毒素系统的一个重要作用就是持留菌形成过程中的生物学功能[2]。具有抗生素耐受能力的菌体在整体菌群中可以形成一个菌群亚群，这个亚群具有明显的抗生素耐受特点，当抗生素对整个菌群进行处理的时候，绝大部分菌体可以被抗生素有效杀灭，但是这一菌体亚群却可以继续保持生命活力[3]。毒素-抗毒素系统所表达出来的毒素能够显著提高持留菌的数量，从而使持留菌群扩大[4,5]。试验表明，很多在大肠杆菌表达系统中产生的毒素产物可以有效提高大肠杆菌的持留状态，从而导致细菌持留菌的发生。最先发现与毒素-抗毒素系统相关的耐药基因 HipA 可以在树胶醛糖（arabionse）作为诱导物驱动 pBAD 启动子来进行大肠杆菌中表达来实现大肠杆菌对氨苄青霉素（ampicilin）的杀菌作用的[6]。其他毒素，诸如 RelE、TisB 及 HicA 也已经利用相应的实验方法来进行了验证[4,5,7]。我们所建立的试验方法是可以对假定或者预测出来的毒素-抗毒素系统通过利用大肠杆菌系统对相应基因的诱导表达以及耐药性测定来进行相关功能化分析的。预测的毒素-抗毒素系统来源于大肠杆菌或者是其他菌属的细菌（例如，类鼻疽伯克霍尔菌 *Burkholderia pseudomallei*）均可以在大肠杆菌 MG1655 菌株中有效表达[4,8]。这一试验方法需要将假定的毒素-抗毒素系统中的两种基因分别插入到合适的可诱导质粒中，而后要检测毒素表达后菌体培养物的生长停滞/降低（grouth arrest/reduction）以及菌体生长复苏/复原（resuscitation/restoration）。依据这些生物表型，此项实验方法就可以运用到多种抗生素对表达有毒素-抗毒素系统的大肠杆菌杀菌过程中毒素-抗毒素系统对抗生素的抵抗效果的研究上来。如果大肠杆菌无法表达从毒素-抗毒素系统中的相关克隆重组基因或者是由于相关基因具有明显的种属差异的遗传特点会导致此项技术在研究相关毒素-抗毒素系统的相关功能带来干扰。然而，大肠杆菌作为模式细菌来筛选其他菌属的毒素-抗毒素系统是具有安全和高通量的特点。这种方法也可以今后用于筛选毒素-抗毒素系统下游通路对于宿主菌生物表型的相关作用或者是毒素-抗毒素系统表达产物的结构等方面的研究中。

2 材料 (**Materials**)

（1）大肠杆菌菌株 MG1655（F⁻，lambda⁻，rph-1）。
（2）表达质粒：例如 pBAD/His 以及 pME6032。

（3）抗生素用于筛选质粒：100mg/ml 氨苄青霉素以及 15mg/ml 四环素（tetracy-cline）。称取适量的抗生素，溶解到蒸馏水中，过滤除菌。

（4）PCR 反应试剂用于特定基因的扩增。

（5）克隆用的限制性内切酶。

（6）LB 培养基：5g 胰蛋白胨、2.5g 酵母提取物、5g 氯化钠、溶解于 500ml 水中。高压灭菌。

（7）LB 琼脂培养基：称取 5g 胰蛋白胨、2.5g 酵母提取物、5g 氯化钠、7.5g 琼脂、溶解于 500ml 水中。高压灭菌。

（8）20%果糖（arabinose）溶液：在水中溶解 20g 树胶醛糖，过滤除菌。

（9）20%葡萄糖溶液：在水中溶解 20g 葡萄糖，过滤除菌。

（10）异丙基硫代半乳糖苷溶液（Isopropyl 液常用于蒸馏水中过滤除菌的结构等方面的研究中，例如系统的大肠杆菌）：1M 的 IPTG 水溶液。

（11）试管与细胞培养瓶：通用试管，200ml 规格。

（12）96 孔和 24 孔微量孔培养板。

（13）比色皿（Cuvettes）：规格为直径 1cm。

（14）1.5ml EP 管。

（15）可以检测吸光度为 590nm 的分光光度计。

（16）可以承受 3 000g 的通用离心管，以及可以承受 13 000g 的 1.5ml 离心管。

3　方法（Methods）

3.1　基因克隆插入表达载体（Cloning into expression vectors）

（1）选取特定引物来扩增毒素-抗毒素系统中的相关基因。PCR 扩增假定毒素-抗毒素基因是利用所提取的细菌基因组为模板，并且利用特异性引物来对其进行准确扩增。

（2）将毒素基因利用特定酶切位点插入到可诱导的表达载体上，例如 pBAD/His 表达载体［图 11-1（a）］（见备注 1）。

（3）将抗毒素基因利用特定酶切位点插入到其他类型可诱导的表达载体上，例如 pME6032 表达载体［图 11-1（b）］（见备注 2）。

3.2　毒性检测（Toxicity assay）

根据表达质粒 pBAD/His 以及 pME6032 插入基因的实验操作说明，如果要想更换其他不同表达质粒进行相关实验，那么只需更换质粒相应的抗生素类型以及糖类诱导物或者抑制物即可。

（1）将 5ml 含有毒素基因的 pBAD 质粒的大肠杆菌培养物接种到 100μg/ml 氨苄青霉素的 LB 肉汤培养基在 37℃ 200r/min 培养箱中培养 16 小时。

（2）在含有 100μg/ml 氨苄青霉素的 40ml LB 培养基中对菌体培养物进行 100 倍稀

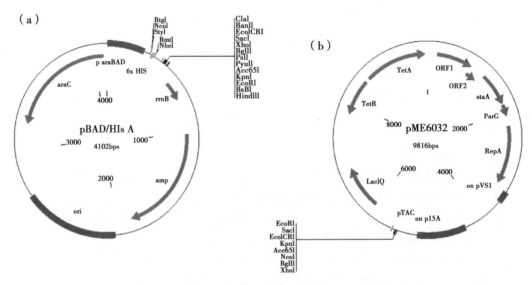

图 11-1　质粒表达图谱（彩色图片见书末附图）

pBAD/His［图（a）］和 pME6032［图（b）］的关键的特点，例如抗生素抗性基因，多克隆位点以及复制原点。

释，并在 200ml 容量的细胞培养瓶中 37℃ 200r/min 的条件下进行培养，直到菌体培养物的 OD$_{590}$ 值达到约为 0.1 的时候即可（见备注 3）。

（3）分装两个 10ml 菌体培养物于通用试管，并且加入 0.2%（w/v）的葡萄糖或者是 0.2%（w/v）果糖进行抑制或者诱导。培养条件：37℃，200r/min。

（4）菌体培养物的样品抽取是按照小时为间隔时间的。抽取 1ml 菌体培养物（或者 100μl 菌体培养物与 900μl LB 培养基按照 1∶10 进行混合）加入到比色皿中且利用紫外分光光度计来对 OD$_{590}$ 的吸光度进行测定。

（5）对于实验的平行对照，抽取 10μl 菌体培养物并且利用 LB 培养基对其在 96 孔板中进行连续稀释。连续稀释的范围为 1∶10 到 1∶10^6。将稀释物涂布到含有 100μg/ml 氨苄青霉素的 LB 琼脂平板上进行 37℃ 静置培养，直至有肉眼可见的细菌菌落出现（图 11-2）。

3.3　共表达检测（Co-expression Assay）

（1）在 5ml 含有 100μg/ml 氨苄青霉素以及 15μg/ml 四环素（tetracycline）的 LB 肉汤培养基中，将携带有毒素基因的 pBAD/毒素基因重组质粒以及携带有抗毒素基因的 pME6032/抗毒素基因重组质粒在 37℃ 200r/min 的条件下培养 16 小时。

（2）在 200ml 容量的细胞培养瓶中，利用含有 100μg/ml 氨苄青霉素以及 15μg/ml 四环素的 50ml 新鲜的 LB 培养基将菌体培养物进行 1∶100 稀释。在 37℃ 以及 200r/min 培养条件下使其 OD$_{590}$ 的吸光度达到约为 0.1 的水平。

（3）分装四个 10ml 菌体培养物于通用试管，并且加入 0.2%（w/v）的葡萄糖或者是 25mM 的 IPTG 和 0.2%（w/v）的葡萄糖；或者加入 0.2% 的（w/v）果糖或者是

（a）

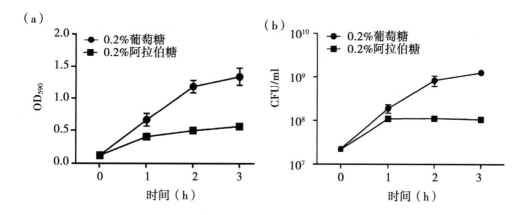

图 11-2 携带有毒素基因的 pBAD/His 在大肠杆菌中的表达

0.2%葡萄糖或者果糖（arabinose）用来诱导或者抑制毒素基因的表达。（a）肉眼可视的菌体培养物浓度的菌体生长检测；（b）菌体形成单位对菌体生长的检测。引自参考文献［8］。

25mM 的 IPTG 及 0.2%（w/v）的果糖这两套诱导/抑制系统来对 pBAD 质粒或者是 pME6032 质粒上的启动子进行抑制或者诱导。培养条件：37℃，200r/min。

（4）菌体培养物的样品抽取是按照小时为间隔时间的。抽取 1ml 菌体培养物（或者 100μl 菌体培养物与 900μl LB 培养基按照 1∶10 进行混合）加入到比色皿中且利用紫外分光光度计来对 OD_{590} 的吸光度进行测定。

（5）对于实验的平行对照，抽取 10μl 菌体培养物并且利用 LB 培养基对其在 96 孔板中进行连续稀释。连续稀释的范围为 1∶10 到 1∶10^6。将稀释物涂布到含有 100μg/ml 氨苄青霉素的 LB 琼脂平板上进行 37℃静置培养，直至有肉眼可见的细菌菌落出现（图 11-3）。

3.4 菌体重新生长的检测（Resuscitation assay）

（1）在 5ml 含有 100μg/ml 氨苄青霉素以及 15μg/ml 四环素（tetracycline）的 LB 肉汤培养基中，将携带有毒素基因的 pBAD/毒素基因重组质粒以及携带有抗毒素基因的 pME6032/抗毒素重组质粒在 37℃ 200r/min 的条件下培养 16 小时。

（2）在含有 100μg/ml 氨苄青霉素及 15μg/ml 四环素的 60ml LB 培养基中对菌体培养物进行 100 倍稀释，并在 200ml 容量的细胞培养瓶中 37℃ 200r/min 的条件下进行培养，直到菌体培养物的 OD_{590} 值达到约为 0.1 的时候即可。

（3）分装两个 25ml 菌体培养物于 200ml 容量细胞培养瓶，并且加入 0.2%（w/v）的葡萄糖或者是 0.2%（w/v）的果糖来诱导/抑制 pBAD 质粒上的启动子。培养条件：37℃，200r/min 培养 2 小时（T2）。

（4）分装两个 10ml 菌体培养物于通用试管，并且加入 25mM 的 IPTG 诱导 pME6032 质粒的启动子来进行抗毒素基因的表达。培养条件：37℃，200r/min 继续培养 2 小时（T4）（见备注 4）。

（5）在 T0、T2 和 T4 小时时间点处，抽取 1ml 菌体培养物（或者 100μl 菌体培养

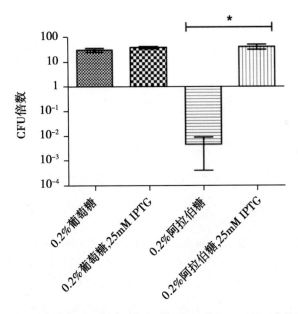

图 11-3　共表达毒素与抗毒素基因质粒的大肠杆菌可培养的菌体数目的变化

0.2% 葡萄糖或者 0.2% 果糖是用来抑制或者诱导重组表达载体所携带毒素基因的表达。25mM IPTG 是用来诱导重组表达载体所携带抗毒素基因的表达。引自参考文献 [8]。

物与 900μl LB 培养基按照 1∶10 进行混合）加入到比色皿中且利用紫外分光光度计来对 OD_{590} 的吸光度进行测定。对于实验的平行对照，抽取 10μl 菌体培养物并且利用 LB 培养基对其在 96 孔板中进行连续稀释。连续稀释的范围为 1∶10 到 1∶10^6。将稀释物涂布到含有 100μg/ml 氨苄青霉素以及 15μg/ml 四环素的 LB 琼脂平板上进行 37℃ 静置培养，直至有肉眼可见的细菌菌落出现（图 11-4）。

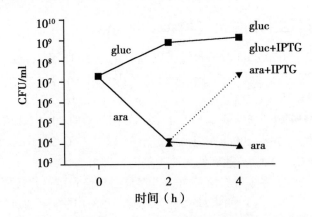

图 11-4　由抗毒素基因表达产物介导的细菌重新生长的实验

0.2% 葡萄糖或者果糖（arabinose）用来诱导或者抑制毒素基因的表达。两小时后，25mM IPTG 来诱导质粒中抗毒素基因的表达，而后利用菌落形成单位进行计数。数据引自参考文献 [8]。

3.5 持留菌的检测（Persister Assay）

（1）在含有 100μg/ml 氨苄青霉素及 15μg/ml 四环素的 60ml LB 培养基中培养含有 pBAD/毒素基因以及 pME6032/抗毒素的大肠杆菌工程菌，37℃ 200r/min 培养 16 小时。

（2）在 200ml 容量的细胞培养瓶中，利用含有 100μg/ml 氨苄青霉素以及 15μg/ml 四环素的 30ml 新鲜的 LB 培养基将菌体培养物进行 1:100 稀释。在 37℃ 以及 200r/min 培养条件下使其 OD_{590} 的吸光度达到约为 0.1 的水平。

（3）将两个 10ml 菌体培养物分装于通用试管中，并且加入 0.2%（w/v）的葡萄糖或者是 0.2%（w/v）果糖来诱导/抑制 pBAD 质粒上的启动子。培养条件：37℃，200r/min 培养 3 小时。

（4）将 5ml 菌体培养物标准化到 2×10^{8} CFU/ml（$OD_{590} = 0.5$），并且按照 500μl 分装到 24 孔培养板中。

（5）将 500μl 200 倍 MIC 的 LB 抗性培养基加入到 24 孔培养板的每个孔中。这就可以使每个孔中菌体培养物为 10^{8}CFU/ml 以及 100 倍的 MIC 抗生素浓度（见备注 5）。

（6）将试验步骤第 4 步的 10μl 标准化菌体培养物加入到 96 孔板中并且进行倍比稀释。倍比稀释的范围是 10^{-1} 到 10^{-6}。将稀释物涂布到含有 100μg/ml 氨苄青霉素以及 15μg/ml 四环素的 LB 琼脂平板上进行 37℃ 静置培养，直至有肉眼可见的细菌菌落出现（见备注 6）。

（7）将 24 孔培养板中的菌体培养物在 37℃ 条件下静置培养 24 小时。

（8）将 24 孔培养板中的菌体培养物转移至 1.5ml EP 管中。

（9）利用离心机的最大转速将 EP 管中的菌体培养物进行 7 分钟离心沉淀。

（10）弃上清，然后利用新鲜 LB 肉汤培养基重新悬浮沉淀的菌体培养物。

（11）在 96 孔板中将 LB 肉汤培养基中的菌体培养物进行倍比稀释（10^{0} 到 10^{-4}）。将稀释物涂布到含有 100μg/ml 氨苄青霉素以及 15μg/ml 四环素的 LB 琼脂平板上进行 37℃ 静置培养，直至有肉眼可见的细菌菌落出现。

（12）持留菌出现几率取决于利用不同抗生素作用后菌落形成单位产生的情况（图 11-5）（见备注 7）。

备注（Notes）

1. 如果利用 pBAD/His 表达载体，外源基因从酶切位点 *Nco* I 和 *EcoR* I/*Hind* III 酶切位点将会构建出来不表达 His 标签的重组表达载体。虽然 His 标签在外源蛋白表达纯化以及蛋白质印记方面表现出色，但是 His 标签会影响毒素基因表达产物的功能以及掩盖抗毒素基因表达产物的结合位点。我们建议在构建含有毒素基因重组载体的时候要同时将含有 His 标签的重组质粒与不含 His 标签的重组质粒都构建了，由此来评判 His 标签对生物表型影响。

2. 两种诱导表达载体是要互不兼容的，因为不可能在同一个细胞中两种不相容的质粒利用相同的复制机制来进行相关基因的复制。相关质粒在本章中所描述的是 pMBI

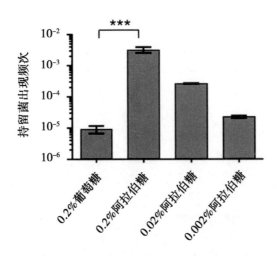

图 11-5　100 倍环丙沙星处理大肠杆菌 24 小时后持留菌出现的几率

　　毒素基因表达是可以用 0.2% 葡萄糖来进行抑制表达或者是一定浓度范围的果糖诱导表达 3 小时后，利用环丙沙星来作用大肠杆菌培养物。数据引自参考文献［4］。

组内的 pBAD/His 质粒以及 p15A 组内的 pME6032 质粒。两种质粒在单个细胞中具有相似的拷贝数。

　　3. 如果含有 pBAD/毒素基因的大肠杆菌在生长速度上明显低于含有空载体 pBAD 的大肠杆菌的话，加入 0.2% 的葡萄糖可以有效抑制质粒上启动子的渗漏效应（表达外源基因，leaky expression）。如果葡萄糖是要在菌体生长的初始阶段加入，那就要在此之前将菌体培养物回收并且利用新鲜培养基重悬。

　　4. 为了诱导 pME6032 重组质粒的抗毒素基因表达，如果加入 IPTG 无法重新使毒素介导的细菌重新复苏，洗涤步骤就要加入实验流程中了。在加入 IPTG 之前，3 000g 离心菌体培养物 10 分钟。弃除上清，并且利用等体积新鲜 LB 培养基重悬菌体沉淀。加入 IPTG 以及抗生素。

　　5. 一些抗生素储存液，例如头孢他啶（ceftazidime），需要现用现配，这是因为这些抗生素容易降解，并且长期保存会失效。

　　6. 含有 1mM IPTG 的琼脂培养基是用来诱导含有抗毒素基因的重组质粒 pME6032 中的启动子。这可以有效且准确测定肉眼可见的菌体培养物。如果总体菌体数目过低，应该将菌体数目提高到正常 IPTG 浓度所需要的数量上来。

　　7. T0 时间点的计数菌体克隆数要除以 2，因为只有一半标准化的菌体培养物是用于持留菌的研究。

参考文献（**References**）

［1］　Yamaguchi Y, Inouye M. 2011. Regulation of growth and death in *Escherichia coli* by toxinantitoxin systems. Nat Rev Microbiol, 9: 779-790.

［2］　Gerdes K, Maisonneuve E. 2012. Bacterial persistence and toxin-antitoxin Loci. Annu Rev Microbiol，66：103-123.

[3]　Lewis K. 2010. Persister cells. Annu Rev Microbiol，64：357-372.

[4]　Butt A，Higman V A，Williams C，et al. 2014. The HicA toxin from *Burkholderia pseudomallei* has a role in persister cell formation. Biochem J，459：333-334.

[5]　Dörr T，Vulić M，Lewis K. 2010. Ciprofloxacin causes persister formation by inducing the TisB toxin in *Escherichia coli*. PLoS Biol，8，e1 000 317.

[6]　Korch S，Hill T. 2006. Ectopic overexpression of wild-type and mutant hipA genes in *Escherichia coli*：effects on macromolecular synthesis and persister formation. J Bacteriol，188：3 826-3 836.

[7]　Keren I，Kaldalu N，Spoering A，et al. 2004. Persister cells and tolerance to antimicrobials. FEMS Microbiol Lett，230：13-18.

[8]　Butt A，Muller C，Harmer N，et al. 2013. Identification of type II toxin-antitoxin modules in *Burkholderia pseudomallei*. FEMS Microbiol Lett，338：86-94.

第十二章

利用周期性抗生素处理实验验证大肠杆菌持留菌形成水平的遗传特点

Bram Van den bergh，Joran E. Michiels，Jan Michiels

摘 要

持留菌的研究是困难的，这主要是因为持留菌瞬时形成的特性以及持留菌菌群比重在整体菌群中是很小的。过去，为了揭示细菌持留状态机制，很多设想都已经被研究人员执行了。然而，由于在研究持留菌的过程中存在着诸多的挑战以及持留菌形成机制是纷繁复杂的，研究人员对细菌持留状态分子通路的研究仍旧不是很清楚。本章中，我们将讲述如何利用周期性抗生素处理方法在菌体生长静止期来提高持留菌的含量（从原来初始阶段持留菌含量极低的情况下促使所有菌体都转变为持留菌群）。这种实验方法将会有助于揭示细菌持留状态的分子机制，并且有助于为研究持留菌的其他研究提供可靠的技术平台，例如有效研究如何得到持留菌的高纯度菌体培养物及使研究时间与环境因素在细菌持留状态中的遗传性提供了可能。

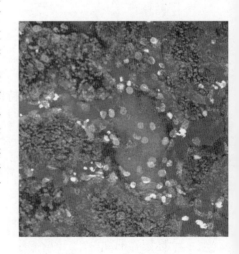

关键词

实验性的遗传特性；持留菌突变体；适应性；周期性处理；大肠杆菌；两面下注（Bet-hedging）；氨基糖苷类

1　引言（Introduction）

细菌持留状态是一种两面下注的策略（bet-hedging strategy），这种策略可以保证菌群避免被致死性抗生素杀灭（通常这部分存活下来的持留菌是原来菌群规模的 0.0001% ～ 0.1%），从而构筑起第一道防线[1,2]。持留菌在抗生素存在的情况下是不分裂增殖的，并且当抗生素浓度降低后这些持留菌可以转变为抗生素敏感的非持留菌表型而重新增殖。上述特点也就是持留菌（persister）与抗药菌（resistant cells）的本质区别[3]。持留菌可以躲避临床检测从而导致治疗失败以及再次复发感染，尤其是存在于生物被膜的持留菌可以借助所形成的生物被膜为庇护所来抵抗机体的各种免疫因子的杀灭[4]。一些研究团队已经利用经典的实验技术方法（例如筛选突变文库[5-13]、过表达文库[14,15]及富集持留菌来进行转录组的研究[16-19]）来研究细菌持留状态的相关基因以及分子机制[5-13]。虽然实验过程已经被描述过了，而且一些耐药性基因和机制也已经有了相关报道[20,21]，但仍然存在很多的问题[22]。遗传学筛选在研究例如细菌持留状态的一些复杂特征上是先天不足的，而持留菌的量少以及瞬时性（transient character）使得转录组在反复的持留菌富集的基础上变得十分渺茫。我们希望将实验性验证持留菌的遗传特性作为一种在研究细菌持留状态方面的一种可供选择的途径，并且我们列出了如下理由：第一点，实验性验证持留菌遗传特性在面对纷繁复杂的持留菌表型上是一种强有力的研究工具[23]；第二点，在研究诸如获得性功能突变（gain-of-function mutations）及一些重要结构域/关键基因突变体方面不会得出具有偏向性的研究结论[24]。第三点，已经有相关试验表明，利用此种技术是可以实现持留菌在体内[25,26]或者体外[27]的群体扩增的。本章节中，我们所介绍的这种技术是可以令大肠杆菌群体扩大并且在细菌生长静止期所突变产生的菌体突变体中持留菌的比重达到100%。

2　材料（Materials）

实验中所涉及的溶液和培养基均需要利用去离子水配制，并且在没有特别说明储存条件的情况下都是在室温条件下储存。利用带有特定遗传标记物的大肠杆菌作为始祖菌体（ancestor）。例如，我们利用大肠杆菌菌株 BW25993，这是一种携带不同荧光素酶标记物的细菌[28]（见备注 1）。通常在操作危险物品或者仪器设备的时候，一定要按照实验室安全要求做好防护措施。当丢弃废物时，请按照实验室生物安全相关规定进行操作，并且确保生物性废物在被丢弃前已经被无害化处理。

2.1 常用到的材料 （General Materials）

（1）抗生素储存液：阿米卡星（amikacin）50mg/ml（见备注2）。称取保存于4℃的50mg 阿米卡星粉剂，而后加入无菌超纯水（在25℃条件下电阻率为 18.2MΩ/cm）至终体积为 1ml。利用 0.22μm 滤膜过滤除菌，并且将分装后的储存液尽快存放于 −20℃（见备注3）。

（2）MH 肉汤培养基（Mueller Hinton Broth，MHB）：按照所提供的 MHB 粉末的配比说明进行相关操作（见备注4）。

（3）LB（Lysogeny Broth）琼脂培养基：称取10g 胰蛋白胨、10g NaCl、5 克酵母提取物以及15g 琼脂糖，加入蒸馏水定容至1L，而后高压灭菌。在倒取肉汤培养基之前，将无菌肉汤培养基保持在 50~60℃ 最多可以放置2天。在使用之前，将培养平板放置 4℃ 可保存最多一个月。

（4）$MgSO_4$溶液（10mM）：称取 2.46g $MgSO_4 \cdot 7H_2O$，而后加水至终体积 1L，而后高压灭菌。

（5）无菌的玻璃试管以及 250ml 量程的厄伦美厄烧瓶（Erlenmeyer flasks）（见备注5）。

（6）无菌的 15ml 和 50ml 量程的塑料试管，用于离心试验。

（7）微型离心机，相对离心力可达到 4 000×g。

（8）可以离心 50ml 离心管的离心机，其相对离心力要达到 4 000×g。

（9）安装有试管架、微型平皿以及厄伦美厄烧瓶托盘的 37℃ 温控摇床（转速可以达到 200r/min）（见备注6）。

（10）螺旋板（Spiral plater）和自动菌落克隆计数器或者其他可以针对菌落进行计数的方法，无菌玻璃珠用于涂板以及计数。

2.2 确定始祖菌株的抗生素相关特点 （Determination of antibiotic-related charactertics of ancestral strain）

（1）含有不同浓度抗生素的 MHB 琼脂糖培养平板：加入 15g 琼脂糖于 1L MHB 培养基中，而后进行高压灭菌。在倒取之前，将无菌的肉汤培养基温度保持在 50~60℃ 2天。混合抗生素储存液于无菌肉汤培养基至实验所需要的抗生素浓度，而后制平板培养基。将含有抗生素的 MHB 培养平板保存于 4℃，但是要在 1 星期内使用，不然培养板上的抗生素就会失效[29]。

（2）有盖的 96 孔无菌培养板以及可透气的无菌胶带。

（3）可读取 OD_{590} 的 96 孔读板机。

2.3 研究进化的相关实验 （Evolution Experiment）

（1）带滤芯的枪头。

（2）一次性手套。

（3）70% 的消毒酒精（v/v）：体积比是 30 份的水与 70 份的工业酒精混合物。

（4）冷冻保护剂（Cryoprotectant）：50%的甘油（v/v）：将50份水与50份甘油混合。

（5）能够耐受-80℃低温条件的聚丙烯保存管（cryotube）。

（6）荧光显微镜（见备注7）。

3　方法（Methods）

所有操作要在室温下进行，并且要在无菌条件下开展。液体培养物要在37℃条件下温育，200r/min摇菌培养。涉及离心的试验要在4000×g开展。

3.1　始祖菌体与抗生素相关特征的鉴定（Characterization of Antibiotic-Related Characteristics of Ancestral Strain）

最小抑菌浓度（minimum inhibitory concentration，MIC）、最小菌体浓度（minimum bactericidal concentration，MBC）以及抗生素浓度。利用抗生素处理原始菌体培养物使其持留菌水平达到稳态（persister plateau）的抗生素浓度需要确定好，为接下来实验分析持留菌遗传特点做准备，同时也是为了扩增持留菌群以及挑选菌体克隆奠定基础（见备注8和备注9）。子标题3.1.1和3.1.2中所涉及的实验方法已经在参考文献〔30-32〕报道过了。

3.1.1　MIC与MBC的确定（MIC and MBC Determination）

（1）在5ml MHB培养基的试管中接种始祖菌体（见备注1和备注9），并且过夜培养。

（2）利用吸光度595nm（OD$_{595}$）的检测来调整过夜培养物的可视浓度于OD$_{595}$值0.5，这个过程可以通过离心富集菌体而后在MHB培养基中定量稀释来实现。

（3）100倍稀释利用OD$_{595}$值调整好的菌体悬液于40ml MHB培养基中，充分混合。加入抗生素于10ml此种菌体培养物中，使其抗生素浓度达到研究人员想评估抗生素最大浓度的2倍（见备注10）。

（4）将实验步骤3中的150μl菌体培养物加入剩下的30μl菌体培养物中，而后混匀转移到无菌的微孔培养平板上。利用3组作为每个抗生素每个克隆的技术性样本（technical replicate）以及第12列作为空白对照。将剩余菌体在浓度为10mM的MgSO$_4$溶液中10倍倍比稀释，并且在LB琼脂培养基中涂布培养。过夜培养后菌落计数来确定每毫升的菌落形成单位。

（5）将150μlMHB加入于第12列的微孔中，作为阴性对照。

（6）将抗生素按照2倍倍比稀释：加入150μl含有抗生素的菌体培养物于第一列的微孔中，混匀以及将150μl混合液于下一个微孔中并且重复操作至第10列，最后将左后列微孔中的150μl液体弃除。利用可透气的封口膜于微孔上方而后盖上盖子，温育16~20小时。

（7）利用96孔板读板器检测每一个微孔的OD$_{595}$的数值。确定阳性对照于阴性对照中适当的微生物生长以及培养基中无菌的状况。最低抑菌浓度是抗生素能够以最低浓度的情况下明显抑制细菌生长。

（8）将微孔中菌体培养物在浓度为 10mM 的 $MgSO_4$ 溶液中 10 倍倍比稀释微孔中的抗生素，并且确保所稀释的抗生素浓度都是大于最低抑菌浓度的，另外还要进行平板涂布。过夜培养后对菌落进行计数。按照实验操作第 4 步的要求，对比不同稀释度每毫升菌体培养物产生菌体克隆数的差异。MBC 是指杀灭 99.9% 细菌后所对应的菌体最低浓度。

3.1.2 MPC 的确定（MPC Determination）

（1）在含有 5ml MHB 培养基的试管中接种始祖细菌（见备注 1 和备注 9），而后过夜培养。

（2）在含有 100ml MHB 培养基的细胞培养瓶中将始祖菌体过夜培养物进行 100 倍稀释，并且过夜培养。

（3）10 倍浓缩菌体过夜培养物：将 50ml 菌体过夜培养物进行离心浓缩（25 分钟），弃掉上清，而后利用 5ml 浓度为 10mM 的 $MgSO_4$ 溶液进行菌体的重悬。

（4）将 10^{10} 以上的菌体涂布在一系列以 2 倍倍比稀释抗生素浓度的 MHB 培养平板上（见备注 10）。针对每个抗生素浓度，笔者按照实验操作第 3 步中制备的菌体悬液 200μl 来对每个平板进行涂布。培养 48 小时以检测抗药性突变菌株的克隆数目。

（5）MPC 是指抗药突变菌株被抑制生长的最小浓度。

3.1.3 通过绘制工作浓度的抗生素杀菌曲线以及处理时间来确定持留菌的稳态水平（Construction of Killing Curves in Function of Antibiotic Concentration and Treatment Duration to Determine the Persister Plateau）

（1）在含有 5ml MHB 培养基的试管中接种始祖细菌（见备注 1 和备注 9），而后过夜培养。

（2）在含有 100ml MHB 培养基的细胞培养瓶中将始祖菌体过夜培养物进行 100 倍稀释，并且过夜培养。

（3）将 1ml 菌体过夜培养物转移到试管中，在当前已经确定好的一系列抗生素浓度的培养基中培养 5 小时。另外一种方法是，在一个恒定的抗生素浓度条件下，菌体样品处理的时间不同来确定在有效时间内所展现的杀菌曲线（见备注 10）。

（4）利用抗生素处理菌体培养物以后，利用微型离心机将样品离心 5 分钟，利用浓度为 10mM 的 $MgSO_4$ 溶液进行洗涤，以除去残存的抗生素，然后利用 $MgSO_4$ 溶液 10 倍倍比稀释离心产物，并且在 LB 琼脂培养平板上。过夜培养后，对菌体克隆进行计数已确定初始菌体数目。

（5）利用抗生素处理菌体培养物以后，利用微型离心机将样品离心 5 分钟，利用浓度为 10mM 的 $MgSO_4$ 溶液进行洗涤，以除去残存的抗生素，然后利用 $MgSO_4$ 溶液 10 倍倍比稀释离心产物，并且在 LB 琼脂培养平板上。培养 48 小时后进行菌落计数，由此确定活菌的数目（见备注 11）。

（6）绘制工作浓度下抗生素作用下的活菌数目或者在恒定的抗生素条件下不同的作用时间来确定持留菌形成达到稳定状态下的条件（图 12-1）（见备注 8）。

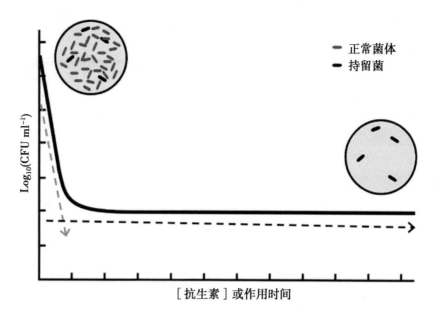

图 12-1 恒定抗生素浓度作用不同时间或者不同抗生素浓度在一定处理时间
所产生的杀菌曲线来揭示持留菌产生水平达到稳态的条件

起初，活菌数目是在抗生素浓度不断增加或者恒定抗生素浓度条件下的情况下随着作用时间的延长显著下降的。然而，在一个特定的时间点或者是具体的抗生素浓度，菌落形成单位达到一个平台期以后，无论继续增加抗生素浓度或者是作用时间继续延长都将对菌体的继续杀灭作用微乎其微。在这个阶段，所有的对抗生素敏感菌体都被杀灭了，剩下的就是对抗生素高度不敏感的持留菌。这一双相模式（biphasic pattern）所展示的是初始阶段对正常菌体的快速杀灭（灰色线）并且通过延长作用时间或者是提高抗生素浓度就会提高持留菌的数量（黑色线）。为了使持留菌形成如期达到稳态水平，抗生素浓度或者作用时间的选取范围应该符合达到稳态水平的要求，并且还要顾及到研究持留菌遗传特点的相关实验操作过程对相关结果的影响力降到最低。相关数据来自于参考文献［20］。

3.2 研究持留菌遗传特点的相关实验（Evolution Experiment）

因为研究持留菌遗传特点的相关实验通常是需要实验室操作若干天并且许多因素可以干扰所得到的结果（例如，污染、菌体培养时间和抗生素处理时间，还有像突然断电或者玻璃容器破碎以及菌体在实验操作过程中发生遗传漂移等偶发事件），我们想强调的是实验材料的准备、计划周密的实验方案以及在扩增菌体数量的过程中认真严谨的操作是十分重要的（见备注 3~5、7、9 以及 12~19）。

研究持留菌遗传特点的相关实验的操作步骤：

（1）在含有 5ml MHB 培养基的试管中接种单克隆菌落，并且过夜培养。一个菌体克隆是用于建立一个遗传谱系很纯正的菌体群落（见备注 12 和备注 13）。

（2）在含有 100ml MHB 培养基的细胞培养瓶中将过夜菌体培养物按照 100 倍进行稀释，并且过夜培养（见备注 14）。

（3）由实验设计所要求的处理频次，利用抗生素处理菌体培养物几天就要撤掉抗生素来培养几天菌体培养物（见备注 15）。如果过夜培养物（有实验操作步骤 2、6 或者是 8 所获得的）需要利用抗生素进行处理，然后接着做实验操作的第 4 步。如果不是过夜培养物，那么直接按照实验操作第 8 步进行操作。在此过程中，实验人员可以中断实验，利用实验操作第 9 步来进行相关处理（见备注 16）。

（4）利用浓度为 10mM 的 $MgSO_4$ 溶液对过夜菌体培养物进行 100 倍倍比稀释，而后涂布于 LB 琼脂糖培养平板上过夜培养然后对所形成的菌落形成单位进行整体计数。

（5）利用抗生素将每一个过夜培养的 2ml 菌体培养物样品进行处理。利用固定的抗生素浓度以及处理时间（依据是子标题 3.1 所述）来进行相关处理（见备注 8）。

（6）抗生素处理后，离心沉淀 5 分钟样品，利用 10mM 的 $MgSO_4$ 溶液进行 3 次洗涤来除去抗生素。100 倍稀释每份样品于含有 100ml MHB 培养基，而后过夜培养来达到另一轮菌体生长（见备注 14）。利用 10mM 的 $MgSO_4$ 溶液洗涤的菌体样品进行 10 倍倍比稀释，而后涂布于 LB 培养基平板上培养 48 小时，一次来确定每毫升液体中活菌的数目（见备注 11）。每毫升存活的持留菌的数目（CFU）与总体菌体数目（CFU）的比率来展示持留菌的比重（见备注 11）。每毫升活菌的 CFU 与每毫升总体菌群的 CFU 的比率来展示持留菌的比重，这个过程是需要通过实验来有规律的按时间段来进行检测而得出。

（7）在不考虑处理频次的前提下，50ml 过夜培养菌体（来源于实验操作第 6 步）通过离心富集。利用 10mM 的 $MgSO_4$ 溶液重悬离心产物定容至 1ml，而后加入 50%浓度的甘油冻存液，在-80℃进行低温保存（见备注 16）。下一步实验跳转实验操作第 3 步。

下述实验期间没有抗生素处理：

（8）从试验操作的第 6 步或者是实验操作的第 8 步开始对过夜培养物在含有 100ml MHB 培养基的细胞培养瓶中进行 $1:10^6$ 稀释处理，然后将稀释物过夜培养，使其菌体开始新一轮生长周期（见备注 14 和备注 17）。跳转至实验操作第 3 步。

要终止实验或者是暂停实验（见备注 16）。

（9）检测菌体群落的污染情况。我们利用不同种类的荧光标记物在荧光显微镜下观察可能产生的污染（见备注 1 和备注 18）。

（10）如何冷冻保存菌体过夜培养物参见实验操作第 7 步。

（11）涂布菌体过夜培养物于培养平板，操作步骤参见实验操作步骤第 4 步。

（12）挑取单克隆菌落：挑取单克隆菌落，并且利用装有 5ml MHB 培养基的试管将其进行培养（见备注 19）。

（13）低温保存这些菌体克隆于-80℃：按照体积比为 1:1 将 1ml 过夜培养的菌体培养物于 1ml 甘油进行混合，保存于-80℃。

（14）按照子标题 3.1 所述的实验，进行这些菌体克隆于抗生素相关特点的研究分析（见备注 8 和备注 9）。

备注（Notes）

1. 我们曾经针对很多种遗传背景不同的实验室大肠杆菌菌种，也有一些大肠杆菌

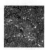

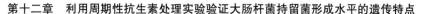

致病菌以及其他种类的细菌（例如鼠伤寒沙门氏杆菌（*Salmonella* Typhimurium））来进行持留菌的扩大培养研究。理想的情况是，所筛选出来的持留菌菌株要通过交叉污染的相关检测（例如利用不同标记物的荧光信号分子、营养缺陷性标记物），这一检测特别是在持留菌实验的初期就要进行。在选取始祖菌株进行持留菌相关实验前，其他额外的信息（例如基因组序列信息）也是要被考虑的。显然，所选取的始祖菌株要对实验中所选取的抗生素十分敏感。

2. 我们确定所使用的实验方法是适用于利用其他氨基糖苷类化合物（aminoglyco-sides）（例如卡那霉素（kanamycin）、妥布霉素（tobramycin）以及庆大霉素（gentami-cin））所开展的实验。抗生素储存液浓度的确定是要符合实验用抗生素浓度的灵活配取的要求来确定的。当更改抗生素的配方（例如水合物（hydrate）或者硫酸盐（sulfates））或者不同供货商的产品时，要考虑相同浓度下，不同货源或者形式的抗生素的杀菌效力。

3. 当使用抗生素储存液需要进行长期实验（例如在研究菌体一个长期进化的实验过程中），减少抗生素储存液分装管的反复冻融频次以及即使更新抗生素储存液以保持抗生素在实验的连续性上发挥持续杀菌作用是很重要的。阿米卡星（amikacin）不应该在-20℃的条件下保存超过一个月[29]。因此，调整抗生素储存液分装管的数量以及分装体积对于保证抗生素有效的杀菌效力是十分重要的。

4. 利用预混 MHB 培养基的配方有利于提高实验结果的可重复性。因为不同公司提供的配方都是有差异的，确定一家公司所提供的 MHB 配方来进行长期的实验研究有助于对后期实验结果的分析和问题的排查（例如不同商品批次的抗生素含量以及成分上的差别所导致的实验结果误差）。可以替代的方法是，MHB 培养基在 2g/L 的牛肉提取物，17.5g/L 酪蛋白消化物以及 1.5g/L 淀粉混合物进行配制。有些情况下，这是要根据物种以及实验中所使用抗生素种类来定的[30]，MHB 培养基中钙离子和镁离子浓度是分别需要在终浓度为 20~25mg/L 以及 10~12.5mg/L 的培养基中进行调整的。在高压灭菌之前，将 MHB 培养基转移到其他容器中（例如试管和锥形烧瓶中），并且在保持一定的温度下将实验用抗生素充分溶解。当配制 MHB 培养基用于菌体遗传实验的时候，应该将同一批次的 MHB 培养基粉剂的量保证可以维持一个完整的实验周期。高压灭菌后的培养基不应该保存一个星期以上，室温避光保存，不可以高压灭菌两次。

5. 当开始菌体遗传实验的研究时，确保至少 3 次实验所用到的锥形烧瓶的数量。对于锥形烧瓶数量的确定，是依据实验人员工作单位在处理清洗实验用后的锥形烧瓶的能力而定的，要收集可用于整个实验重复数 4~5 次的烧瓶用量。

6. 为了比较菌体遗传特性的实验平行组之间的差异以及比较独立生物表型实验组之间的差异，最好培养温箱用同一个，或者利用相同性能的培养温箱（例如相同的旋转振幅）。在我们所进行的试验中，200r/min 相当于 0.11g。

7. 依赖特殊标记物来呈现的始祖大肠杆菌菌株来进行的相关实验，在检测菌体培养是否污染是要考虑用其他不同检测方法来进行复核的。

8. 这些参数至少需要 3 次实验重复来进行确定的。我们推荐在进行细菌遗传学研究过程中所使用的抗生素浓度至少是 MIC 值和 MBC 值的 10 倍以上，并且要明显大于

MPC 的数值。为了使持留菌水平达到平台期，抗生素浓度与抗生素作用时间是要充足的。在我们所进行的试验中，利用阿米卡星的最小浓度是 50μg/ml 而最大浓度是 400μg/ml 来作用 5 小时是能够使持留菌的遗传特征明显地表现出来。细菌遗传特征实验完成后，子标题 3.1 所述的实验内容就可以评估细菌持留状态的遗传特征了，例如在抗生素浓度维持在 MIC 水平时，持留菌的成活率显著上升。子标题 3.1 所述的实验内容也可以用来评估其他与抗生素相关的遗传特征。

9. 若使用扩增后的菌群，最好是限制生长周期的数目，这是为了降低由于细菌生长过程中所导致的遗传变异和菌群中菌体结构发生明显改变。因此，对于菌群来说，子标题 3.1 所述的内容可以用来进行细菌的遗传实验研究。另一种更加实用的替代策略是，将冻存的菌体培养物作为遗传特性研究的起始点。我们建议将冻存的菌体培养物完全融化后，利用 MHB 培养基将其 1 000 倍稀释并且过夜培养使菌群生长达到平台期，所获得的菌体培养物能够满足子标题 3.1 所描述的相关实验。

10. MIC、MBChe MPC 与抗生素浓度、作用时间在使持留菌达到平台期的过程中是因不同菌种甚至大肠杆菌不同菌株之间的差异而变化的。如果没有菌体的前期信息，我们建议利用广谱、低浓度的抗生素进行处理。为了确定使持留菌达到平台期所需要的抗生素浓度以及处理时间，我们通常是在实验的初期就通过固定处理时间（例如 5 小时，这个时间可以令菌体在 24 小时生长周期中剩下足够的时间来达到生长平台期）优化抗生素的浓度。在优化好抗生素浓度的前提下，在确定持留菌达到生长平台期需要的处理时间的长短。

11. 因为持留菌相对于正常细菌具有很长的生长滞后期[2,27]，笔者通常再确定利用抗生素处理菌体所得到的持留菌在特定处理时间段内能够在涂布的平板上形成绝大多数持留菌菌落，其培养时间由原来的 24 小时延长到 48 小时。

12. 由于一些始祖菌体克隆存在着随机突变的几率，所以利用不同单克隆菌落所培养出来的菌群是可以抵消由于细菌群体结构在整体菌群中的变化而对实验结果产生的干扰。我们在这里建议，在初始阶段培养这些单菌落是在琼脂培养基上为好。将初次过夜培养的菌体培养物进行 -80℃ 低温保存，保存条件是体积比 1∶1，菌体培养物与甘油。这一策略有助于追根溯源。根据实验的观测值，菌群繁殖的周期是要进行调整的。例如，对于一个演示实验（try-out experiment）或者由于实验的特殊要求在后续实验中需要得到高水平的持留菌突变株，1~3 次菌群的繁殖就足够了。在其他实验中，例如当实验目的是延长实验时间来跟踪菌体的遗传变化或者是研究进化过程中的原动力的时候，提高菌体繁殖周期有助于降低突发因素给后期实验结果的分析带来的干扰。然而，记住一点，任何提高菌体繁殖周期的实验活动都会增加相应的实验工作量以及占用更多的实验资源。如果过高的菌体繁殖周期是不需要的，那么合理设计实验中需要的菌体规模是很重要的（见子标题 2 中所述内容）。

13. 如果研究者拥有具有等位基因标签的菌株（isogenic tagged strains）（见备注 1），我们鼓励利用这种菌株来对菌群的构建，这一点对于实验的初期尤为重要。如果研究者拥有的菌体具有多个遗传标记物，我们建议轮换遗传标记物来处理菌群。在这里，交叉污染可能是很容易被鉴定出来的。为了将污染的几率降到最低，我们建议戴手套来进行操作，同时要防止在处理不同菌体培养材料的时候不会出现交叉污染，在扩大菌群培养的过程中要利用带滤芯的枪尖来进行操作。在冻存菌体培养物的时候，要利用新鲜高压灭菌过的甘油以及浓度为 10mM 的 $MgSO_4$。不能在同一时间点两次打开装有正在扩容的菌体培养物的容器。

14. 为了防止意外的发生，我们建议在 4℃ 保存未经抗生素处理的菌体培养物以及利用抗生素处理过的菌体培养物是合理的，作为菌体培养物在达到下一个生长静止期前的有效供给者。

15. 虽然抗生素处理频次通常被描述为"几天一次抗生素处理"，相等的抗生素处理频次可以通过不同的方式来确定。例如，当抗生素处理频次是 8 天一次的时候，在药物处理后到下一次药物处理的 7 天内进行 7 次菌体培养物的稀释步骤，在第 8 天的时候再进行抗生素的处理。针对菌体的单一性，笔者通常在利用抗生素处理菌体培养物后，进行复核实验需求的菌体稀释。在无抗生素处理的天数内，若需要可以对耐药菌形成的水平进行检测，检测方法与实验步骤 4~6 是相似的，但是这一时期不能使耐药菌进入下一个遗传周期。

16. 在菌体遗传实验的最后一天，我们曾经按照实验步骤 4~6 再次检测持留菌形成的水平并且按照实验步骤 7 将过夜菌体培养物进行了冻存。此方法中，菌体遗传实验可以若需要重新复核的时候进行重做。虽然我们建议做此项实验的过程中不要有任何的额外干扰，但是若需要可以暂时中止实验。这就需要将试验样品在 -80℃ 进行保存，以便当重新开始暂时中止的实验提供可靠的实验材料。我们建议在每一轮抗生素处理菌体培养物的周期内都要将菌体过夜培养物进行低温保存。如果实验需要，实验人员可按照实验步骤 8 所述将彻底融化的低温保存的菌体培养物进行适当稀释。在进行抗生素处理实验前，要将保存的菌体培养物进行新一轮生长周期来进行生理状态的调整。如果抗生素处理每天一次，那么在实验结束的尾声或者实验中间点将菌体培养物要进行 -80℃ 的保存，在保存前要按照实验步骤 6 所述将抗生素清除。

17. 在无抗生素处理的几天内，我们将样品按照 1:1 000 000 进行稀释，模拟抗生素处理菌体培养物菌体所经历的生长瓶颈期。依据初始持留菌水平（我们实验室规定的是 $10^{-4} \sim 10^{-3}$），我们建议调整稀释倍数。然而，要注意的是，菌群处于瓶颈期过长会增加细菌的遗传漂移。进一步来说，当利用低频次进行抗生素处理的时候，选择压力不是很强，这也会增加菌体的遗传漂移[33]。

18. 我们建议在实验的中间点也要对菌体培养物进行污染情况的检测，这是在保存相应菌体培养物于 -80℃ 之前必须做的一项检测。因为很小一部分物荧光信号的菌体混杂在菌体培养物中是很难被观察到的。在进行污染检测的时候，随机挑取单克隆菌落进行检测。

19. 从菌体培养物中挑取单克隆菌落的数目多少是有些武断的，但是这是和具体实验要达到的目的相关。如果抗生素处理频次很低，我们会在每个菌体培养物中挑取至少 5 个单克隆菌落，这是因为菌群中菌体存在变化，在平行对照中也是存在的。如果抗生素处理频次很高，那么每个菌群中挑取的单克隆数目可以适当减少。

致谢（Acknowledgements）

笔者是 Research Foundation-Flanders（FWO）与 Agency for Innocation by Science and Technology（IWT）的参与者。这项研究也受到 KU Leuven Research Council（PF/10/010；IDO/09/010）的进一步资助与 IAP-BELSPO 的前期资助。

参考文献（References）

[1]　Cohen N R, Lobritz M A, Collins J J. 2013. Microbial persistence and the road to drug resistance. Cell Host Microbe, 13: 632–642.

[2]　Balaban N Q, Merrin J, Chait R, et al. 2004. Bacterial persistence as a phenotypic switch. Science, 305: 1 622–1 625.

[3]　Lewis K. 2010. Persister cells. Annu Rev Microbiol, 64: 357–372.

[4]　Fauvart M, De Groote V N, Michiels J. 2011. Role of persister cells in chronic infections: clinical relevance and perspectives on antipersister therapies. J Med Microbiol, 60: 699–709.

[5]　Manuel J, Zhanel G G, de Kievit T. 2010. Cadaverine suppresses persistence to carboxypenicillins in *Pseudomonas aeruginosa* PAO1. Antimicrob Agents Chemother, 54: 5 173–5 179.

[6]　Li Y, Zhang Y. 2007. PhoU is a persistence switch involved in persister formation and tolerance to multiple antibiotics and stresses in *Escherichia coli*. Antimicrob Agents Chemother, 51: 2 092–2 099.

[7]　Girgis H S, Harris K, Tavazoie S. 2012. Large mutational target size for rapid emergence of bacterial persistence. Proc Natl Acad Sci USA, 109: 12 740–12 745.

[8]　DeGroote V N, Verstraeten N, Fauvart M, et al. 2009. Novel persistence genes in *Pseudomonas aeruginosa* identified by high-throughput screening. FEMS Microbiol Lett, 297: 73–79.

[9]　Leung V, Levesque C M, Lévesque C M. 2012. A stress-inducible quorum-sensing peptide mediates the formation of persister cells with noninherited multidrug tolerance. J Bacteriol, 194: 2 265–2 274.

[10]　Hu Y, Coates A R M. 2005. Transposon mutagenesis identifies genes which control antimicrobial drug tolerance in stationary-phase *Escherichia coli*. FEMS Microbiol Lett, 243: 117–124.

[11]　Dhar N, McKinney J D. 2010. *Mycobacterium tuberculosis* persistence mutants identified by screening in isoniazid-treated mice. Proc Natl Acad Sci USA, 107: 12 275–12 280.

[12]　Ma C, Sim S, Shi W, et al. 2010. Energy production genes *sucB* and *ubiF* are involved in persister survival and tolerance to multiple antibiotics and stresses in *Escherichia coli*. FEMS Microbiol Lett, 303: 33–40.

[13]　Hansen S, Lewis K, Vulić M. 2008. Role of global regulators and nucleotide metabolism in antibiotic tolerance in *Escherichia coli*. Antimicrob Agents Chemother, 52: 2 718–2 726.

[14]　Spoering A L, Vulic M, Lewis K, et al. 2006. GlpD and PlsB participate in persister cell formation in *Escherichia coli*. J Bacteriol, 188: 5 136–5 144.

[15]　Germain E, Castro-Roa D, Zenkin N, et al. 2013. Molecular mechanism of bacterial persistence by HipA. Mol Cell, 52: 248–254.

[16]　Shah D, Zhang Z, Khodursky A, et al. 2006. Persisters: a distinct physiological state of *E. coli*. BMC Microbiol, 6: 53.

[17]　Keren I, Minami S, Rubin E, et al. 2011. Characterization and transcriptome analysis of *Mycobacterium tuberculosis* persisters. MBio, 2: e00 100-e00 111.

[18]　Keren I, Shah D, Spoering A, et al. 2004. Specialized persister cells and the mechanism of multidrug tolerance in *Escherichia coli*. J Bacteriol, 186: 8 172-8 180.

[19]　Van Acker H, Sass A, Bazzini S, et al. 2013. Biofilm-grown *Burkholderia cepacia* complex cells survive antibiotic treatment by avoiding production of reactive oxygen species. PLoS One, 8: e58 943.

[20]　Kint C I, Verstraeten N, Fauvart M, et al. 2012. New-found fundamentals of bacterial persistence. Trends Microbiol, 20: 577-585.

[21]　Amato S M, Fazen C H, Henry T C, et al. 2014. The role of metabolism in bacterial persistence. Front Microbiol, 5: 70.

[22]　Balaban N Q, Gerdes K, Lewis K, et al. 2013. A problem of persistence: still more questions than answers? Nat Rev Microbiol, 11: 587-591.

[23]　Blaby I K, Lyons B J, Wroclawska-Hughes E, et al. 2012. Experimental evolution of a facultative thermophile from a mesophilic ancestor. Appl Environ Microbiol, 78: 144-155.

[24]　Barrick J E, Yu D S, Yoon S H, et al. 2009. Genome evolution and adaptation in a longterm experiment with *Escherichia coli*. Nature, 461: 1 243-1 247.

[25]　Lafleur M D, Qi Q, Lewis K. 2010. Patients with long-term oral carriage harbor highpersister mutants of *Candida albicans*. Antimicrob Agents Chemother, 54: 39-44.

[26]　Mulcahy L R, Burns J L, Lory S, et al. 2010. Emergence of *Pseudomonas aeruginosa* strains producing high levels of persister cells in patients with cystic fibrosis. J Bacteriol, 192: 6 191-6 199.

[27]　Fridman O, Goldberg A, Ronin I, et al. 2014. Optimization of lag time underlies antibiotic tolerance in evolved bacterial populations. Nature, 513: 418-421.

[28]　Yu J, Xiao J, Ren X, et al. 2006. Probing gene expression in live cells, one protein molecule at a time. Science, 311: 1 600-1 603.

[29]　Andrews J M. 2001. Determination of minimum inhibitory concentrations. J Antimicrob Chemother, 48 (Suppl 1): 5-16.

[30]　Wiegand I, Hilpert K, Hancock R E W. 2008. Agar and broth dilution methods to determine the minimal inhibitory concentration (MIC) of antimicrobial substances. Nat Protoc, 3: 163-175.

[31]　Liebens V, Defraine V, Van der Leyden A, et al. 2014. A putative de-N-acetylase of the PIG-L superfamily affects fluoroquinolone tolerance in *Pseudomonas aeruginosa*. Pathog Dis, 71: 39-54.

[32]　Drlica K. 2003. The mutant selection window and antimicrobial resistance. J Antimicrob Chemother, 52: 11-17.

[33]　Barrick J E, Lenski R E. 2013. Genome dynamics during experimental evolution. Nat Rev Genet, 14: 827-839.

第五部分　研究细菌持续性感染的细胞模型与动物模型

Part V　Cellular and Animal Model Systems for Studying Persistence

第十三章
利用体外模型研究抗生素的胞内活性

IJulien M. Buyck，Sandrine Lemaire，Cristina Seral，
Ahalieyah Anantharajah，Frédéric Peyrusson，
Paul M. Tulkens，Franç oise Van Bambeke

摘　要

　　抗生素对胞内菌的杀伤作用是十分小的。药理学的相关研究是要确定哪些抗生素对胞内菌是有效果的，并且要揭示为什么抗生素对胞内菌的处理效果是如此之差。在此章中详细描述一种体外药理学模型，这一模型是由：①预先使受调理素作用的细菌（pre-opsonized bacteria）被真核细胞吞噬；②利用庆大霉素将未内化入细胞的菌体杀灭；③利用抗生素将感染的细胞进行培养；④利用菌体计数的方法进行菌体存活率的确定以及基于样品蛋白质的含量来评测存活菌体的数目。

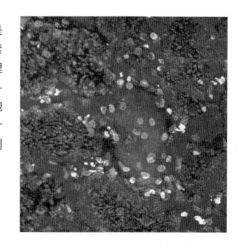

关键词

胞内感染；庆大霉素；抗生素；吞噬作用；调理素作用；药代动力学；效率；相对效力

1 引言（**Introduction**）

生存在细胞内的细菌现在被广泛认为是细菌性传染病扩散、持留状态，及/或复发感染的主要因素[1-5]。当细菌定殖在真核细胞内，细菌就可以成功逃避机体免疫系统的体液免疫反应，并且这些细菌通常采取潜伏感染的生活方式来弱化抗生素对其杀伤效果。而且，为了发挥抗生素对胞内菌的杀伤作用，抗生素必须有机会接触胞内的细菌才行，并且抗生素在细胞内发挥杀菌效果也要依赖于特定的环境[6,7]。基于这些因素，如果简单从抗生素在一些培养基中对细菌的杀伤效力来判断，抗生素在胞内发挥的作用是不可预估的。

本章中我们所描述的一种体外模型是可以用来研究抗生素在抗击胞内菌的药代动力学。这种模型是高度可变的，这样就适用于若干种菌种或者菌株了[8-11]，同时也适用于很多种细胞系[9,12,13]。这种方法已经用于对商品化的抗生素药物效力的分析对比[11-14]以及一些已经注册并且在临床上开展相关评估的分子化合物中[9,12,15-19]，由此预测这些药物在治疗细菌持续性感染过程中的潜在应用价值。这里，我们以金黄色酿脓葡萄球菌（*Staphylococcus aurreus*）的感染为例，已经被证实在治疗动物模型胞内感染过程中是有效的[20,21]。

2 材料（**Materials**）

2.1 设备（**Equipment**）

（1）层流净化罩：实验在层流净化罩中开展，安置层流净化罩的房间要符合生物安全级别，要可以符合开展致病微生物的相关研究[22]。

（2）二氧化碳培养温箱。

（3）细菌培养温箱。

（4）血球计数仪。

（5）分光光度计。

2.2 介质（**Reagents**）

（1）用于细胞培养的培养基：RPMI-1640 或者 DMEM，胎牛血清浓度是 10%。

（2）阳离子调节的 MH 肉汤（CA-MHB）培养基和胰蛋白大豆琼脂培养平板（tryptic soy agar，TSA），或者是其他针对特定细菌研究所需要的培养基。

（3）灭菌蒸馏水。

（4）灭菌的磷酸盐缓冲液（PBS）：8g NaCl、0.2g KCl、1.44g Na_2HPO_4、0.24g KH_2PO_4、1L 的蒸馏水。pH 值调整到 7.4。

（5）从健康志愿者获得的人血清，这是用于细菌的调理作用（bacterial opsonization）。

（6）庆大霉素保存液，40μg/ml。

（7）研究所用抗生素保存液。

（8）试剂（见备注 1）或者试剂盒（商品化的）用于依据 Folin-Ciocalteu 比色法来进行蛋白质定量，见 Lowry 法的参考文献 [23]。

（9）检测细胞活力的试剂（见备注 2）或者试剂盒［台盼蓝染色法[24]或者检测细胞释放出来的胞浆酶乳酸脱氢酶（cytosolic enzyme lactate dehydrogenase）[25]］。

3　方法（Methods）

相关方法见图 13-1。

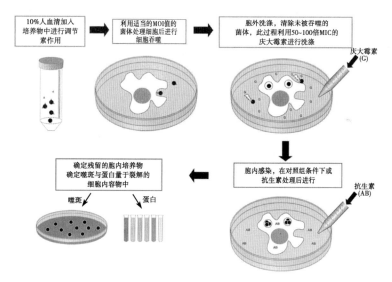

图 13-1　体外模型测评抗生素在胞内的活性

3.1　细菌悬浮液以及培养基的制备（Preparation of Bacterial Suspension and Media）

（1）在相关试验开展前，首先制备 15ml MHB 培养基过夜培养的菌体培养物（37℃；搅拌），菌群此时达到生长平台期。

（2）解冻人血清。

（3）37℃预热培养物，无菌水，PBS 缓冲液。

3.2　细菌的调理素作用（Opsonization of Bacteria）

调理素作用（Opsonization）是一个过程，在这个过程中细菌被调理素（opsonins）进行标记。这些调理素是血清蛋白（serum proteins），例如抗体蛋白将细菌与细胞表面相联系，这样更加有助于细胞对其进行吞噬（见备注3）。

（1）3 200×g 的转速下将菌体过夜培养物离心7分钟，取沉淀。

（2）利用1ml 人血清进行沉淀重悬；在9ml 真核细胞培养基中将其混匀，此过程中不加入10%的胎牛血清，这是因为混合液中人血清的终浓度为10%。不要涡旋。

（3）37℃轻柔搅拌下（130r/min）培养30~60分钟[11,16]。

3.3　用于感染模型的真核细胞与细菌的培养（Preparation of Eukaryotic Cells and Bacteria for infection）

（1）如果使用的是悬浮细胞，细胞培养的数量通过血球计数板来进行控制，一般要求细胞数量在500 000~750 000个/ml（见备注4）。

（2）如果选用的是贴壁细胞，将贴壁细胞在多孔培养板中培养。贴壁细胞应该在实验规定的时间内达到80%的汇合度。此外，准备额外的培养孔来进行贴壁细胞的计数。

（3）3 200×g 的转速下将调节素作用的细菌（opsonized bacteria）离心7分钟，弃除上清液。利用2ml PBS 或者是细胞培养基来对沉淀进行重悬；并且计算细菌的浓度，相关计算是建立在菌落形成单位数量与 OD_{620} 数值或者菌体重悬的浊度之间的相关性来进行的。

3.4　噬菌作用（Phagocytosis）

这一实验步骤十分关键，因为不同菌种、菌株都是不相同的操作[8,11,14,27]，并且对于细菌感染的细胞类型也是不相同的[9,12,13,15]，而且还要适合研究人员的手法（图13-2）。

在噬菌作用发生后，锁定观察目标。一个胞内接种物（intracellular inoculum）是足量的，以供检测足够数量的胞内细菌，但是需要注意的是这个菌体量要低于足以杀死细胞的胞内菌体量（通常是 10^6 cfu/mg 细胞蛋白质量）。这方面的操作标准流程将在下面展开介绍。

（1）噬菌作用（phagocytosis）：将细菌悬液加入悬浮培养或者贴壁培养的细胞中，这样可以获得实验设计的感染复数（multiplicity of infection，MOI，即在每个细胞中有多少个细菌存在）；当建立模型后，设立不同感染复数的平行对照组（1∶1；5∶1；10∶1；20∶1；50∶1）。在37℃的二氧化碳培养箱中培养一定时间；当模型建立后，比较不同时间所得到的感染复数（通常是0.5小时、1小时和2小时）。

（2）清除未被细胞吞噬的细菌。针对悬浮细胞来说，340g 离心7分钟；对于贴壁细胞来说，弃除培养液。

（3）重新温育受到细菌感染的细胞45~60分钟。要注意的是，此时的培养液是无

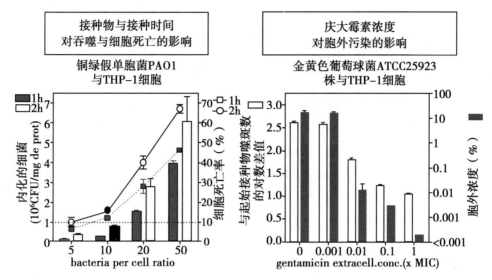

图13-2 建立一种胞内感染模型

左图：确定最优菌体接种量以及噬菌时间，此图是以金黄色酿脓葡萄球菌PAO1为例说明的[11]。细胞在金黄色酿脓葡萄球菌PAO1存在的情况下培养1或者2小时以增加细菌与细胞接触的几率（左轴）。THP-1细胞的死亡率是在噬菌末期来进行检测的（右轴）。培养1小时的数据：灰色符号以及柱状图；培养2小时的数据：透明符号以及柱状图；黑色柱状图与黑色点对应的是此模型中的最优条件（点状线：10^6 cfu/mg蛋白质，细胞毒性小于10%）。右图：在避免胞外感染的前提下，确定利用最优浓度的庆大霉素来处理对照组的菌体培养物，以金黄色葡萄球菌ATCC25923为例[14]。改变胞内接种量（log坐标），这是在细胞感染24小时后得到的数据，随着庆大霉素用量的增加，展现出多个MIC值（左轴）；在这些庆大霉素不同用量的环境下，胞外培养物的污染百分比是通过菌落计数来评估的，而这些菌落是涂布剩余菌体培养物以及洗液而来的（右轴；检测限为0.001%）。

血清并且含有高浓度（通常是MIC的50~100倍）庆大霉素的[11,14]，这是为了将虽然未被细胞吞噬但是已经吸附在细胞外膜上的活菌消灭（见备注5）。

（4）利用PBS缓冲液在室温条件下将感染细胞洗涤3次，以此来除去庆大霉素和细菌残渣。

（5）利用1ml无菌水来收集感染后的细胞，目的就是为了通过低渗原理使细胞胀破从而将细胞吞噬的细菌释放出来。

（6）利用PBS缓冲液制备对数级的细胞裂解稀释物，在琼脂培养平板上涂布每个稀释度的细胞裂解物50μl；培养24小时后针对平板上形成的菌落数进行计数。

（7）对于平行对照组，利用Folin-Ciocalteu比色法来确定细胞裂解物中总蛋白的含量（见备注1）[23]。

（8）以cfu/mg cell protein的数据来描述，以及将所获得的10^6cfu/mg cell protein对应的实验条件作为下一步实验的设定条件（见备注6）。

3.5 胞内增殖 (Intracellalr Growth)

（1）将感染后的细胞利用10%胎牛血清的细胞培养基重新温育。对于质控的条件，加入于MIC持平的庆大霉素来避免为被细胞吞噬的细菌在细胞外增殖（图13-2）以及如何将细胞杀死后将胞内细菌释放到培养基中[14]，这些都是要严格质控的。针对实验的条件要求，加入研究人员感兴趣的抗生素，其所加入的抗生素的浓度是事先就被摸索好的（见备注7和备注8）。

（2）在温育的尾声，利用PBS缓冲液对细胞进行3次洗涤，并且收集细胞于无菌水中来进行细胞的胀破。将处理好的细胞裂解液涂布于平板培养基上待菌体克隆形成进行计数，并且进行对应细胞蛋白的测定。

3.6 检测抗生素胞内活性 (Assessment of Antibiotic Intracellular Activity)

这里所介绍的实验模型是可以针对抗生素对胞内细菌杀灭活性的检测或者是抗生素发挥胞内菌杀菌活性所对应的胞外环境中浓度的确定[11,14]。

（1）考虑到时间效应，细菌生长通常在细胞内是延迟的（有几小时的延迟期），因此抗生素针对细胞内细菌的杀伤作用往往低于抗生素在肉汤培养基中的杀伤作用。

（2）考虑到抗生素的浓度效应，要设立一个跨度较大的抗生素浓度范围，可以从略低于MIC到高于MIC若干倍的浓度范围，由此可以获得详细的抗生素浓度效应的sigmoid回归曲线（图13-3）。

（3）利用对应的Hill公式，关键的药理学符号（key pharmacological descriptors）所对应的数据就可以被计算了。

（a）相对最小效力（the relative minimal efficacy）[E_{min}；cfu数值取以10为底的对数值]，例如，与初始噬菌作用后的培养物所产生的cfu相比较，急剧降低抗生素浓度可以显著提高cfu的数量。

（b）相对最大效力（the relative maximal efficacy）[E_{max}；cfu数值取以10为底的对数值]。

（c）相对效力（the relative potency）[EC_{50}；以mg/L或者多重感染复数来表示]，例如，抗生素浓度对应的数值是E_{max}与E_{min}差值的一半。

（d）恒定浓度（the static concentration）[C_s；以mg/L或者多重感染复数来表示]，例如，抗生素的浓度可以使细菌与初始培养物相比不能明显增殖[10]。

（4）依据这样的模型，可以得到两个主要的观测结果（图13-3）。

（a）第一个是，恒定的抗生素浓度在抗击胞内菌（例如，抗生素浓度抑制细菌的生长）是在抗生素浓度接近MIC的时候就可以出现的，这说明药物的效力与药物在细胞内的累积不是直接相关的。这可能与细胞内药物的利用率（intracellular bioavailability）不高有关。

（b）第二个是，抗生素的最大效力在细胞内是明显低于细胞外的。分子水平上解释为什么细胞内的抗生素杀菌最大效率如次低下还是有待于进一步研究的。

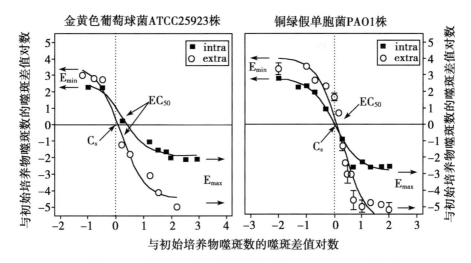

图 13-3　抗生素在胞外和胞内活性的浓度与效应相关性是以金黄色葡萄球菌（*S. aureus*）以及绿脓杆菌（*P. aeruginosa*）为例进行说明的

对比莫西沙星（moxifloxacin）在肉汤培养基中 24 小时作用的杀菌活性（胞外活性是透明标符来显示）或者是作用感染的 THP-1 细胞 24 小时后的杀菌活性（胞内活性是实心标符来显示）。纵坐标表示的 cfu/ml 的数值（胞外）或者是 cfu/ml cell protein（胞内）。对于胞内的对应数据是与噬菌作用发生后对应的水平线为原点的（horizontal line at 0）。横坐标显示的是抗生素在肉汤培养基对应 MIC 的浓度以 10 为底的对数值。原点拟合出来的曲线表示 MIC 值。数据是利用 Hill 公式来进行换算的（斜率因子 = 1）并且是由相关的药理学参数得出来的，即①E_{min}（低浓度抗生素所得出来的 cfu 数值）；②E_{max}（相对效率；根据推算出来的抗生素高浓度对感染细胞细菌杀灭的数值，所有数据都是以 10 为底取对数与初始培养物进行对比）；③EC_{50}（相对性能；抗生素浓度可以是细菌减少量处于 E_{min} 与 E_{max} 差值一半的水平）；C_s（恒定的抗生素浓度；此程度的抗生素浓度可以使细菌没有明显的增殖变化）。见参考文献［10，11］。

备注（Notes）

1. 蛋白质检测可以不用商品化的试剂盒，利用参考文献［23］所述的方法就可以实现。试剂就是 Biuret 试剂（现配现用的混合液，成分为 100ml 2% Na_2CO_3，1ml 2% 酒石酸钠钾（potassium sodium tartrate），1ml 1% $CuSO_4 \cdot H_2O$），2N Folin-Ciocalteu 试剂（稀释到 1N），1N NaOH，以及标准品（100μg/ml 牛白蛋白）。简单来说，0.5ml 细胞裂解液（或者稀释物），空白对照（含有收集细胞的培养基），水（溶解标准品），或者是标准品在 0.5ml 1N NaOH 溶液中孵育 30~120 分钟，然后将 5ml Biuret 试剂加入体系，继续孵育 10~20 分钟。0.5ml 1N Folin 试剂稍后加入每一个试管中，并且孵育 30 分钟后从每一个试管中吸取液体进行 660nm 吸光度读值（这是实验的最后一步，需要一个事关一个试管的做，并且要利用计时器来严格限定每个试管培养物的反应时间）。样品中蛋白质的浓度利用下述公式进行计算。（｛［$OD_{sample} - OD_{blank}$］／［$OD_{standard} - OD_{water}$］｝×100μg/ml［standard concentration］×dilution factor）。

2. 利用台盼蓝染色法可以很容易的对细胞活力进行检测（具有活性的细胞是不会被台盼蓝着色的）。将 100ml 细胞悬浮液与 900ml 台盼蓝试剂进行混合，37℃孵育 10 分钟，而后利用血球计数器对着色的细胞进行计数，从而推算出死细胞的比例。另一种计算死细胞比重的方法是，利用商品化的乳酸脱氢酶（LDH）检测试剂盒测定细胞上清液中死细胞释放出来的乳酸脱氢酶的含量。此种方法的检测原理见参考文献［25］，是通过检测乳酸脱氢酶在乳清中降低丙酮酸盐所消耗的 NADH 的量来进行评测的。

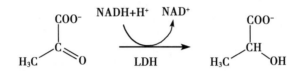

简而言之，50ml 细胞培养基或者 10ml 细胞裂解液与 2.5ml 0.244mM 的 NADH 溶液在 Tris 缓冲液（81.3mM Tris/203.3mM NaCl）中混合，而后在加入浓度为 9.76mM 的丙酮酸钠溶液（在相同的 Tris 缓冲液中进行配制）500ml 进行混合，接着利用 339nm 吸收波长对 NADH 消耗量进行测定，每分钟测定一次，一共测定 5 次。细胞死亡的测评是以 LDH 在上清中活性的比率来显示的（测评公式：$[OD_{0min}-OD_{5min}]/\mu l$ of medium×total volume of cell lasate）。

3. 当使用受到严格监管的微生物或者是经相关部门许可的微生物来优化血清补充物介导噬菌作用的最优效果，调节素作用（opsonization）可以使大量细胞受到细菌的感染[28]。对调节素的预处理是没有很系统的要求的[27]，并且也可以有其他的替代方法，例如在细胞培养基中加入灭活补体的血清或者小牛血清（灭活程序是 30 分钟 56℃[29]），目的就是减少噬菌作用，使产生噬菌作用的细胞可以维持 24 小时的细胞活力。

4. 真核细胞使用的数量取决于细菌的毒性。针对细菌的细胞毒性作用以及细菌的种类，利用较高浓度的细胞可以保证噬菌作用发生后维持一定数量的接种细胞的存活，因为在噬菌作用发生的过程中会有一部分细胞死亡[11]。

5. 此种检测方法的局限性在于菌株需要对庆大霉素敏感。庆大霉素可以迅速杀灭未被细胞吞噬而残留在细胞外的细菌，而对被细胞吞噬入体内的细胞杀灭效果很弱。这就要求做特定菌种的噬菌作用实验前，要进行庆大霉素对目标菌株杀菌敏感性的测定（MIC 是要确定的）。利用溶葡萄球菌酶（lysostaphin）作为裂解试剂来针对胞外菌进行杀灭，并且可能进入细胞内对吞入胞内的细菌产生影响[26]。

6. 依据菌株的毒力以及使其内化如细胞的能力，噬菌作用发生后的细胞的活力检测是至关重要的。细胞活力的检测（台盼蓝法和乳酸脱氢酶法）可以同时按照备注 2 所述内容进行平行检测，并且依据所检测细胞活力的结果对吞噬细菌后的感染细胞培养物进行筛选。

7. 抗生素或者杀菌剂对真核细胞也是有毒性的。在使用抗生素或者杀菌剂作用细胞前，要检测相关试剂对细胞活力的影响，从而可以在正式开展实验的时候对所加抗生素或者杀菌剂的剂量进行调整。一些杀菌剂可以使很多细胞死亡，从而将吞噬的细菌释放出来。杀菌剂的杀菌活力对释放到胞外的菌体所占用，从而降低了其对胞内菌杀菌作用的效力[30]。

8. 对于高剂量的杀菌剂来说，确定过量抗生素不会影响细菌在平板上的正常生长[26]。这项工作可以通过对比未经抗生素处理的细胞裂解物涂布平板所形成的 cfu 数量来实现，或者未经 12.5mg/L 活性炭吸附残存抗生素所形成的 cfu 数量来实现[16]。

致谢（Acknowledgments）

胞内菌感染模型已经完成，这是受到了比利时政府设立的 Fonds National de la Recherche Scientifique 项目的资助，Interuniversity Attraction Poles 的启动是由位于比利时布鲁塞尔瓦隆区的比利时科学政策办公室发起的。

参考文献（References）

[1] Anderson G G, Martin S M, Hultgren S J. 2004. Host subversion by formation of intracellular bacterial communities in the urinary tract. Microbes Infect, 6: 1 094-1 101.

[2] Cossart P, Sansonetti P J. 2004. Bacterial invasion: the paradigms of enteroinvasive pathogens. Science, 304: 242-248.

[3] Garzoni C, Kelley W L. 2011. Return of the Trojan horse: intracellular phenotype switching and immune evasion by Staphylococcus aureus. EMBO Mol Med, 3: 115-117.

[4] Mehlitz A, Rudel T. 2013. Modulation of host signaling and cellular responses by Chlamydia. Cell Commun Signal, 11: 90.

[5] Rohde M, Chhatwal G S. 2013. Adherence and invasion of streptococci to eukaryotic cells and their role in disease pathogenesis. Curr Top Microbiol Immunol, 368: 83-110.

[6] Carryn S, Chanteux H, Seral C, et al. 2003. Intracellular pharmacodynamics of antibiotics. Infect Dis Clin North Am, 17: 615-634.

[7] VanBambeke F, Barcia-Macay M, Lemaire S, et al. 2006. Cellular pharmacodynamics and pharmacokinetics of antibiotics: current views and perspectives. Curr Opin Drug Discov Devel, 9: 218-230.

[8] Garcia L G, Lemaire S, Kahl B C, et al. 2012. Influence of the protein kinase C activator phorbol myristate acetate on the intracellular activity of antibiotics against hemin- and menadione-auxotrophic small-colony variant mutants of Staphylococcus aureus and their wild-type parental strain in human THP-1 cells. Antimicrob Agents Chemother, 56: 6 166-6 174.

[9] Lemaire S, Kosowska-Shick K, Appelbaum P C, et al. 2010. Cellular pharmacodynamics of the novel biaryloxazolidinone radezolid: studies with infected phagocytic and nonphagocytic cells, using Staphylococcus aureus, Staphylococcus epidermidis, Listeria monocytogenes, and Legionella pneumophila. Antimicrob Agents Chemother, 54: 2 549-2 559.

[10] Lemaire S, Kosowska-Shick K, Appelbaum P C, et al. 2011. Activity of moxifloxacin against intracellular community-acquired methicillinresistant Staphylococcus aureus: comparison with

clindamycin, linezolid and co-trimoxazole and attempt at defining an intracellular susceptibility breakpoint. J Antimicrob Chemother, 66: 596-607.

[11] Buyck J M, Tulkens P M, Van Bambeke F. 2013. Pharmacodynamic evaluation of the intracellular activity of antibiotics towards *Pseudomonas aeruginosa* PAO1 in a model of THP-1 human monocytes. Antimicrob Agents Chemother, 57: 2 310-2 318.

[12] Lemaire S, Glupczynski Y, Duval V, et al. 2009. Activities of ceftobiprole and other cephalosporins against extracellular and intracellular (THP-1 macrophages and keratinocytes) forms of methicillin-susceptible and methicillin-resistant *Staphylococcus aureus*. Antimicrob Agents Chemother, 53: 2 289-2 297.

[13] Lemaire S, Olivier A, Van Bambeke F, et al. 2008. Restoration of susceptibility of intracellular methicillin-resistant *Staphylococcus aureus* to beta-lactams: comparison of strains, cells, and antibiotics. Antimicrob Agents Chemother, 52: 2 797-2 805.

[14] Barcia-Macay M, Seral C, Mingeot-Leclercq M P, et al. 2006. Pharmacodynamic evaluation of the intracellular activities of antibiotics against *Staphylococcus aureus* in a model of THP-1 macrophages. Antimicrob Agents Chemother, 50: 841-851.

[15] Lemaire S, Van Bambeke F, Appelbaum P C, et al. 2009. Cellular pharmacokinetics and intracellular activity of torezolid (TR-700): studies with human macrophage (THP-1) and endothelial (HUVEC) cell lines. J Antimicrob Chemother, 64: 1 035-1 043.

[16] Lemaire S, Tulkens P M, Van Bambeke F. 2011. Contrasting effects of acidic pH on the extracellular and intracellular activities of the anti-gram-positive fluoroquinolones moxifloxacin and delafloxacin against *Staphylococcus aureus*. Antimicrob Agents Chemother, 55: 649-658.

[17] Barcia-Macay M, Lemaire S, Mingeot-Leclercq M P, et al. 2006. Evaluation of the extracellular and intracellular activities (human THP-1 macrophages) of telavancin versus vancomycin against methicillin-susceptible, methicillinresistant, vancomycin-intermediate and vancomycin-resistant *Staphylococcus aureus*. J Antimicrob Chemother, 58: 1 177-1 184.

[18] Lemaire S, Van Bambeke F, Tulkens P M. 2009. Cellular accumulation and pharmacodynamic evaluation of the intracellular activity of CEM-101, a novel fluoroketolide, against *Staphylococcus aureus*, *Listeria monocytogenes*, and *Legionella pneumophila* in human THP-1 macrophages. Antimicrob Agents Chemother, 53: 3 734-3 743.

[19] Melard A, Garcia L G, Das D, et al. 2013. Activity of ceftaroline against extracellular (broth) and intracellular (THP-1 monocytes) forms of methicillin-resistant *Staphylococcus aureus*: comparison with vancomycin, linezolid and daptomycin. J Antimicrob Chemother, 68: 648-658.

[20] Sandberg A, Jensen K S, Baudoux P, et al. 2010. Intra- and extracellular activities of dicloxacillin against *Staphylococcus aureus* in vivo and in vitro. Antimicrob Agents Chemother, 54: 2 391-2 400.

[21] Sandberg A, Jensen K S, Baudoux P, et al. 2010. Intra- and extracellular activity of linezolid against *Staphylococcus aureus* in vivo and in vitro. J Antimicrob Chemother, 65: 962-973.

[22] Centers for Disease Control and Prevention. 2009. In: Chosewood LC, Wilson DE (eds) Biosafety in Microbiological and Biomedical Laboratories, 5th edn. U.S. Department of Health and Human Services, Bethesda, MA, pp 1-415.

[23] Lowry O H, Rosebrough A L, Farr A L, et al. 1951. Protein measurement with the Folin phenol reagent. J Biol Chem, 193: 265-275.

［24］ Strober W. 2001. Trypan blue exclusion test of cell viability. Curr Protoc Immunol Appendix, 3, Appendix.

［25］ Vassault A. 1987. Lactate dehydrogenase. In: Bergemeyer HU (eds) Methods in enzymatic analysis. VHC Publishers, Veinheim, Federal Republic of Germany, III: Enzyme I oxydoreductases, transferases, pp 118-126.

［26］ Seral C, VanBambeke F, Tulkens P M. 2003. Quantitative analysis of gentamicin, azithromycin, telithromycin, ciprofloxacin, moxifloxacin, and oritavancin (LY333328) activities against intracellular *Staphylococcus aureus* in mouse J774 macrophages. Antimicrob Agents Chemother, 47: 2 283-2 292.

［27］ Seral C, Carryn S, Tulkens P M, et al. 2003. Influence of P-glycoprotein and MRP efflux pump inhibitors on the intracellular activity of azithromycin and ciprofloxacin in macrophages infected by *Listeria monocytogenes* or *Staphylococcus aureus*. J Antimicrob Chemother, 51: 1 167-1 173.

［28］ Drevets D A, Campbell P A. 1991. Roles of complement and complement receptor type 3 in phagocytosis of *Listeria monocytogenes* by inflammatory mouse peritoneal macrophages. Infect Immun, 59: 2 645-2 652.

［29］ Carryn S, Van Bambeke F, Mingeot-Leclercq M P, et al. 2002. Comparative intracellular (THP-1 macrophage) and extracellular activities of beta-lactams, azithromycin, gentamicin, and fluoroquinolones against *Listeria monocytogenes* at clinically relevant concentrations. Antimicrob Agents Chemother, 46: 2 095-2 103.

［30］ Lemaire S, Bogdanovitch T, Chavez-Bueno S, et al. 2006. Bactericidal activity of ceragenin CSA-13 against intracellular MSSA, hospitalacquired (HA) and Community-acquired (CA) MRSA, and VISA in THP-1 macrophages: relation to cellular toxicity? 46th Interscience Conference on Antimicrobial Agents and Chemotherapy, San Francisco, CA, A-0633.

第十四章

利用鼠类动物模型研究大肠杆菌
对其泌尿道感染的相关研究

Thomas J. Hannan，David A. Hunstad

摘 要

泌尿道感染（Urinary tract infection，UTI）在人类的细菌感染病例中是十分常见的。小鼠动物模型是一种非常突出并且操作容易的实验模型，这种模型可以用来研究大肠杆菌感染所引起的膀胱炎（cystitis）和肾盂肾炎（pyelonephritis）以及其他尿路并发症（uropathogens）。在实验室模拟膀胱炎的发生时，试验雌性小鼠通过尿道插管来进行感染，细菌性膀胱炎发病的具体分子机制在近些年来已经开始陆续被揭示了。无论是小鼠还是人类，与尿路感染相关的大肠杆菌都是通过I型黏附素pili（adhesive type I pili）来黏附在膀胱黏膜层，并且在上皮细胞胞浆内形成复制生态位（replication niche），从而在细胞内形成一个菌体集群（bacterial communities）来避免抗生素的杀灭以及机体免疫系统的清除。利用不同种类近亲繁殖的纯种小鼠以及基因突变改造后的小鼠来研究包括胞内菌群落的形成、慢性细菌性膀胱炎及其复发等相关感染机制是可行的。尿液、膀胱和肾脏组织可以利用细菌培养（bacterial culture）、组织学（histology）、免疫组织化学（immunohistochemistry）、激光共聚焦成像（confocal microscopy）、电子显微镜成像（electron microscopy）以及流式细胞术（flow cytometry）来进行相关研究。要是检测一些可溶性的生物指标（soluble markers）（例如细胞因子等），是可以利用 ELISA、蛋白印记、多重磁珠阵列（multiplex bead array）等检测手段对血清、尿液以及组织匀浆来进行检测。这种实验模型使得揭示致病机制以及评估针对与尿路感染相关的急性、慢性以及复发相关的预防和治疗效果都是十分实用的。

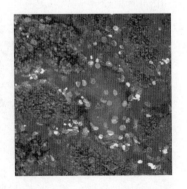

关键词

尿路感染；膀胱炎；大肠杆菌；胞内菌群；细菌持留状态

1 引言（Introduction）

人的泌尿道是细菌繁殖的一个重要场所。在美国非复杂型尿路感染（Uncomplicated urinary tract infections，UTIs）的人数已经超过了 1 000 万人，并且每年经济损失达到 4 亿美元[1]。非复杂型尿路感染的诱发因素包括结构和尿动力学的异常（urodynamic abnormalities）、怀孕[2]、糖尿病[3]、膀胱导尿[4]、前列腺肥大[1]、HIV 感染[5]以及性生活[6,7]。注意的是，很多有非复杂型尿路感染的门诊病人是一些没有任何临床症状的女性。事实上，50%的女性在她们的日常生活中经历过非复杂型尿路感染，超过25%的女性在 6 个月治疗的初期就会出现复发的现象[8]。2/3 的复发是归咎于患者治愈后原始菌[8,9]。

尿道致病菌性大肠杆菌（Uropathogenic Escherichia coli，UPEC）是导致非复杂型尿路感染的最重要的祸首[8]，并且是导致后天免疫性群体的（community-acquired）以及健康护理相关的非复杂型尿路感染。尿道致病菌性大肠杆菌根据不同的毒力可以导致膀胱的膀胱炎以及肾脏的肾盂肾炎（pyelonephritis）。肾盂肾炎在临床症状上与膀胱炎是截然不同的，这主要表现在侧腹部有痛感、发烧、恶心和呕吐。一部分确诊为膀胱炎的患者在没有明显肾盂肾炎临床症状的肾脏处也可以分离到致病菌。由于没有明确的一套针对泌尿组织临床检测的方案，而往往是通过患者的患病史来特事特办。这就导致难以系统而明确地对引起膀胱炎或者肾盂肾炎致病菌的毒力鉴定。

在过去的 1~2 年间，很多与哺乳动物非复杂型泌尿感染疾病发生、发展与治疗的相关研究都是基于鼠科动物来开展的。简单来说，具有不同生物背景（与易感性相关）的雌性小鼠可以短暂麻醉，而后利用尿道致病菌性大肠杆菌或者其他致病菌通过导尿管来接种到膀胱中。依据此种操作流程（熟练的操作人员可以在 2~3 分钟内对实验小鼠的相关实验完成），实验后的动物要从临床方面进行检测，收集血液和尿液样品。实验小鼠要在感染后规定的时间点处死，体液（血液和尿液）以及器官组织（肾脏和胆囊）进行采集，进而进行相关细胞和因子方面的分析（包括细菌载量（bacterial loads）、组织学显微观察以及免疫组化、白细胞群体特征分析、组织和血清中细胞因子的测定）。

在研究非复杂型泌尿感染的过程中，小鼠是一种很理想的实验模型。这是因为，小鼠的膀胱结构以及细胞组成与目前对人类膀胱的相关研究是高度相似的。对于人类相关疾病的研究中，细菌对膀胱黏膜的吸附是通过名为 1 型菌毛的细菌符合大分子来实现的[10]，然而，与 P 菌毛相关的细胞器可以促进 UPEC 与肾脏黏膜表面具有球状系列糖脂类蛋白相结合[11]。最近对简单泌尿路感染疾病模型的研究表明，UPEC 不仅可以黏附于膀胱[12-27]与肾脏[28,29]的黏膜细胞表面，而且还可以对细胞进行入侵。在膀胱发炎的过程中，受到 UPEC 侵染的黏膜上皮细胞的病变是与其他尿路致病菌［如腐生性葡萄球菌（*Staphylococcus saprophyticus*）[30]、克雷伯氏杆菌（*Klebsiella pneunoniae*）[31] 以及肠道沙门氏菌（*Salmonella enterica*）[22]]。这一侵染过程是由 UPEC 占据并且侵染具有 Rab27-b 阳性特征的棱型泡（fusiform vesicles）得出来的，棱型泡通常是穿梭于顶端细胞膜（apical membrane）从而为膀胱运输尿液的。棱型液泡这一运输尿液的功能可以使细菌侵入进去，在通过胞外分泌的生理过程进入膀胱内[22,23]。一小部分内化的 UPEC 自由将纳入细胞质中，并且以指数增殖。所形成具有生物被膜样的胞内菌体群落（biofilm-like intracellular bacterial communities，IBCs）可以容纳 10^5 个生物体并且是黏膜细胞表面突出膀胱内腔（bladder lumen）[18]。被招引过来的巨噬细胞（一种大型的嗜中性粒细胞）可以吞噬消灭受到细菌感染的细胞，但是无法直接杀灭正在复制增值的胞内细菌[32]。接下来，细菌在具有生物被膜样的胞内菌体群落（IBC）的外周再次形成球状体或者细丝状菌体[32-34]，离开受到感染的细胞，去侵染其他未受感染的上皮细胞或者是通过排尿离开宿主。同时，受到感染的上皮细胞能够发生细胞凋亡或者通过小便排出体外[35-38]。总体来说，具有生物被膜样的胞内菌体群落（IBC）就像是一个庇护所一样，为 UPEC 的复制增值提供场所，并且快速引发细胞炎性反应。

在细菌性膀胱炎形成的关键时期，UPEC 会利用多种策略来抑制嗜中性粒细胞的初期聚集，从而为致病菌侵入上皮细胞创造出窗口期以及形成胞内菌群集落。具有生物被膜样的胞内菌体群落（IBC）的形成也是对 UPEC 亚种菌落的筛选结果，所选择的菌种一定是非常适应细胞内环境从而快速增殖、摧毁免疫效应分子以及建立上皮细胞内部的细菌持续性感染。最后，与人类膀胱炎相关的鼠源 IBC 被证实是一种丝状 UPEC（以及其他革兰氏阴性泌尿致病菌）以及类似鳞片状脱落的菌体物，即简单尿路感染是与泌尿系统上皮细胞内 IBC 的形成有关的[39,40]。

鼠源的简单尿路感染的导尿管感染模型已经被用于机体对存在于膀胱和肾脏中的 UPEC 的炎症反应的研究中来，以及用于研究 UPEC 调控宿主免疫反应的具体机制中来[41]。总的来说，UPEC 的成分包含脂多糖（lipopolysaccharide）和 pili 分子，它们可以与上皮细胞的 Toll 样受体（TLR4）以及定植的白细胞（resident leukocytes）结合[42]，刺激 NF-κB 以及其他信号通路，而后引发局部炎性细胞因子（local secretion of inflammatory cytokines），例如 IL-1、IL-6、IL-8[43,44]，并且使嗜中性粒细胞向炎性组织游走。从小鼠模型研究得出的 TLR4 与 IL-8 相关受体的遗传多态性（genetic polymorphisms）已经用于研究简单尿路感染复发人群的研究中了[45-49]。在细菌的研究方面，UPEC 可以使尿道上皮细胞的前炎性细胞因子（pro-inflammatory cytokines）的产量降低[50-54]，投送白细胞毒素（deliver leukotoxins）[55,56] 以及减弱嗜中性粒细胞向尿路上皮细胞游走的能力[57-59]。上述这些结论只是此类研究成果的一部分展示，而这些结果的发现都是基于小鼠简单尿路感染模型的建立，以及在此平台上剖析宿主-病原体在细菌性膀胱炎与肾盂肾炎发生过程中所产生的一些互作效果。

最后介绍一下近期关于 UPEC 在膀胱中持续性感染的多种生物表型的研究进展。在小鼠 C57BL/6 品系的研究中，利用导尿管来使膀胱感染两周后，与其他动物感染模型感染两周后一样，UPEC 会在受感染动物膀胱细胞内悄悄建立一个菌体增殖大本营（quiescent intracellular reservoir of UPEC）[19]。在膀胱上皮细胞的 Lamp1 阳性液泡内可以观察到 4~8 种微生物的存在[60]。这些细菌抵抗抗生素的杀灭作用，并且不会引起免疫系统的注意，以及周期往复地在鼠源动物的感染部位出现[61]。最近的研究表明，C3H 品系的小鼠出现了一种被称为"biomodal"的生物表型，这种表型是以后总急性临床症状，而不是其他致病菌那样转归为慢性临床症状并伴有炎症反应。"biomodal"生物表型是一种经典且可以明确阐述宿主免疫系统在对付急性感染以及复发等临床症状的切入点[62,63]，这也为今后找到有效治疗该病症方法的一个研究平台。

2 材料（Materials）

（1）Luria-Bertani（LB）培养基：溶解 10g 胰蛋白胨，5g 酵母提取物以及 10g NaCl 于 1L 去离子水中，并且 121℃ 高压灭菌 30 分钟。

（2）LB 琼脂培养基平板：加入 16g 琼脂粉于 1L LB 培养基。121℃ 高压灭菌 30 分钟后冷却培养基在 50~60℃ 保存。将 25ml LB 琼脂培养基导入 100mm×15mm 的塑料 petri 平皿。

（3）磷酸盐缓冲液（phosphate-buffered saline，PBS）：800ml 蒸馏水，8g NaCl，0.2g KCl，1.44g Na_2HPO_4，溶液 pH 值利用 HCl 调至 7.4，并且利用蒸馏水定容溶液于 1L 终体积。

（4）用于组织培养的 Dulbecco's 磷酸盐缓冲液：2.7mM KCl，1.5mM KH_2PO_4，137.9mM NaCl，8.1mM $Na_2HPO_4 \cdot 7H_2O$。

（5）Triton X 溶液：0.01%（v/w）Triton X-100 溶于磷酸盐缓冲液中。

（6）灭菌处理过的凝胶润滑剂。

（7）乙醇 70%：70%（v/v）乙醇（工业酒精）。

（8）20% 的多聚甲醛（paraformaldehyde）溶液：电镜级别（Electron microscopy grade）。

（9）中性的福尔马林缓冲液（Neutral-buffered formalin solution）：10%（w/v）。

（10）用于显微镜观察荧光过程中防止荧光淬灭的试剂（ProLong Gold antifade reagent）。

（11）异氟醚（Isoflurane）。

（12）可移动便携式啮齿动物麻醉剂生法系统（Mobile rodent anesthesia induction system）：呼吸系统的包括异氟醚蒸馏器、口鼻式呼吸罩（a nose cone）或者是一个可以通入异氟醚的密闭小室，以及一个可以过滤清除残留麻醉药的瓦斯净化滤毒罐（waste anesthetic gas-scavenging canisters）。

（13）医用透射 X 射线的聚乙烯插管（Intramedic non-radiopaque polyethylene tubing），PE10，内径为 0.28mm（0.011 in.）外径为 0.61mm（0.024 in.）。

（14）30 号皮下注射针头（30-Gauge hypodermic needles），1/2 in.。

（15）1ml 结核菌素 Slip-Tip 注射器（1ml tuberculin Slip-Tip syringe）。

（16）转子-定子组织匀浆器，所配套的锯齿的规格是 0.7mm×95mm，或者是配套有容量为 2ml 螺旋盖管子与 5mm 不锈钢珠的 FastPrep24 磁珠研磨器。

（17）184 灌封胶（SYLGARD 184 silicone elastomer kit）。

（18）6 孔聚苯乙烯平底培养板。

（19）96 孔聚苯乙烯圆底微量培养板。

（20）无菌微量离心管。

（21）5ml Falcon 聚碳酸酯离心管。

（22）Minutien 针，规格为 0.2mm 的基础直径（0.2mm base diameter）。

（23）Fisherbrand TRUFLOW tissue and biopsy cassettes，是一种将组织存放在一个透水的笼状小匣，可以用于组织切片的前处理。

（24）X-gal 溶液：25mg/ml X-gal（5-bromo-4-chloro-3-indolyl-β-D-galactoside）溶于二甲基酰胺。

（25）LacZ 洗涤液：2mM MgCl$_2$，0.01% 脱氧胆酸钠（sodium deoxycholate），0.02% Nonider-P40（Roche）以磷酸缓冲液为溶剂，pH 值 7.4。

（26）Lac Z 染料：将 9.5ml Lac Z 洗涤液与 0.4ml 浓度为 25mg/ml X-gal（终浓度为 1mg/ml）、0.1ml 浓度为 100mM 亚铁氰化钾（potassium ferrocyanide）（终浓度为 1mM）与浓度为 100mM 铁氰化钾（potassium ferricyanide）（终浓度为 1mM）溶液进行混合。

（27）消化缓冲液（Digestion buffer）：1mg/ml 胶原酶（collagenase）D 或者是 IV plus 浓度为 100μg/ml DNase I 的磷酸盐缓冲液。

（28）激光共聚焦显微镜与荧光显微镜。

3 方法（Methods）

3.1 制备菌体接种物（Preparing the Bacterial Inoculum）

（1）在 20ml LB 培养基中接种单个 UPEC 菌落或者是低温冻存的菌体培养物（见备注 1）。37℃下，静止生长 18~24 小时。

（2）将实验步骤 1 中的菌体培养物取 20μl 加入 20μl 新鲜的 LB 培养基，再次于 37℃培养 18 小时。

（3）室温 3 000×g 离心菌体培养物 10 分钟，弃上清并且重悬离心沉淀于无菌的磷酸缓冲液。

（4）将 10 倍稀释后的菌体培养物的 OD$_{600}$ 调整至 0.35。对于 UPEC 菌株 UTI89 在上述培养条件下进行培养来看，每 50μl 菌体培养物可以形成 $1×10^7$~$2×10^7$ 个菌体形成单位（见备注 2）。

（5）确定菌体培养物的滴度是要利用平板涂布菌体培养物后对所形成的菌体克隆数目进行计数来评判（见子标题 3.2 所述）。

3.2　利用斑点法对菌体进行计数（Bacterial Enumeration Using the Spotting Method）

（1）利用无菌，圆底洁净的聚丙烯96孔培养板（Corning 3788）。

（2）利用180μl无菌磷酸缓冲液将A至F行进行填充，用于样品的倍比稀释。

（3）在A行中加入20μl菌体接种物用于10倍稀释，用枪头轻柔吹打混匀，弃枪头。

（4）从A行吸取20μl液体加入B行中，进行另一次10倍倍比稀释。利用枪头轻柔吹打，弃枪头。

（5）重复实验步骤4，从B行中吸取20μl液体加入C行，混匀，以此类推，直至稀释到F行，样品就被稀释成为10^{-6}的稀释液。

（6）以列为基准，从每列对应的孔中利用排枪吸取10μl混合液点在具有抗性或者无抗性的LB培养平板上进行培养。再重复4~5次取样点在同一个培养平板上，50μl（5×10μl）对应一个稀释度。

（7）将点到平板上的液滴晾干后，倒扣培养，并且在37℃过夜温育（见备注3）。

（8）计数一行所有稀释菌液所产生的菌落形成单位的数量（一般是在15~150CFU范围内），并且进行整体菌体滴度的计算。

（9）尿液与膀胱或者肾脏组织的匀浆液可以利用相似的方法进行滴度的计算（见备注4）。

3.3　制备导尿管（Preparing Urinary Catheters）

（1）导尿管最好是在备有紫外灯管的无菌层流通风橱（laminar flow hood），并且要利用70%的酒精对工作台面、手套以及其他设备进行表面消毒。

（2）利用无菌的刀片或者剪刀，切割一段聚乙烯管来制作导尿管。

（3）将无菌的30-ga×1/2-in.的针头对接于无菌的1ml量程的结核菌素注射器（tuberculin syringe）。

（4）用钳子夹住聚乙烯管的一端，而后将其套在针头上。

（5）从针头出起始，切掉管子大约1/2-in.长，从注射器针头上移除导管，将导管放置于无菌的平皿中。

（6）根据实验要求，重复实验操作步骤2到5。一根导管可以满足一个笼子中5只小鼠的感染需求。

（7）利用紫外线对导尿管的无菌化处理是要在紫外线下至少被照射30分钟来确保无菌。

（8）将放有导尿管的平皿用配套的盖子密封好，以便下次使用。

3.4　利用细菌对小鼠膀胱内进行感染（Intravesical Inoculation of Mice with Bacteria）

（1）利用结核菌素注射器吸取菌体培养物10μl。

（2）将导尿管置于注射器上并且将注射器的空气排净。

（3）将导尿管在距离针头前 1~2mm 的位置进行修剪，操作过程中要使用 70% 乙醇或者沾有酒精的棉签消毒过的小钳子拿捏套有导管的针头。

（4）卸下注射器，利用无菌的凝胶润滑剂来润滑导尿管的顶端。

（5）利用便携式麻醉设备令小鼠吸入 2%~3% 的异氟醚对其麻醉；这里需要注意的是，如果使用一个小型密闭的麻醉盒对若干只小鼠进行麻醉，则不要太拥挤（见备注 5）。

（6）一旦小鼠麻醉后，将麻醉的小鼠从麻醉盒或其他麻醉设备处移开，将小鼠仰卧于工作台上（放置小鼠的位置要有可以吸收泡沫聚乙烯的纸巾），操作人员可以通过移动小鼠尾巴来调整小鼠的位置和姿势；为了继续保持小鼠处于麻醉状态，要继续利用麻醉发生器给小鼠鼻部输送麻醉剂（见备注 6）。

（7）利用手指按压小鼠腹腔末端，确定膀胱位置，按照喙—尾方向（in a gentle rostral/caudal motion）排空膀胱里的尿液（见备注 7）。

（8）将润滑过后的导尿管顶端置于氨基甲酸乙酯（the urethral）溶液中，导尿管与注射器的角度应该呈直角。

（9）将导尿管推进大约 0.5cm 或者推进遇阻，接着旋转注射器尾端，旋转过程要保持 90℃（与桌面或者小鼠尾巴平行）。导尿管此时可以自如穿过骨盆进入膀胱内腔（见备注 8）。

（10）一旦导尿管推进到针头中心部位，慢慢将 50μl 菌体接种物注射入膀胱，最后多追加 10μl 接种物并且不要急于拔出导尿管，维持 10~15 秒钟，这样可以使菌体接种物缓慢在膀胱内腔中扩散（见备注 9）。

（11）移除注射器/导尿管装置并且将导尿管一端放入润滑剂中。

（12）将小鼠的身份 ID 做好记录，以便在以后的深入分析中追根溯源。利用给小鼠打耳标的方式区分同笼饲养小鼠的身份信息，并且将以经过实验处理的小鼠放回原笼继续饲养。

（13）对每支实验小鼠重复实验操作步骤的 6~12 步，根据实验需要来更换导尿管装置（例如，每五只小鼠来用一根导尿管进行实验）。若实验中涉及不同菌株或者是不同突变株，那么必须在接种不同菌株的时候更换导尿管，以此来杜绝交叉污染。

3.5 尿检实验（Lonitudinal Urinalysis）

（1）对于小鼠的长期感染来说，感染过程的监测是可以通过感染的发展来进行尿液的收集和分析来实现的。

（2）在每个时间点，抓取小鼠的尾部将其从饲养的笼中取出。

（3）一方面，实验操作人员通过抓取小鼠尾巴将小鼠放置于鼠笼顶端的铁网上。另一方面，将一个做好标记并且消毒处理的 1.5ml 的 EP 管盖子打开。

（4）一只手控制小鼠，另一只手轻轻按压小鼠的背部，由此鼠笼上部的铁丝给小鼠腹部耻骨弓的部位（ventral suprapubic region）一定的压力，使得尿液外排进入 EP 管。

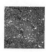

（5）尿液中细菌的计数就按照实验操作子标题 3.2 的进行。

（6）尿液中白细胞计数利用血球计数板就可以进行（见备注 11）。

（7）尿液在大于 12 000×g 离心 5 分钟后将上清液分装置于−20℃或者−80℃进行保存，用于以后的免疫学研究，这些研究的项目包括尿液细胞因子和/或免疫血球素定量分析（immunoglobulin quantification）。

3.6 抗生素治疗与接种细菌的研究（Antibiotic Treatment and Bacterial Challenge Studies）

（1）患有慢性膀胱炎的小鼠（见备注 12）可以利用抗生素治疗处理，以此来消减实验条件下接种病原微生物后对抗生素敏感的易感微生物的感染状况。

（2）用药的方式为：在动物日常饮水中加入兽用级别的甲氧苄氨嘧啶（trimethoprim）（浓度为 270μg/ml）/磺胺甲噁唑（sulfamethoxazole）（浓度为 54μg/ml），分别用药 3 天或者 10 天[61]。

（3）含有抗生素的饮用水至少每隔一天更换一次。

（4）每周对尿样进行细菌检测，从而确定尿样是否无菌（见备注 13）。

（5）所选用接种的细菌菌种要和初始感染菌株在生物表型上差异显著（例如，抗生素标记），小鼠通过膀胱内接种 UPEC 或者其他细菌后，经过四周或者更长时间就可以开始进行抗生素治疗了。

3.7 组织摘取（Tissue Harvesting）

（1）通过二氧化碳窒息或者是麻醉状态下的颈部脱位法（cervical dislocation under anesthesia）对实验小鼠施行符合人道的安乐死。

（2）将小鼠背部贴于工作台，并且向其腹部喷洒 70% 的酒精溶液进行消毒。

（3）利用不是很锋利的手术剪刀以及小型持针钳（fine forceps）将小鼠腹部皮肤提起并且从皮肤与腹膜（peritoneum）的连接处剪开一个小口。

（4）一旦腹膜腔（peritoneal cavity）被打开后，利用剪子沿着小鼠躯体一侧肋骨进行剪切使腹部形成一个"V"字形切口。

（5）通过手工来将切开的腹部皮肤朝向小鼠嘴鼻部进行撕扯，以此来扩大切口的广度。

（6）摘除膀胱、肾脏以及其他实验中需要进行检测的组织。这些下游实验包括：组织匀浆化后进行的菌落计数以及细胞因子检测（见子标题 3.8）、利用液氮速冻膀胱组织进行转录组以及蛋白质组学分析、制备单细胞来进行流式细胞分拣分析（见子标题 3.9）或者固定组织进行成像分析（见子标题 3.10）。

3.8 组织匀浆化（Tissue Homogenization）

（1）在低温条件下，将膀胱组织置于 1ml 磷酸缓冲液中（肾脏则是置于 0.8ml 磷酸缓冲液中），利用旋转式组织匀浆器来 5ml 容量的离心管中进行约 40 秒的组织匀浆（见备注 14）。

（2）按照子标题 3.2 所述，对组织匀浆样品的分装物进行菌体数量的计数。

（3）对于残留在 5ml 离心管中的组织匀浆物利用离心法，高于 12 000×g 离心 5 分钟后，上清与沉淀分别置于−80℃条件下保存，以备细胞因子分析以及蛋白印迹检测。

3.9 膀胱组织单细胞制备用于流式细胞分析（Bladder Single-Cell Suspensions for Flow Cytometry）

（1）将膀胱一分为二。若实验要求，利用磷酸盐缓冲液将组织进行清洗，除去残留的腔体残骸和细胞。

（2）37℃条件下，在 1ml 消化缓冲液（1mg/ml 胶原酶 D 或者胶原酶 IV 以及 100μg/ml DNase I 的磷酸盐缓冲液）中对膀胱组织进行消化 60~90 分钟。

（3）将消化的组织物用 40μm 的细胞滤器进行过滤，并且将过滤后的样品利用 50ml 离心管置于冰上存放。过滤操作可以借助具有黑色橡胶头的注射器进行推挤过滤，但是过滤物一定要放置于有冰的低温环境中。

（4）利用 1ml 磷酸盐缓冲液洗涤滤器两次，将细胞悬液置于微量离心管中；离心力为 300×g，离心 5 分钟。利用一种长针式枪头（gel-loading tips）将上清液小心移除。

（5）1ml 磷酸盐缓冲液通过细胞重悬的方法将细胞洗涤两次，离心力为 300×g，离心 5 分钟。利用一种长针式枪头（gel-loading tips）将上清液小心移除。

（6）所获得的细胞可以根据实验要求进行染色分析（见备注 15）。

3.10 长程固定组织来进行组织成像（Long-Term Fixation of Tissues for Imaging）

（1）无菌移除组织并且利用特定的固定液对组织进行固定处理（见子标题 4 所描述的固定方法）。

（2）利用 70%乙醇对所固定的组织进行 3 次洗涤，并且利用 70%的乙醇进行组织的过夜存放。

（3）将 70%乙醇处理后的组织放置于用于组织切片处理的塑料小方笼中并且用于组化方面的实验，这里包括液体石蜡浸润（paraffin embedding）、修块（sectioning）以及苏木精和伊红染色（hematoxylin）和曙红染色剂（eosin staining）（一种用于光学显微镜观察的染色剂）。

3.11 LacZ 染色以及对封片后的膀胱组织进行激光共聚焦成像（LacZ Staining and Confocal Imaging of Bladder Whole-Mount tissue）

（1）无菌摘取膀胱，利用利器将其对称地一分为二，将每一半膀胱半球体利用，内腔朝上，置于 1ml 磷酸盐缓冲液的有机硅弹性体（silicone elastomer）容器内利用两把持针钳将摘取的膀胱组织抻开而后利用大头钉固定（见备注 17）。

（2）利用磷酸盐缓冲液对膀胱进行冲洗。

（3）利用含有 3%多聚甲醛（paraformaldehyde）的磷酸缓冲液室温条件下固定 45~60 分钟，在固定的过程中，利用垂直旋转装置轻柔翻转（见备注 18）。若要利用激光共聚焦显微镜观察，可按照实验操作步骤 4 进行处理；若只是 IBCs 成像，就可以直接跳转到实验步骤 9 进行操作。

（4）利用含有 0.01% Triton X-100 的磷酸盐缓冲液对组织进行 10 分钟的透明化处理。

（5）利用诸如 Topro3、DAPI 或者 Syto 61 等核染料溶于 0.01% Triton X-100 的磷酸盐缓冲液对膀胱组织进行 3~10 分钟的染色。

（6）利用新鲜的磷酸盐缓冲液洗涤组织 3 次，每次 5 分钟。

（7）利用蒸馏水对组织进行 5 分钟的脱盐处理。

（8）利用 ProLong Gold 抗褪色溶液（ProLong Gold antifade reagent）作为介质将盖玻片置于承载有组织的载玻片上，然后利用激光共聚焦显微镜进行成像观察。若利用 LacZ 染色法进行染色，膀胱组织可以置于磷酸盐缓冲液中 4℃ 保存。

（9）利用 LacZ 洗涤缓冲液进行膀胱组织的洗涤，每次 5 分钟，在垂直旋转仪上轻柔旋转，连续洗涤 3 次。

（10）30℃ 避光条件下，利用 LacZ 染料孵育组织 8~16 小时。在染色处理的 4~6 小时，检测染色情况，并且继续孵育直至肉眼可见点状着色点出现（利用不同感染时间点对应的致病性 UPEC 所感染的膀胱组织作为阳性对照）。孵育时间过长将会导致尿路上皮细胞（uroepithelial cells）的背景着色加深。

（11）利用磷酸盐缓冲液洗涤组织 3 次，每次 5 分钟。

（12）利用解剖显微镜（dissecting scope）观察膀胱组织并且计数 IBCs。笔者建议保存每一半膀胱组织的影响资料以此为后续定量 IBCs 提供原始数据。

备注（Notes）

1. 对于涉及尿检或者感染治疗方面的长期研究，微生物在染色体上所具有的拮抗抗生素的分子标签（例如，具有拮抗卡那霉素或者氯霉素的抗性基因）可以将 UPEC 菌株从针对皮肤和阴道感染菌群或者从治疗过程中最初具有感染性菌株中鉴别出来。利用具有壮观霉素抗性的菌株（spectinomycin-resistant strains）是有歧义的，因为具有壮观霉素抗性的菌株是阴道的定植菌群。即便菌株能够正常复制增殖，抗生素存在的情况下也可能致使细菌对其毒力因子表达方面的改变。因此，在制备菌体接种物的过程中，无抗生素且菌体在 LB 肉汤培养基中处于静止生长期的菌体为佳。然而，为了在 LB 琼脂培养基中筛选出单菌落，需要选择适合的抗生素。

2. 为了获得高达 10 倍浓缩的菌体培养物（约为 10^8 CFU），将稀释液加入洗涤后的菌体培养物中。菌体培养物吸光度的值（OD_{600}）与菌体实际滴度之间的关系是依据实验室与菌体培养物的差异而变化的。这个不可以主观臆断地认为与子标题 3.1 中所描述的内容是相同的。

3. UPEC 在室温和 37℃ 都可以在 LB 琼脂培养平板上很好的生长，所以培养时间对于培养的湿度不是关键因素。然而，这一结论并不能套用在其他培养介质上。因此，利用具有加压筛选作用的琼脂培养平板来清除皮肤和阴道菌群中的污染杂菌的时候就要对菌体培养物的培养条件进行严格限制。例如，UPEC 在麦康凯琼脂糖培养基中室温条件下生长极为缓慢。要想解决对 UPEC 菌体计数或者单克隆菌落培养，就需要在对 UPEC 培养中快速干燥培养平板并且放置于 37℃进行有效培养。

4. 对于尿检的深度分析，由于在尿液收集过程中的变数太大，这就会导致尿液中细菌滴度的定量是不精确的，因此点样尿液样品只需要 10μl 就足以。这样的点样量就可以使一个平板上容纳 5~6 只老鼠的尿液样品。对于组织菌体的滴度，磷酸盐缓冲液通常不是在 A 组中添加的；取而代之的是，未经稀释处理的均匀混合物添加到 A 组中以便用于倍比稀释。

5. 麻醉可以利用 2%~3%浓度的异氟醚来延长对小鼠的安定时间，但是在此过程中氧气的输送率对于保证小鼠生命安全是至关重要的（这与异氟醚发生器致死剂量是相关的，也与用于小鼠麻醉的麻醉盒的开启频率是相关的）。余而代之的方法是，一次只麻醉一只小鼠，在麻醉小室内装有一个吸附有异氟醚的棉花球的镂空小铁网球，这样就可以对小鼠进行有效麻醉了。然而，当被麻醉的小鼠出现呼吸频率下降的时候，小鼠应立即从麻醉小室中取出，以避免过剂量麻醉导致的意外死亡。

6. 如果与麻醉剂蒸馏发生器连接的呼吸罩没有的话，50ml 容量的离心管底部装有含有异氟醚的棉花球也可以实现对小鼠的麻醉。利用此种装置，异氟醚被小鼠吸入的量是可以粗略地通过小鼠头部距离离心管底部的距离来进行调节。

7. 排空膀胱内的尿液有利于细菌的接种，这也是减少实验室条件下感染所导致的误差的重要步骤。

8. 当将导尿管插入膀胱时通过内部尿道括约肌的时候遇到阻力，重新润滑导尿管并且重新插入。若是仍旧遇到阻力，利用具有弧形注射针头以适度的力度将弧形针插入膀胱。导尿管应该很容易进入膀胱，因为这插入过程中无生物屏障，这也就增加了深部尿路损伤或者死亡的几率。如果插入导尿管的过程不能在 30 秒钟完成的话，操作人员应该停止对此老鼠的操作，换下一只老鼠进行操作，等让上一只老鼠舒缓一段时间再进行操作。当初次学习接种细菌的技术时，利用带有染料的接种物进行练习是个很好的办法，操作完后对小鼠膀胱和尿道进行解剖，由此评估练习操作过程中导尿管对相应组织的损伤或者刺穿的情况。

9. 对小鼠接种过量或者过快灌入是可以导致医源性膀胱输尿管返流（iatrogenic vesicoureteral reflux，VUR），这将导致接种物被挤入上泌尿道（upper urinary tract）。宿主自身通常可以阻止医源性膀胱输尿管返流，但是注入肾脏的 UPEC 的体积超过 50μl 的时候，肾脏感染的几率就会增加[64,65]。相反，C3H 与 CBA 品系的小鼠通常对医源性膀胱输尿管返流敏感，并且肾脏感染可以发生于接种菌体浓度为每 50μl10^7~10^8 CFU。

10. 对于长程感染来说（2~4 周），在感染后的第 1 天、第 3 天、第 7 天、第 10 天和第 14 天并且此后每周采集尿液样品。持续高滴度（大于 10^4 CFU/ml）的细菌在每个时间点甚至超过 4 周都是可以作为膀胱感染进程（例如慢性膀胱炎）的一个有效指示器[62]。

11. 取而代之的是，半定量尿液嗜中性分析（semiquantitative urine neutrophil analysis）能够按照离心沉降（例如，Wescor CytoPro 7620 在 440×g 离心 6 分钟）尿液

的标准体积（8μl 利用磷酸缓冲液倍比稀释后的体积是一个比较适合的体积，因为 80μl 按照 1:10 稀释尿液样品是来源于无抗性 LB 或者有抗性 LB 培养基的菌体，原菌体是置于 A 组中，而后进行倍比稀释。）利用 Hema-3、Diff-Quik 或者相似的细胞染料对载玻片上的样品进行染色，并且在高倍显微镜下（high-power field，hpf，400×）通过区分嗜中性粒细胞的数量来对脓尿（pyuria）进行评分。0 分：<1/hpf；1 分：1~5/hpf；2 分：6~10/hpf；3 分：11~20/hpf；4 分：21~40/hpf；5 分：>40/hpf。计数过程中，若观察到不能很明显被归类到嗜中性粒细胞的细胞，这些细胞将不被计数。

12. 一些种类的小鼠（例如，C3H/HeN）很容易导致慢性感染或者反复感染。在动物体感染初期的状态是可以改变继发感染的程度[62]。为了确定感染的程度，深度尿液分析可以按照子标题 3.5 所述连续追踪观察 4 周。高滴度耐药菌（每个时间点的滴度>10^4 CFU/ml）是可以很好的预测膀胱感染 UPEC 的程度。磷酸盐缓冲液接种的小鼠作为空白对照（mock inoculated mice）将有助于为接菌小鼠建立一个预期年龄匹配的参考对照。

13. 抗生素治疗通常能够有效清除尿路中的敏感细菌，尤其是那些可以在尿液中有效富集的抗生素，例如，三甲氧苄二氨嘧啶（一种抗菌素，用以治疗疟疾及呼吸道或尿路感染）/磺胺甲基异噁唑（trimethoprim/sulfamethoxazole）。然而，当肾脏受到感染后，一些种类的小鼠容易形成脓肿，并且脓肿可以使抗生素无法有效富集于患处从而导致治疗失败。

14. 要不然，组织可以通过小球研磨来进行匀浆。将组织置于 2ml 螺口盖子的管中（要与所用组织研磨器配套），加入 200μl 磷酸盐缓冲液。针对肾脏的研磨，加入一个 5mm 直径的小珠，而对于膀胱的研磨，则需加入 2 个此种规格的小珠。匀浆组织是以 4.0m/s 的频率在 60 秒内击打 2 次，并且加入 800 或者 600μl 磷酸缓冲液于最终研磨好的膀胱组织或者肾脏组织中，将终体积定为 1ml。

15. 这种分离操作规程是经过优化后确定的，目的是为了令免疫细胞复苏。细胞可以通过其表面的标记物而被标记处理并且/或者胞内染色。为了实现对表面标记物的着色，最好是染色那些未经固定处理的细胞以及将死细胞群落剔除在分选的范围外（这可以通过诸如碘化丙啶（propidium iodide）或者 7-AAD 等鉴别活/死细胞染料来实现）。死细胞常常是那些非免疫细胞，并且可以不容易被抗体识别结合的。

16. 其他未经染色处理的片子将用于后续免疫荧光染色的实验。QIRs 可以在感染两周后进行定量检测。检测的手段是系统的分析一系列膀胱组织切片的荧光抗体对大肠杆菌以及 Lamp-1 染色程度来确定的[60,66]。在 lamp-1 阳性结果的水疱内存在 4~12 个微生物就可以为一个 QIR。

17. 可以发出荧光信号的细菌（尤其是在 UPEC 的胞质中表达绿色荧光蛋白的菌株）极大地提升了激光共聚焦显微镜在鉴定膀胱组织中 UPEC 感染情况的过程中所发挥的效力。

18. 要不然，膀胱组织可以利用戊二醛（glutaraldehyde）来进行固定，并且用于扫描电镜或者透射电镜的观察。而相关操作的优化，是需要结合研究人员所在单位局域的具体设备的性能来进行的。

致谢 (Acknowledgment)

此项工作是由国家健康研究所项目（R01 - DK080752、R01 - DK082546、P50 - DK064540 以及 U01-AI095542）资助开展并且完成的。

参考文献 (References)

[1] Litwin M S, Saigal C S, Yano E M, et al. 2005. Urologic Diseases in America Project: analytical methods and principal findings. J Urol, 173 (3): 933-937.

[2] Andriole V T, Patterson T F. 1991. Epidemiology, natural history, and management of urinary tract infections in pregnancy. Med Clin North Am, 75 (2): 359-373.

[3] Ronald A, Ludwig E. 2001. Urinary tract infections in adults with diabetes. Int J Antimicrob Agents, 17 (4): 287-292.

[4] Nicolle L E. 2005. Catheter-related urinary tract infection. Drugs Aging, 22 (8): 627-639.

[5] Flanigan T P, Hogan J W, Smith D, et al. 1999. Self-reported bacterial infections among women with or at risk for human immunodeficiency virus infection. Clin Infect Dis, 29 (3): 608-612.

[6] Scholes D, Hooton T M, Roberts P L, et al. 2000. Risk factors for recurrent urinary tract infection in young women. J Infect Dis, 182 (4): 1 177-1 182.

[7] Eschenbach D A, Patton D L, Hooton T M, et al. 2001. Effects of vaginal intercourse with and without a condom on vaginal flora and vaginal epithelium. J Infect Dis, 183 (6): 913-918.

[8] Foxman B. 2003. Epidemiology of urinary tract infections: incidence, morbidity, and economic costs. Dis Mon, 49 (2): 53-70.

[9] Brauner A, Jacobson S H, Kuhn I. 1992. Urinary *Escherichia coli* causing recurrent infections: a prospective follow-up of biochemical phenotypes. Clin Nephrol, 38 (6): 318-323.

[10] Zhou G, Mo W J, Sebbel P, et al. 2001. Uroplakin Ia is the urothelial receptor for uropathogenic *Escherichia coli*: evidence from in vitro FimH binding. J Cell Sci, 114 (Pt 22): 4 095-4 103.

[11] Dodson K W, Jacob-Dubuisson F, Striker R T, et al. 1993. Outer-membrane PapC molecular usher discriminately recognizes periplasmic chaperone-pilus subunit complexes. Proc Natl Acad Sci USA, 90 (8): 3 670-3 674.

[12] Song J, Bishop B L, Li G, et al. 2007. TLR4 - initiated andcAMPmediated abrogation of bacterial invasion of the bladder. Cell Host Microbe, 1 (4): 287-298.

[13] Wright K J, Seed P C, Hultgren S J. 2007. Development of intracellular bacterial communities of uropathogenic *Escherichia coli* depends on type 1 pili. Cell Microbiol, 9 (9): 2 230-2 241.

[14] Eto D S, Gordon H B, Dhakal B K, et al. 2008. Clathrin, AP-2, and the NPXY-binding subset of alternate endocytic adaptors facilitate FimH-mediated bacterial invasion of host cells. Cell Microbiol, 10 (12): 2 553-2 567.

[15] Schilling J D, Mulvey M A, Vincent C D, et al. 2001. Bacterial invasion augments epithelial cytokine responses to *Escherichia coli* through a lipopolysaccharidedependent mechanism. J Immunol, 166 (2): 1 148-1 155.

[16] Berry R E, Klumpp D J, Schaeffer A J. 2009. Urothelial cultures support intracellular bacterial

community formation by uropathogenic *Escherichia coli*. Infect Immun, 77 (7): 2 762-2 772.

[17] Martinez J J, Mulvey M A, Schilling J D, et al. 2000. Type 1 pilus-mediated bacterial invasion of bladder epithelial cells. EMBO J, 19 (12): 2 803-2 812.

[18] Anderson G G, Palermo J J, Schilling J D, et al. 2003. Intracellular bacterial biofilm-like pods in urinary tract infections. Science, 301 (5629): 105-107.

[19] Mulvey M A, Schilling J D, Hultgren S J. 2001. Establishment of a persistent *Escherichia coli* reservoir during the acute phase of a bladder infection. Infect Immun, 69 (7): 4 572-4 579.

[20] Eto D S, Jones T A, Sundsbak J L, et al. 2007. Integrin-mediated host cell invasion by type 1-piliated uropathogenic *Escherichia coli*. PLoS Pathog, 3 (7), e100.

[21] Duncan M J, Li G, Shin J S, et al. 2004. Bacterial penetration of bladder epithelium through lipid rafts. J Biol Chem, 279 (18): 18 944-18 951.

[22] Bishop B L, Duncan M J, Song J, et al. 2007. Cyclic AMP-regulated exocytosis of *Escherichia coli* from infected 172 Thomas J. Hannan and David A.Hunstad bladder epithelial cells. Nat Med, 13 (5): 625-630.

[23] Eto D S, Sundsbak J L, Mulvey M A. 2006. Actin-gated intracellular growth and resurgence of uropathogenic *Escherichia coli*. Cell Microbiol, 8 (4): 704-717.

[24] Martinez J J, Hultgren S J. 2002. Requirement of Rho-family GTPases in the invasion of Type 1-piliated uropathogenic *Escherichia coli*. Cell Microbiol, 4 (1): 19-28.

[25] Doye A, Mettouchi A, Bossis G, et al. 2002. CNF1 exploits the ubiquitin - proteasome machinery to restrict Rho GTPase activation for bacterial host cell invasion. Cell, 111 (4): 553-564.

[26] Miyazaki J, Ba-Thein W, Kumao T, et al. 2002. Type 1, P and S fimbriae, and afimbrial adhesin I are not essential for uropathogenic *Escherichia coli* to adhere to and invade bladder epithelial cells. FEMS Immunol Med Microbiol, 33 (1): 23-26.

[27] Terada N, Ohno N, Saitoh S, et al. 2009. Involvement of dynamin-2 in formation of discoid vesicles in urinary bladder umbrella cells. Cell Tissue Res, 337 (1): 91-102.

[28] Chassin C, Vimont S, Cluzeaud F, et al. 2008. TLR4 facilitates translocation of bacteria across renal collecting duct cells. J Am Soc Nephrol, 19 (12): 2 364-2 374.

[29] Pichon C, Hechard C, du Merle L, et al. 2009. Uropathogenic *Escherichia coli* AL511 requires flagellum to enter renal collecting duct cells. Cell Microbiol, 11 (4): 616-628.

[30] Szabados F, Kleine B, Anders A, et al. 2008. *Staphylococcus saprophyticus* ATCC 15305 is internalized into human urinary bladder carcinoma cell line 5637. FEMS Microbiol Lett, 285 (2): 163-169.

[31] Rosen D A, Pinkner J S, Jones J M, et al. 2008. Utilization of an intracellular bacterial community pathway in *Klebsiella pneumoniae* urinary tract infection and the effects of FimK on type 1 pilus expression. Infect Immun, 76 (7): 3 337-3 345.

[32] Justice S S, Hung C, Theriot J A, et al. 2004. Differentiation and developmental pathways of uropathogenic *Escherichia coli* in urinary tract pathogenesis. Proc Natl Acad Sci USA, 101 (5): 1 333-1 338.

[33] Horvath D J Jr, Li B, Casper T, et al. 2011. Morphological plasticity promotes resistance to phagocyte killing of uropathogenic *Escherichia coli*. Microbes Infect, 13 (5): 426-437.

[34] Justice S S, Hunstad D A, Seed P C, et al. 2006. Filamentation by *Escherichia coli* subverts in-

nate defenses during urinary tract infection. Proc Natl Acad Sci USA, 103 (52): 19 884−19 889.

[35] Mulvey M A, Lopez−Boado Y S, Wilson C L, et al. 1998. Induction and evasion of host defenses by type 1−piliated uropathogenic *Escherichia coli*. Science, 282 (5393): 1 494−1 497.

[36] Thumbikat P, Berry R E, Zhou G, et al. 2009. Bacteria−induced uroplakin signaling mediates bladder response to infection. PLoS Pathog, 5 (5), e1 000 415.

[37] Thumbikat P, Berry R E, Schaeffer A J, et al. 2009. Differentiation−induced uroplakin III expression promotes urothelial cell death in response to uropathogenic E. coli. Microbes Infect, 11 (1): 57−65.

[38] Klumpp D J, Rycyk M T, Chen M C, et al. 2006. Uropathogenic *Escherichia coli* induces extrinsic and intrinsic cascades to initiate urothelial apoptosis. Infect Immun, 74 (9): 5 106−5 113.

[39] Robino L, Scavone P, Araujo L, et al. 2013. Detection of intracellular bacterial communities in a child with *Escherichia coli* recurrent urinary tract infections. Pathog Dis, 68 (3): 78−81.

[40] Rosen D A, Hooton T M, Stamm W E, et al. 2007. Detection of intracellular bacterial communities in human urinary tract infection. PLoS Med, 4 (12), e329.

[41] Hunstad D A, Justice S S. 2010. Intracellular lifestyles and immune evasion strategies of uropathogenic *Escherichia coli*. Annu Rev Microbiol, 64: 203−221.

[42] Hagberg L, Hull R, Hull S, et al. 1984. Difference in susceptibility to gram−negative urinary tract infection between C3H/HeJ and C3H/ HeN mice. Infect Immun, 46 (3): 839−844.

[43] Hedges S, Anderson P, Lidin−Janson G, et al. 1991. Interleukin−6 response to deliberate colonization of the human urinary tract with gram−negative bacteria. Infect Immun, 59 (1): 421−427.

[44] Samuelsson P, Hang L, Wullt B, et al. 2004. Toll−like receptor 4 expression and cytokine responses in the human urinary tract mucosa. Infect Immun, 72 (6): 3 179−3 186.

[45] Artifoni L, Negrisolo S, Montini G, et al. 2007. Interleukin−8 and CXCR1 receptor functional polymorphisms and susceptibility to acute pyelonephritis. J Urol, 177 (3): 1 102−1 106.

[46] Lundstedt A C, Leijonhufvud I, Ragnarsdottir B, et al. 2007. Inherited susceptibility to acute pyelonephritis: a family study of urinary tract infection. J Infect Dis, 195 (8): 1 227−1 234.

[47] Lundstedt A C, McCarthy S, Gustafsson M C, et al. 2007. A genetic basis of susceptibility to acute pyelonephritis. PLoS One, 2 (9), e825.

[48] Ragnarsdottir B, Jonsson K, Urbano A, et al. 2010. Toll−like receptor 4 promoter polymorphisms: common TLR4 variants may protect against severe urinary tract infection. PLoS One, 5 (5), e10 734.

[49] Svensson M, Irjala H, Svanborg C, et al. 2008. Effects of epithelial and neutrophil CXCR2 on innate immunity and resistance to kidney infection. Kidney Int, 74 (1): 81−90.

[50] Billips B K, Forrestal S G, Rycyk M T, et al. 2007. Modulation of host innate immune response in the bladder by uropathogenic *Escherichia coli*. Infect Immun, 75 (11): 5 353−5 360.

[51] Cirl C, Wieser A, Yadav M, et al. 2008. Subversion of Toll−like receptor signaling by a unique family of bacterial Toll/interleukin−1 receptor domain−containing proteins. Nat Med, 14 (4): 399−406.

［52］　Hilbert D W, Pascal K E, Libby E K, et al. 2008. Uropathogenic *Escherichia coli* dominantly suppress the innate immune response of bladder epithelial cells by a lipopolysaccharide- and Toll-like receptor 4-independent pathway. Microbes Infect, 10（2）: 114-121.

［53］　Hunstad D A, Justice S S, Hung C S, et al. 2005. Suppression of bladder epithelial cytokine responses by uropathogenic *Escherichia coli*. Infect Immun, 73（7）: 3 999-4 006.

［54］　Klumpp D J, Weiser A C, Sengupta S, et al. 2001. Uropathogenic *Escherichia coli* potentiates type 1 pilusinduced apoptosis by suppressing NF-κB. Infect Immun, 69（11）: 6 689-6 695.

［55］　Davis J M, Carvalho H M, Rasmussen S B, et al. 2006. Cytotoxic necrotizing factor type 1 delivered by outer membrane vesicles of uropathogenic *Escherichia coli* attenuates polymorphonuclear leukocyte antimicrobial activity and chemotaxis. Infect Immun, 74（8）: 4 401-4 408.

［56］　Davis J M, Rasmussen S B, O'Brien A D. 2005. Cytotoxic necrotizing factor type 1 production by uropathogenic *Escherichia coli* modulates polymorphonuclear leukocyte function. Infect Immun, 73（9）: 5 301-5 310.

［57］　Lau M E, Loughman J A, Hunstad D A. 2012. YbcL of uropathogenic *Escherichia coli* suppresses transepithelial neutrophil migration. Infect Immun, 80（12）: 4 123-4 132.

［58］　Loughman J A, Hunstad D A. 2011. Attenuation of human neutrophil migration and function by uropathogenic bacteria. Microbes Infect, 13（6）: 555-565.

［59］　Loughman J A, Hunstad D A. 2012. Induction of indoleamine 2, 3-dioxygenase by uropathogenic bacteria attenuates innate responses to epithelial infection. J Infect Dis, 205（12）: 1 830-1 839.

［60］　Mysorekar I U, Hultgren S J. 2006. Mechanisms of uropathogenic *Escherichia coli* persistence and eradication from the urinary tract. Proc Natl Acad Sci USA, 103（38）: 14 170-14 175.

［61］　Schilling J D, Lorenz R G, Hultgren S J. 2002. Effect of trimethoprim-sulfamethoxazole on recurrent bacteriuria and bacterial persistence in mice infected with uropathogenic *Escherichia coli*. Infect Immun, 70（12）: 7 042-7 049.

［62］　Hannan T J, Mysorekar I U, Hung C S, et al. 2010. Early severe inflammatory responses to uropathogenic *E. coli* predispose to chronic and recurrent urinary tract infection. PLoS Pathog, 6（8）, e1 001 042.

［63］　Hannan T J, Totsika M, Mansfield K J, et al. 2012. Hostpathogen checkpoints and population bottlenecks in persistent and intracellular uropathogenic *Escherichia coli* bladder infection. FEMS Microbiol Rev, 36（3）: 616-648.

［64］　Hopkins W J, Hall J A, Conway B P, et al. 1995. Induction of urinary tract infection by intraurethral inoculation with *Escherichia coli*: refining the murine model. J Infect Dis, 171（2）: 462-465.

［65］　Murawski I J, Watt C L, Gupta I R. 2011. Vesicoureteric reflux: using mouse models to understand a common congenital urinary tract defect. Pediatr Nephrol, 26（9）: 1 513-1 522.

［66］　Wang C, Mendonsa G R, Symington J W, et al. 2012. Atg16L1 deficiency confers protection from uropathogenic *Escherichia coli* infection in vivo. Proc Natl Acad Sci USA, 109（27）: 11 008-11 013.

［67］　Valdivia R H, Hromockyj A E, Monack D, et al. 1996. Applications for green fluorescent protein（GFP）in the study of host-pathogen interactions. Gene, 173（1）: 47-52.

第十五章
针对巨噬细胞诱导的沙门氏菌持留菌的分析

Robert A. Fisher，Angela M. Cheverton，Sophie Helaine

摘　要

　　无复制且具有多重抗药性的细菌群落是存在于许多种类细菌克隆群落中的一个小规模的亚群落。众所周知持留菌，这些细菌很可能是反复感染（例如伤寒引起的发烧）的元凶。沙门氏菌所形成的持留菌是可以被巨噬细胞的吞噬作用刺激的。此章节将介绍鉴定方法以及研究细菌与其宿主互作而产生的持留菌。笔者利用细菌所耐受的抗生素来对其进行分离、计数以及通过单细胞分析技术来研究菌体克隆菌落中所存在的非均匀生长的现象。

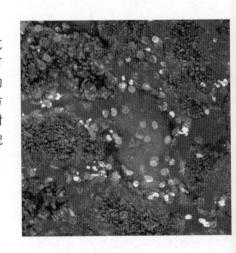

关键词

持留菌；沙门氏菌；单细胞分析；巨噬细胞；细菌病原体；荧光稀释法

1　前言（Introduction）

菌落形成单位（Colony-forming units，CFU）通常用于测定胞内菌的增殖情况；然而，菌落形成单位只能提供菌体平均增殖速率的数值以及菌群被杀死的程度。现在已经很清晰地表明，细菌复制是非均一化的，并且在细菌复制过程中存在一小部分不复制增殖且具有多种抗药性的菌体（subpopulation）安静地存在于繁殖的菌群中。这些细菌体被称为持留菌（persister），并且被认为是抗生素治疗过程中患者复发感染的元凶。持留菌是一大类在医学上十分重要的病原菌（例如，沙门氏菌、绿脓杆菌、葡萄球菌、链球菌以及致病性大肠杆菌）。然而，在体外培养物中增殖持留菌以及研究持留菌的生物学特点是困难的。

鼠伤寒沙门氏菌（*Salmonella enterica*）的血清变种 Typhi 所造成人的伤寒症（typhoid fever）每年都有数百万病例在全世界内发生。即使通过药物治疗康复后，大约 15% 的康复者会复发感染，并且 1%～6% 复发的感染的患者无明显症状、慢性感染以及成为鼠伤寒沙门氏菌的携带者。鼠伤寒沙门氏菌血清变种 Typhimurium 可以造成感染小鼠产生类伤寒症（typhoid-like infection）的症状，因此这也可以作为研究伤寒症的一个动物模型。近期，Helaine 等人通过实验证实机体巨噬细胞吞噬沙门氏菌可以将沙门氏菌在正常情况下产生持留菌的水平提高 100～1 000 倍[1,2]。荧光稀释法可以有效对单个细胞进行分析，这样有助于对细菌个体在整体菌群中的非均一化增殖提供良好的分析平台，并且可以有效鉴定或者分析目标菌。

本章节所介绍的研究方法是笔者过去用于鉴定、富集以及分析由于巨噬细胞吞噬沙门氏菌而诱导生成持留菌的实验方法。

2　材料（Materials）

2.1　提取以及培养骨髓中的巨噬细胞（Extraction and Growth of Bone Marrow Macrophages）

（1）高压灭菌用于解剖操作的剪刀和镊子。

（2）骨髓巨噬细胞培养基（Bone marrow macrophage medium，BMM）：500ml RP-MI1640 培养基，5ml 浓度为 100 mM 丙酮酸钠溶液（Na pyruvate solution），5ml 浓度为 200mM 谷氨酰胺溶液（glutamine solution），5ml 浓度为 1M HEPES 溶液，50ml 热灭火胎牛血清（heat-inactivated fetal calf serum，FCS），以及 0.5ml 浓度为 0.05M β-巯基乙醇（beta-mercaptoethanol solution）的混合液通过 Stericup 真空过滤器（Stericup vacuum filter unit）（Millipore）来进行除菌处理。除菌后的混合液利用 Stericup 收集器进行收集，并且在 4℃保存。

（3）BMM 与盘尼西林+链霉素的混合液（BMM+penicillin and streptomycin，BMM+P/S）：加入 5ml 浓度为 10 000 U/ml 的盘尼西林+链霉素溶液于 500ml 除菌后的 BMM。

（4）BMM+P/S+L929 细胞条件培养基（BMM+P/S+L929 cell conditioned medium）：加入 100ml L929 细胞条件培养基于 900ml BMM+P/S。

（5）0.83%的氯化铵溶液（0.83% NH_4Cl）：称取 0.415g 氯化铵倒入 0.1ml 的量筒中，加入组织细胞培养级别的水 50ml，混合均匀后利用滤膜孔径为 0.2μm 的注射器式滤器进行除菌处理。除菌过滤后的溶液利用无菌的 50ml 离心管存储，在 4℃存储时间不要超过 2~3 周。

（6）0.4%无菌的台盼蓝溶液（trypan blue）。

（7）将骨髓供体杀死后进行骨髓的摘取。

2.2　感染骨髓的巨噬细胞（Infection of Bone Marrow Macrophages）

（1）细菌培养液（Bacterial culture）：利用无菌的接菌环将一个单菌落接种到 5ml LB 培养基中，利用 30ml 量程的离心管在 37℃摇床过夜培养。

（2）裂解液（Lysis solution）：将 500μl Triton X-100 在无菌的 500ml 磷酸盐缓冲液中混匀后 4℃保存。

（3）100mg/ml 的庆大霉素存储溶液（100mg/ml Gentamicin stock solution）：将 0.5g 庆大霉素硫酸盐（gentamicin sulfate salt）溶于 5ml 蒸馏水中，并且利用 0.2μm 的滤膜除菌过滤。将除菌过滤的溶液利用 1.5ml 容量的 EP 管进行体积为 1ml 分装。-20℃保存，使用前将冻存分装物融化。

2.3　FD 质粒转化沙门氏菌（Transformation of Salmonella with FD Plasmid）

（1）浓度为 50mg/ml 羧苄青霉素的存储液（50mg/ml Carbenicillin stock solution）：将 0.5g 羧苄西林二钠溶解于 10ml 蒸馏水，并且利用 0.2μm 的除菌滤器对混合液进行除菌，将过滤后的混合液按照 1ml 的规格存放于 1.5ml 容量的 EP 管中进行分装储存。-20℃保存，使用前将其融化即可。

（2）含有羧苄青霉素的 LB 琼脂糖培养平板（LB+carbeniillin$_{50}$ agar plates）：称取 8g Lennox L Broth Base（Invitrogen）与 6g 养菌配培养基用的琼脂（Oxoid）于 400ml 蒸馏水，并且 121℃高压条件下灭菌 15 分钟。在加入羧苄青霉素 400μl 之前要将高压后的培养基冷却，而后使含有羧苄青霉素的琼脂糖培养基的抗生素终浓度为 50mg/ml，混合均匀后，导入平板中配备平板培养基。一旦制板，须将新制的培养平板在无菌条件下干燥 30 分钟。保存条件为 4℃。

（3）将 5ml 纯度在 99.5%的甘油加入 45ml 蒸馏水中，并且高压灭菌。

（4）FD 质粒制剂（FD plasmid preparation）：利用无菌接菌环将含有 FD 质粒的大肠杆菌单菌落接种到 5ml 含有终浓度为 50mg/ml 羧苄青霉素的 LB 培养基中，并且在

37℃条件下摇菌过夜培养。利用质粒提取试剂盒对 FD 质粒进行提取。

（5）细菌培养物（Bacterial culture）：利用无菌接菌环将鼠伤寒沙门氏菌（*S. typhimurium*）的单菌落接种于 5ml LB 培养基中，37℃条件下摇菌过夜培养。

2.4　荧光稀释与流式细胞术（Fluorescence Dilution and Flow Cytometry）

（1）浓度为 20%（w/v）果胶糖存储液［Arabinose stock solution 20%（w/v）］：将 2g 果胶糖溶解于 10ml 蒸馏水，并且利用 0.2μm 除菌滤器进行无菌处理。室温保存。

（2）100mg/ml 庆大霉素保存液（100mg/ml Gentamicin stock solution）：见子标题 2.2 中的条目 3。

（3）pH 值为 5.0 的 2-（N-吗啡啉）乙磺酸镁小量培养液（MgMes pH 值 5.0 minimal medium）：浓度为 5mM KCl，浓度为 7.5mM（NH_4）$_2SO_4$，浓度为 1mM KH_2PO_4，8μM $MgCl_2$，38mM 甘油，0.1%（w/v）酪蛋白氨基酸，浓度为 0.5mM K_2SO_4，浓度为 170mM2-（N-吗啡啉）乙磺酸 pH 值为 5.0 在水中进行混合。加入 1ml 浓度为 1 M KCl，3ml 浓度为 500mM（NH_4）$_2SO_4$，2ml 浓度为 100mM KH_2PO_4，1.6ml 浓度为 1M $MgCl_2$，2ml 浓度为 3.8M 甘油，2ml 浓度为 10%（w/v）酪氨酸氨基酸，2ml 浓度为 50mM K_2SO_4 以及 68ml 浓度为 500mM pH 值为 5.0 的 2-（N-吗啡啉）乙磺酸于 118.4ml 蒸馏水中，制备成终体积为 200ml 溶液，并且利用除菌滤器进行无菌化处理，而后室温保存。

（4）BMM+庆大霉素$_{100}$（BMM+gentamicin$_{100}$）：加入 5ml 庆大霉素储存液与 50ml 除菌后的 BMM 中混合均匀。

（5）BMM+庆大霉素$_{20}$（BMM+gentamicin$_{20}$）：加入 1ml 庆大霉素存储液于 50ml 除菌后的 BMM 中混合均匀。

（6）裂解液（Lysis solution）：将 500μl Triton X-100 溶解于 500ml 无菌磷酸盐缓冲液中，4℃保存。

（7）3%多聚甲醛溶液（3% PFA solution）：称取 6g 多聚甲醛（paraformaldehyde，PFA）溶解于磷酸缓冲液中。在 60~65℃进行多聚甲醛在磷酸缓冲液中的溶解。一旦多聚甲醛溶液制备完成，按照 12ml 规格分装于 15ml 容量的离心管中，在-20℃条件下存放。

（8）螺口盖子的 FACS 管子（FACS tubes with cell strainer cap）（Beckton Dickinson）。

（9）LSR 流式细胞仪（LSR Fortessa flow cytometer）（Beckton Dickinson），配套软件为 FACSDiva 软件（Beckton Dickinson）。

（10）FlowJo 软件（TreeStar，Inc）。

3 方法 (Methods)

3.1 提取以及培养骨髓中的巨噬细胞 (Extraction and Growth of Bone Marrow Macrophages)

相关工作需要在生物安全柜 (microbiological safety cabinet, MSC) 中进行, 以此来确保所提取的细胞是无菌的。

(1) 向小鼠腿部喷洒 70% 的酒精, 然后使大腿骨两端的髂关节和膝关节脱位 (dislocate knees and hips)。利用浸泡在 70% 乙醇的剪子和镊子将大腿骨上的皮肤切开, 将腿骨取出。将踝关节弯曲并且将踝关节切断且在没有切断胫骨 (without cutting the tibia) 的前提下剔除足部。

(2) 换一套新的无菌的剪刀和镊子, 利用镊子持住胫骨, 利用剪子剔除包裹在胫骨上的肌肉。切断韧带并且将两支腿骨放置于 15ml BMM+P/S 溶液的离心管中。注意要在冰上放置 (见备注 1)。

(3) 在将胫骨与股骨分离的过程中, 利用轻薄的玻璃纸来使手夹持膝关节, 剔除所附着的肌肉, 并且将骨头放置于 10ml BMM+P/S 溶液的离心管中。离心管是放置于冰上的。

(4) 利用 70% 的乙醇填充 PD, 而后将骨头转移至 70% 的乙醇溶液中作用 2 分钟。在此时间内, 加入 20ml 冷却的 BMM+P/S 溶液于另一个 PD 中以及 PD 的盖子上。利用一套新的剪刀和镊子, 将骨头置于盖子上。准备 2ml 针头型号为 25G 的注射器, 并且从 PD 中将液体吸入注射器中。

(5) 利用镊子将股骨中部夹持, 剪刀将股骨两端的连接处切开。对于胫骨, 将颜料无法着色的区域进行切割。

(6) 将针头插入骨头的一端, 用注射器的推力将液体冲洗骨髓。从骨头的另一端同样进行操作, 直至骨头变成白色。

(7) 利用注射器反复将抽取出来的骨髓絮状物通过反复推拉推杆量骨髓絮状物均质化, 然后将 PD 的内容物注入无菌的 50ml 离心管。利用 10ml BMM+P/S 溶液洗涤 PD, 将洗涤完毕的 PD 置于新的离心管中, 此离心管放置于冰上 (见备注 2)。

(8) 在 4℃ 条件下, 300×g 离心 5 分钟。将上清弃除, 并且利用 2ml 浓度为 0.83% 预冷的 NH_4Cl 溶液进行重悬。静置在室温下 3 分钟。加入 28ml 预冷的 BMM+P/S 来终止红细胞的裂解。

(9) 在 4℃ 条件下, 300×g 离心 5 分钟。弃除上清液, 利用 10ml 预冷的 BMM+P/S 溶液进行重悬。利用孔径为 100μm 的细胞筛过滤细胞, 将所过滤的细胞用置于冰上的离心管收集。

(10) 利用浓度为 0.2% 的台盼蓝溶液 10μl 对 10μl 细胞悬液进行染色来进行细胞浓度的计数 (见备注 3)。

(11) 饲养 $2.5×10^6 \sim 3.0×10^6$ 细胞/PD, 加入 8ml BMM+P/S+L929 细胞条件培养

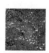

基。在浓度为 5% 二氧化碳的环境中，37℃ 孵育 PD（见备注 4）。

（12）饲养 2~3 天后，加入 10ml BMM+P/S 培养的 PD（+20% L929 细胞条件性培养基）。

（13）提取骨髓一周后，将培养基从 PD 中弃除，并且加入 10ml 预冷磷酸盐缓冲液。在 4℃ 条件下，静置 10 分钟（见备注 5）。

（14）将 PD 倾斜后利用移液枪将所有细胞回收，放置于 50ml 离心管中。在 4℃ 条件下，按照 300×g 离心 5 分钟，而后利用预冷的 10ml BMM 将离心物重悬。

（15）利用血球计数板对细胞进行计数（见备注 3）。

（16）按照实验需要，按照每个孔为对应 2ml 培养基含有 10^6 个细胞进行 6 孔板的接种。

3.2 对巨噬细胞诱导产生的沙门氏菌持留菌进行定量分析（Quantification of Macrophage-Induced Salmonella Persisters）

（1）将冻存的小鼠血清融化，并且实验前将 BMM 培养基预热到 37℃。预先将细菌转变为易受调理素作用的状态，然后利用巨噬细胞吞噬细菌。反应体系为 45μl 过夜培养物与含有 20μl 小鼠血清的 170μl BMM 培养基中进行。巨噬细胞的吞噬作用是在室温进行，反应时间为 20 分钟（见备注 7），而后加入 600μl 预热后的 BMM 培养基，并且利用涡旋混合器进行混合。

（2）加入 30μl 易受调理素作用的细菌于 6 孔板中（每孔含有 $1×10^6$ 个巨噬细胞），使感染复数（multiplicity of infection，MOI）数值达到 5~10。室温条件下，以 100×g 离心 5 分钟（此步骤作为感染的初始阶段）然后在浓度为 5% 的 CO_2、37℃ 条件下进行培养。

（3）30 分钟温育后，在室温条件下，利用无菌的磷酸盐缓冲液洗涤巨噬细胞 3 次，以此取出额外的未被巨噬细胞吞噬的细菌。加入 0.5ml 磷酸盐缓冲液与 Triton X-100（0.1% v/v）于每一个孔来裂解巨噬细胞以及释放巨噬细胞所吞噬的细菌。2~3 分钟后，将 6 孔板里的裂解上清分别放于 2 个 1.5ml 的离心管中。

（4）以 14 000×g 离心 2 分钟并且弃除上清。利用 1ml LB 培养基将离心菌体重悬并且补充 3ml LB 培养基在容量为 30ml 的离心管中涡旋混匀。取出 100μl 菌体重悬液进行倍比稀释（100μl 菌液利用 900μl 无菌磷酸盐缓冲液在容量为 1.5ml 的 EP 管中进行混合）。将倍比稀释的菌液（10^{-2}、10^{-3}、10^{-4}、10^{-5}）分别涂布在 LB 琼脂糖培养平板上培养，进行菌落计数（T_0 ex vivo）。

（5）在平行感染实验中，加入相同菌株的过夜培养物 5ml 于 4ml LB 培养基，并且在容量为 30ml 的离心管中涡旋混匀。取出 100μl 菌体重悬液进行倍比稀释（100μl 菌液利用 900μl 无菌磷酸缓冲液在容量为 1.5ml 的 EP 管中进行混合）。将倍比稀释的菌液（10^{-2}、10^{-3}、10^{-4} 以及 10^{-5}）分别涂布在 LB 琼脂糖培养平板上培养，进行菌落计数（T_0 ex vivo）。

（6）将 4μl 庆大霉素储存液加入离体 LB 菌体悬液（in vitro and ex vivo LB suspensions）中在 37℃ 摇床中培养 24 小时。

（7）24 小时过后，吸取 1ml 离体培养物，以14 000×g 离心 2 分钟并且弃除上清，在 1ml 磷酸盐缓冲液中重悬。将 200μl 离体培养物涂布于 LB 琼脂糖培养基中，37℃过夜培养（T_{24}）。

（8）在涂布于 T_0（in vitro 和 ex vivo）培养平板上的菌落进行计数。

（9）次日，对 T_{24}（ex vivo 和 in vitro）培养平板上形成的菌落进行计数。

（10）计算 T_{24}/T_0 的 CFU 比率，从而测定两个菌群中持留菌产生的比率。

3.3 运用荧光稀释法鉴定非复制性胞内沙门氏菌（Use of Fluorescence Dilution（FD）to Identify Non-replicating Intracellular Salmonella）

3.3.1 将 FD 质粒转化到沙门氏菌中（Transformation of Salmonella with FD Plasmid）

（1）加入 50μl 过夜培养的数伤寒沙门氏菌（*S. typhimurium*）于 5ml 新鲜的 LB 培养基中，在 37℃摇床中培养 2.5 小时后培养的菌体达到指数生长期。

（2）在冰上放置的平皿中加入无菌的 10%甘油以及对应量的水。将细菌亚培养物的管子置于冰上 10 分钟，然后转移到无菌的 15ml 离心管中，并且在 4℃下以 8 000×g 离心 15 分钟。

（3）离心过后，弃除上清液并且利用冰浴后的蒸馏水 1ml 来重悬离心产物。

（4）重复离心 4 次以上，第一次重悬是利用 1ml 冰浴后的 1ml 蒸馏水，然后利用 500μl 冰浴后的蒸馏水，然后利用浓度为 10%甘油的 500μl 冰浴后的蒸馏水，最后一次是利用 10%甘油的 100μl 冰浴后的蒸馏水。

（5）按照 50μl 的标准将可用于电转化的细菌（electro-competent bacteria）分装到 1.5μl EP 管中，并且加入 1μl pDiGc/pFCcGi mini-prep. Transfer 于缝隙宽度为 2mm 的电击杯中（Molecular BioProducts，Fisher Scientific），而后进行电击（2.5kV，25μF，200Ω 可以由 Gene Pulser Ⅱ（BioRad）以及 Pulse Controller Plus（BioRad）仪器来进行），并且及时将电转后的菌体加入 1ml SOC 培养基，在 37℃条件下摇菌 1 小时。

（6）高速将经过 1 小时摇菌培养的菌体培养物离心 1 分钟，将菌体沉淀利用 100μl 培养基进行重悬，涂布于 LB+羧苄青霉素$_{50}$的琼脂糖培养平板，并且在 37℃过夜培养。

3.3.2 携带有 FD 质粒细菌的生长（Growth of Bacteria-Carrying FD Plasmids）

质粒 pDiGc 或者质粒 pFCcGi 可以用于荧光稀释实验，这可以是局域复制增殖能力的细菌与不具有复制增殖能力的细菌带有红色或者绿色荧光来进行区分（图15-1）。对于质粒 pDiGc 来说，基因 *GFP* 是可以持续进行表达的，并且 *dsRed* 基因是可以在阿拉伯糖操纵子（arabinose-inducible promoter）的控制下进行诱导表达。对于质粒 pFCcGi 来说，*mCherry* 基因可以持续表达，而 *GFP* 基因的表达是受到阿拉伯糖诱导控制的。*ampR* 基因的产物可以抵抗羧苄青霉素（或者氨苄青霉素）对菌体的杀伤作用，这一特点可以用于携带质粒的细菌从菌群中被筛选出来。将含有质粒 pDiGc 或者质粒 pFCcGi 的沙门氏菌单克隆菌落接种到 5ml 含有终浓度为 0.2%阿拉伯糖的 minimal 培养基中（Mg-MES pH 值 5.0）（见备注 8）。在 37℃的摇床中摇菌过夜（见备注 9）。

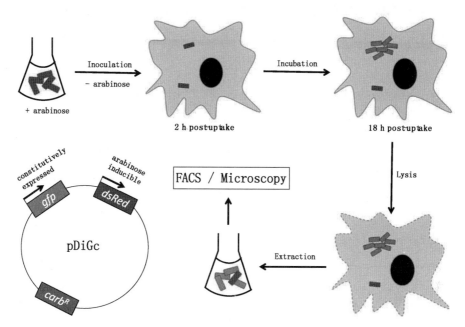

**图 15-1 含有质粒 pDiGc 的沙门氏菌在感染来源于骨髓中的巨噬细胞的
过程中利用荧光稀释法进行相关实验（彩色图片见书末附图）**

对于质粒 pDiGc 来说，基因 *GFP* 是可以持续进行表达的，并且 *dsRed* 基因是可以在阿拉伯糖操纵子（arabinose-inducible promoter）的控制下进行诱导表达。携带有质粒 pDiGc 的沙门氏菌在有阿拉伯糖的培养基中过夜培养来遇到红色荧光蛋白的产生。细菌被注入到巨噬细胞培养物中，在无红色荧光蛋白诱导物的环境中被巨噬细胞吞噬；因此红色荧光蛋白不被表达，并且任何细胞内细菌的分裂都会导致 DsRed 蛋白产物的减半。巨噬细胞吞噬 18 小时后，巨噬细胞被裂解从而将胞内细菌释放出来。稀释的红色荧光信号是细菌复制增殖的指示物，并且通过流式细胞术可以很容易地将复制型菌体与非复制型菌体分离开来。

3.3.3 荧光稀释法来处理吞噬有沙门氏菌的巨噬细胞（Flurescence Dilution of *Salmonella* in Macrophages）

（1）融化小鼠血清以及在 37℃ 条件下预热 BMM。对调理素易感的菌体在被巨噬细胞吞噬之前要加入 45μl 菌体过夜培养物于含有 20μl 小鼠血清的 170μl BMM 培养基中。充分混合并且室温下温育 20 分钟（见备注 7），然后加入 600μl BMM 培养基，并且涡旋混合。

（2）在 6 孔板中，每孔加入 300μl 易受调理素作用的细菌（每孔大约结合总共 1×10^6 个巨噬细胞；4 孔中分别对应四株不同菌株）来达到 MOI 大约为 10。室温条件下，以 100×g 离心 5 分钟（这步骤视为感染起始阶段）并且而后在 37℃ 以及浓度为 5% 的二氧化碳条件下进行培养。

（3）30 分钟的温育后，在室温条件下利用无菌的磷酸盐缓冲液洗涤巨噬细胞 3 次，而后加入 2ml BMM+庆大霉素$_{100}$ 的培养基于每个培养孔，并且再次在 37℃ 以及浓度为 5% 的二氧化碳条件下进行培养，从而杀灭细胞外的细菌。

（4）1 小时的温育期结束后，室温下对巨噬细胞利用无菌磷酸盐缓冲液洗涤 3 次，并且加入 2ml BMM+庆大霉素$_{20}$的培养基于每个培养孔，以此阻止任何细菌在胞外存活（见备注 10）。

（5）在巨噬细胞吞噬细菌两小时后，将每种细菌的 4 孔培养物中的 2 孔在室温下利用无菌磷酸盐缓冲液进行洗涤 3 次，然后加入 1ml 磷酸缓冲液+Triton X-100（0.1%，v/v）于每个孔来裂解巨噬细胞。裂解 2~3 分钟后，收集细胞裂解液与 2 个 1.5ml 的 Ep 管中。

（6）以 14 000×g 离心重悬液 2 分钟，弃除上清液，利用 500μl 含有浓度为 3% 的 PFA 的磷酸盐缓冲液在室温下孵育。孵育 10 分钟后，再次以 14 000×g 离心重悬液 2 分钟，利用 500ml 磷酸缓冲液进行重悬。在开始 FACS 分析之前，在 4℃ 存放。

（7）巨噬细胞吞噬细菌 18 小时后，重复实验步骤 5 和实验步骤 6，并且保留 2 孔作为对照。

（8）准备利用流式细胞仪来进行分析时，通过管子所配带的细胞筛来加入 500ml 固定好的细胞悬液于 FACS 管中（利用细胞筛来过滤细胞是为了在通过流式细胞仪进行分析前将巨噬细胞的碎片剔除，从而避免对流式细胞仪管路的堵塞）。

（9）利用流式细胞仪对样品的分析过程（见备注 11）。利用流式细胞仪对细菌的分析所需要菌体数量的最低限度是 30 000 个菌体。

3.3.4　FACS 分析（FACS analysis）

利用 FlowJo 软件（Tree Star，Inc.）可以对数据进行分析。笔者对含有质粒 pDiGc 沙门氏菌对应流式细胞仪的门的设置策略如图 15-2 所示。分析过程是将 SSC 设定为 y 轴以及 FSC 为 x 轴。在对正常细菌进行门的设定后，利用流式细胞仪内激光发生器产生的直射与侧向散射之间的互作，将红色荧光蛋白（561~610/20nm）的信号读取值定位在 y 轴上，而绿色荧光蛋白（488~530/30nm）的信号读取值定位在 x 轴上，从而形成了十字坐标系（图 15-2）。对绿色阳性信号的门的设定可以有效去除细胞碎片所产生的假阳性信号。稀释后的红色荧光蛋白信号是可以将复制型与非复制型细菌进行有效区分，这是在巨噬细胞在吞噬细菌 2 小时后开始出现强红色荧光信号后可以进行的分析。

备注（Notes）

1. 如果有必要，短暂的中止（达到 1 小时）可以在这步实验完成后进行。

2. 如果有必要，短暂的中止（达到 1 小时）可以在这步实验完成后进行。

3. 不要将被台盼蓝着色的蓝色死细胞或者红色的呈现小而圆且细胞边界有黑色阴性的细胞。

4. 笔者利用 Sterilin Petri 培养皿来优化贴壁细胞。

5. 低温有助于巨噬细胞从 PD 上脱落下来。笔者操作此步骤的时候是将细胞放置于冰箱的冷藏室中进行的。

6. 如果巨噬细胞用于细菌感染实验，利用 BMM 培养基（不含有 P/S）对于相关实验是很重要的，因此不能让抗生素影响后续实验。

7. 当利用不同沙门氏菌的菌株进行感染实验时，对每种菌株的过夜培养物测定

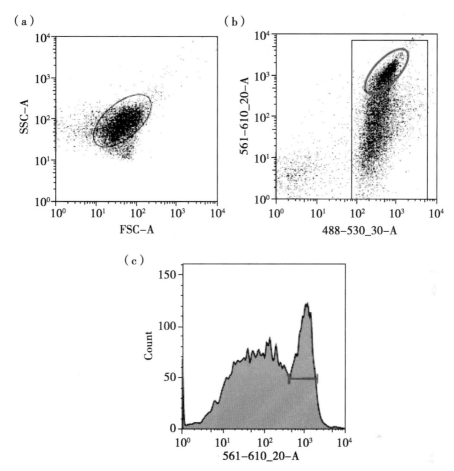

图 15-2　将含有质粒 pDiGc 沙门氏菌从巨噬细胞中释放
出来后，利用流式细胞仪进行 FACS 分析（彩色图片见书末附图）

（a）流式细胞仪进行 FSC/SSC 双色分析，巨噬细胞吞噬沙门氏菌 18 小时后的图形数据，从图中我们可以看到的每个小点就代表一个独立的菌体所呈现的 FSC/SSC 双色分析的数据值。所设定的门是沙门氏菌在利用流式细胞仪分析的典型尺度和间隔尺寸（椭圆形）。（b）是子图（a）所示数据的前身，门的设定是以 x 轴绿色荧光蛋白信号（488～530/30nm）以及 y 轴红色荧光蛋白信号（561～610/20nm）来进行确定的。对细菌的鉴定以及门的设定是依据菌体所展示出来的绿色荧光信号来进行的（矩形）。保持高强度红色荧光信号的菌体是非复制型细菌（红色椭圆形）。（c）红色荧光信号的强度是子图（b）中门设定后的结果，数据以柱状图来呈现。非复制型菌体所呈现的高强度红色荧光信号（红色横线处所示）。

OD_{600} 值，并且调整体积来实现不同菌株培养物中菌体的数目一致。

8. 相比富养培养基对含有细菌的细胞进行培养后所得到的荧光信号来说，Minimal 培养基用于细菌在细胞内产生高强度荧光信号。

9. 不要让菌体在 37℃ 培养过夜后继续进行增殖，这会影响荧光信号的强度。

10. 不要将 BMM 培养基+庆大霉素$_{100}$ 处理吞噬细菌后的巨噬细胞的时间超过 1 小时，因为庆大霉素在足够长的时间是可以透过巨噬细胞进入胞内对细菌进行杀伤的。

11. 笔者利用 LSRFortessa 流式细胞仪（Beckton Dickinson）来对绿色荧光蛋白的信号（488nm 激发光，530/30 滤光片）进行检测的，并且 mCherry 以及 DsRed 信号的强度是利用 561nm 激发光与 610/20 滤光片来进行分析的。所得数据是可以利用 FACSDiva 软件（Beckton Dickinson）进行分析的。

参考文献（**References**）

［1］ Helaine S，Cheverton A M，Watson K G，et al. 2014. Internalization of *Salmonella* by macrophages induces formation of nonreplicating persisters. Science，343（6167）：204－208. doi：10. 1126/science.1244705.

［2］ Helaine S，Thompson J A，Watson K G，et al. 2010. Dynamics of intracellular bacterial replication at the single cell level. Proc Natl Acad Sci USA，107（8）：3 746－3 751. doi：10. 1073/ pnas.1000041107.

第十六章

利用群体动力学分析手段对鼠伤寒沙门氏菌感染小鼠模型所产生与沙门氏菌腹泻相关疾病的研究

Patrick Kaiser，Roland R. Regoes，Wolf-Dietrich Hardt

摘　要

　　在体内，抗生素通常在清除细菌病原体方面十分低效。在利用环丙沙星治疗肠道沙门氏菌（*Salmonella enterica*）亚种 1 血清型变种（serovar）鼠伤寒沙门氏菌（*S. typhimurium*，*S.* Tm）的小鼠感染模型中，已经证实耐受细菌的细胞是存在于淋巴结的单核细胞（例如，经典的树突状细胞）。为了分析这些持留菌的生长特点，笔者已经建立了一种利用将野生型等基因（isogenic）进行标记的菌株（WITS）来进行群体动力学分析的方法以及计算机模型。此章中，笔者将为读者详细讲述接种物、感染实验、计算机分析 WITS 的相关数据，以及利用计算机模拟手段对抗鼠伤寒沙门氏菌细胞的生长参数。这种手段是对公众开放的。这种方法适用于任何器官感染以及任何细菌病原体，所提供的工具是为了产生、重新取得，以及定量标记了等基因的菌株。

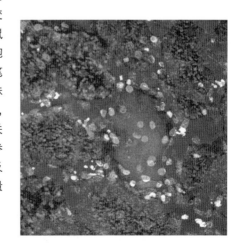

关键词

持留性；群体动力学；小鼠模型；鼠伤寒沙门氏菌；环丙沙星

1 前言（Introduction）

经典的感染生物学已经将研究关注点转向了感染进程的尾声（例如，最终的菌体载量或者是菌体死亡），这是为了评估感染进程的效率、危害性以及利用抗生素治疗的效果。这种方式往往忽视了群体生物学方面的效应，即宿主体内的定植对于了解时间和空间事件所促就的感染、降低体内抗生素杀菌效力及/或未被清除而残存在体内的病原体。病原体在器官中的载量是病原体移居、复制以及被清除的最终结果。终端分析法往往将这 3 个参数机械地分割看待，而这 3 个参数在病原体与宿主在侵入与抵抗进程中呈现僵持局面的时候会联动性地发生动力学调整。为了评估这 3 个原动力（dynamic aspects）的联动性，需要建立一套适合分析的方法。

追踪亚菌群的命运是能够为研究人员提供一条解析病原体感染进行中所涉及的时间和空间效应的[1]（图 16-1）。此外，根据对病原体感染初期的充分研究所得到的结论，此种方法能够帮助研究人员更好地了解感染后期的一些事件，在这些感染后期所发生的事件当中，即使宿主免疫系统对侵入的病原体进行免疫清除，病原体亦可以长时间滞留在体内，从而干扰抗生素治疗的效果。而且，此种方法可以分析在抗生素治疗后在组织中所形成的持留菌的特性[2]。

本章中，我们要介绍如何对病原菌进行群体性标记以及数学建模来评估定植动力学的相关参数，这都是经典的分析方法所无法实现的。定植动力学所涉及的相关参数的变化是群体动力学模型建立的根本要素。群体结构的改变可以通过插入短而特意的 DNA 片段（通常是与抗生素抗性基因相关的标识物）于菌体染色质的非编码区来实现，这样的插入方式是可以稍后利用针对此前插入的特意 DNA 片段对应的引物被实时荧光定量 PCR 检测到的。在两个时间点所对应的标识物丰度的变化可以用于对主导群体动力学相关参数的评估。

这一实验操作流程将以肠道沙门氏菌（*Salmonella enterica*）血清变型鼠伤寒沙门氏菌（*S. typhimurium*）作为病原模型来进行讲述的，只是这种模型是通用分析方法，适用于其他种类的细菌。值得注意的是，笔者描述淋巴结定植（lymph node colonization）以及病原群体动力学（pathogen's population dynamics）的相关分析是利用沙门氏菌所引起腹泻的链霉素小鼠模型开展的[3,4]，在此之前以及感染期间，同时利用广谱抗菌的氟喹诺酮类药物（环丙沙星）进行相关治疗[2]。再利用环丙沙星治疗前，鼠伤寒沙门氏菌在淋巴结中的定植的形成是开始治疗的起始点[5]。这个治疗起始点的确定对于下一步分析鼠伤寒沙门氏菌在肠系膜（mesenteric lymph node）淋巴结中生长的各种参数的确定是很重要的。笔者首次描述了相关的感染实验以及之后对实验数据的解释和分析。

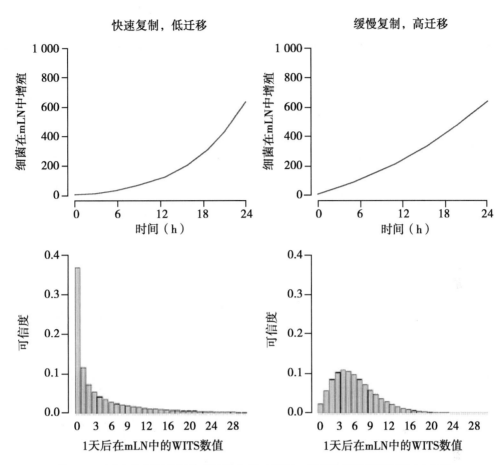

图 16-1 可产生相同效果的感染动力学（例如，病原体载量在感染后 24 小时；
上两张图所示）

可以利用等基因"barcoded"菌株来进行解析（WITS；数据来源于参考文献［5］中的图1）。请注意的一点是，底部的两张图有了明显的差异，这是利用 WITS 亚菌群进行分析后得出来的结论。

2 材料（**Materials**）

（1）RT-qPCR 引物的序列信息在表 16-1 中列出。

表 16-1 此章节中所用到的 **RT-qPCR** 引物的序列信息

WITS1	acgacaccactccacaccta
WITS2	acccgcaataccaacaactc
WITS11	atcccacacactcgatctca
WITS13	gctaaagacacccctcactca

（续表）

WITS1	acgacaccactccacaccta
WITS17	tcaccagcccacccctca
WITS19	gcactatccagccccataac
WITS21	acaaccaccgatcactctcc
ydgA（common reverse primer）	ggctgtccgcaatgggtc

注：引物核苷酸序列的排列是按照从 5′端到 3′端。

（2）WITS 菌株（S. T_m^{WITS}）：这些是野生型鼠伤寒沙门氏菌 SL1344 菌株，这种菌株在其染色质中携带有独一的 40 个核苷酸长度的标签以及抗卡那霉素基因盒[5,6]。由于这两个基因片段是定位在一起的，WITS 标签以及抗卡那霉素基因盒能够很轻松地被噬菌体 P22 针对任何一种鼠伤寒沙门氏菌的变种进行转化（transduction），从而令目标菌携带有上述两种核酸序列。

（3）小鼠：感染实验是在"无特定病原体"C57BL/6 小鼠中开展的。然而，链霉素小鼠模型也可以在其他小鼠品系中建立，例如 Balb/c，129SvEv，以及 DBA[8,9]或者敲除感兴趣基因的基因敲除小鼠。

（4）抗生素：0.5g/ml 链霉素。链霉素在水中溶解，并且过滤除菌。制备环丙沙星溶液是将 ciproxine 500 溶解于水中，过滤除菌并且利用 UV 光谱测定法来测定浓度（$A_{271nm} = 30$，$6161 \times mol^{-1} \times cm^{-1}$）。50mg/ml 卡那霉素溶解于水中，过滤除菌。

（5）LB 培养基：溶解 10g 胰蛋白胨、5g 酵母提取物，以及 10g NaCl（0.3M）在 1L 蒸馏水中溶解，并且 121℃高压灭菌 30 分钟。

（6）LB 培养基含有 0.3M 的 NaCl 溶液：LB 培养基中含有 17.5g NaCl。

（7）LB 琼脂糖培养平板：溶解 15g 琼脂糖粉末于 1L LB 培养基中，并且 121℃高压灭菌 30 分钟。让灭菌后的培养基自然冷却到 50~60℃，而后加入抗生素。将大约 30ml 的 LB 琼脂培养基倒入培养皿中制备 LB 琼脂糖培养板。

（8）MacConkey 琼脂糖培养板：在 1L 蒸馏水中将已经称好的粉末混合均匀，而后在 121℃条件下高压灭菌 30 分钟。让灭菌后的培养基自然冷却到 50~60℃，而后加入抗生素。将大约 30ml 的 LB 琼脂培养基倒入培养皿中制备 LB 琼脂糖培养板。

（9）磷酸盐缓冲液（Phosphate-buffered saline，PBS）：800ml 蒸馏水，8g NaCl，0.2g KCl，1.44g Na_2HPO_4，0.24g KH_2PO_4进行混匀，将溶液 pH 值利用 HCl 调至 7.4，最后利用蒸馏水将溶液定容至 1L。

（10）含有 0.5% BSA 与 0.5%表面活性剂（Tergitol）的磷酸缓冲液：加入 0.5g BSA 与 0.5g 表面活性剂于 100ml 磷酸盐缓冲液混合均匀。

（11）DNA 纯化试剂盒。

（12）培养细菌的设备：27℃细菌培养摇床、无菌试管、LB 琼脂糖培养板（含/不含 50μg/ml 的卡那霉素。）、匀浆器（Potter homogenizer，15ml）、移液管以及平板培养所需仪器。

（13）计算机分析：计算机进行统计分析的操作环境为 R 语言，这款软件可以在 http：//www. r-project. org 进行下载。这个网址同时也提供软件的安装说明与操作说明。在分析感染实验相关数据中，相关分析方法可以在利用 R 语言包 kaiser14pb 所发表相关文章的附件中找到详细的内容[2]（文本 S1，操作流程 S1）。为了学习如何安装与使用软件包 kaiser14pb 请见下文。而且软件包中自带了一些数据模板来供研究人员学习[2]。

3 方法（Methods）

3.1 制备一个混合接种物（Generating a Mixed Inoculum）

（1）在含有 0.3M NaCl 的 LB 培养基中，利用浓度为 $50\mu g/ml$ 的卡那霉素来过夜培养各种 S. Tm^{WITS}菌株，利用浓度为 $50\mu g/ml$ 的链霉素来过夜培养 S. Tm^{untagged}菌株，并且通气条件下在 37℃摇床上以速度为 45r/min 培养 12 小时。

（2）针对每一株过夜培养物，制备 1:20 稀释物在含有 0.3M NaCl 无抗性 LB 培养基中 37℃以 45r/min 转速摇床培养 4 小时。培养 4 小时过后，菌体培养物的 OD$_{600}$值可以达到大约 0.7。

（3）将每种 S. Tm^{WITS}菌株的亚培养物置于 1.5ml EP 管中来制备 WITS$_{mix}$。离心 WITS$_{mix}$以及 1ml S. Tm^{untagged}菌株亚培养物（离心力为 11 000g，5 分钟，4℃）。重悬离心沉淀与 $750\mu l$ 磷酸盐缓冲液中，并且利用 S. Tm^{untagged}菌株培养物来稀释 WITS$_{mix}$培养物，来达到在 $70\mu l$ 磷酸盐缓冲液中含有 5×10^7菌落形成单位（CFU）（假定值 OD$_{600}$值＝1 所对应的是每 ml 2×10^9菌落形成单位）（见备注 1）。

（4）为了证实接种物的成分，接种物的分装物接种到 LB 过夜培养物中，加入卡那霉素至浓度达到 $50\mu g/ml$ 来对 S. Tm^{WITS}菌株进行富集。另外两株分装物涂布于两个 MacConkey 琼脂糖培养基平板上，这两个培养平板分别含有链霉素（$50\mu g/ml$）或者卡那霉素（$50\mu g/ml$），以此确定总的菌落形成单位的数量（S. Tm^{untagged}菌株+S. Tm^{WITS}菌株），并且确定 S. Tm^{WITS}菌株的群体规模。培养平板和富集培养物是在 37℃条件下培养 24 小时。

3.2 小鼠感染与样品制备（Mouse Infection and Sample Preparation）

（1）小鼠利用标准链霉素预处理操作流程来进行感染[3]。简言之，小鼠需要禁食和饮水 4 小时，并且利用单剂量的链霉素来进行给药（25mg 的水溶液；以填喂法给药）。之后，事物和饮水恢复供给。链霉素给药 20 小时后，小鼠再次禁食和饮水 4 小时。然后，小鼠被菌落形成单位大约为 5×10^7的 S. Tm 菌株来进行填喂法感染。之后，饮水立刻恢复，而事物供应在感染后 4 小时恢复供给。为了研究抗生素的抗性，小鼠口服 62mg/kg 的环丙沙星（见备注 2）每天两次（间隔 12 小时）。感染 1 天后即可进行治疗，并且治疗期为 2~8 天[2,10]。

（2）为了终止实验，小鼠被处死并且器官无菌摘除，利用 $500\mu l$ 磷酸缓冲液（含 0.5% BSA 和 0.5%表面活性剂）进行匀浆。半数溶菌液是接种于 LB 过夜培养无中（含有50μg/ml 卡那霉素）来富集 S. Tm^WITS 菌株，并且剩余的溶菌产物涂布在 MacConkey 琼脂糖培养基平板上（分别含有50μg/ml 的链霉素或者50μg/ml 的卡那霉素），以此来确定总菌落形成单位的数目（S. Tm^untagged 菌株+S. Tm^WITS 菌株）以及 S. Tm^WITS 菌株的群体规模。培养平板和富集培养物是在37℃条件下培养24小时（见备注3）。

3.3 定量 Tag 的丰度（Quantification of Tag Abudance）

（1）RT-qPCR。染色质 DNA 是利用标准的实验方法从富集菌体培养物中提取出来的。笔者利用 Qiagen DNA Mini Kit 提取 DNA 后直接用于 RT-qPCR。每种反应含有5μl DNA（大约500ng）。为了每种样品的七次反应，笔者利用其中 WITS 引物（以及普通 *ydgA* 基因的下游引物）来根据如下程序进行 PCR 反应（对照参考文献［6］）：

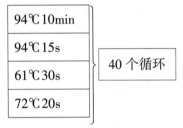

（2）相对丰度到均对数目（Relative abundance to absolute numbers）。为了每一个反应，标准曲线的建立是依据从特定的 S. Tm^untagged 菌株纯培养物中纯化的 DNA 来绘制出来的。这些标准曲线用来定量 WITS 菌株 Tag 标签的拷贝数。拷贝数然后用于确定每个 Tag 在每种样品中的相对丰度。

为了确定携带有特定 WITS Tag 的目标菌体的绝对数量（由含有卡那霉素的培养平板来确定）乘以有 RT-qPCR 反映出来的特定 Tag 的相对丰度（对比参考文献［2］）。

3.4 计算机分析（Computational Analysis）

R 语言包可以从网址 http：//www. plosbiology. org/article/fetch Single Representation. action? uri＝info：doi/10. 1371/journal. pbio. 1001793. s017. 下载。以 kaiser14pb. tgz 形式保存软件包在电脑的本地硬盘中。

3.4.1 安装 R 语言包 Kaiser14pb（Installing the R-Package kaiser14pb）

软件包 kaiser14pb 是基于另一款 R 软件包（GillespieSSA）（http：//CRAN. R-project. org/package＝GillespieSSA），这款软件需要先安装。安装后，R 语言和执行

>install. packages（" GillespieSSA"）

当前软件包 kaiser14pb 才可能安装：

>install. packages（" <path_ to_ the_ file>kaiser14pb. tgz"，

+repos＝NULL，type＝" source"）

载入安装后的软件包靠如下程序运行

>library（" kaiser14pb"）

对于软件包 kaiser14pb 功能的总览有在线操作内容：

> ? kaiser14pb

这款软件含有的可能性函数（likelihood functions）的相关描述参见[5]和[2]。可能性的程度是基于迁徙模式下的随机生–死模型（stockastic birth–death model with immigration）。

3.4.2　评估迁移、复制与清除率（Estimation Migration, Replication and Clearance Rates）

为了表明什么样的数据是适合生–死–迁徙模型，笔者利用 kaiser14pb 软件包自带的数据集来说明。数据首行可以被如下程序即你想那个预览

>head（kaiser14pb. data）

day mouse. type mouse salmonella. strain total WITS. dilution WITS number

1	1	wt	21	SB300	950	0. 007142857	1	0
2	1	wt	21	SB300	950	0. 007142857	2	32
3	1	wt	21	SB300	950	0. 007142857	11	1
4	1	wt	21	SB300	950	0. 007142857	13	0
5	1	wt	21	SB300	950	0. 007142857	17	2
6	1	wt	21	SB300	950	0. 007142857	19	0

最重要的两列是 number，这个数字就是每种 WITS 菌株的群体规模，在群体规模确定后，这个数据也反映了接种后时间点（以天为单位）（见备注 4）。

为了评估感染第一天的迁徙率，一种方法是利用简便的分析函数 fit. function. c0

>fit. function. c0（data＝subset（kaiser14pb. data,

+ mouse. type＝＝" wt" & day＝＝1））[c（" pars"," ll"）]

$ pars

　　r muG

2. 819520　　2. 127068

$ ll

[1] －269. 4307

这种函数是假定清除率（clearance rate）c＝0，并且由此对复制效率（replication rate）r 进行的评估是必须是一个净复制率（a net replication rate）（例如，复制与清除之间的差值）。评估后的 muG 参数反映的是单个 WITS 菌株的迁徙率（immigration rate）（在笔者分析的案例中，病原体从肠道迁徙进入肠道淋巴结的迁徙率，其中之一就是针对迁徙进入肠系膜的淋巴结），并且这个参数需要利用 WITS 菌株的频率进行划分来达到对整体 S. Tm 菌群从肠道迁徙进入肠道淋巴结的迁徙率。为了评估参数 muG，笔者从整体菌群中每天获得 298 个菌体的迁移率。

为了感染的下一个阶段（例如，在环丙沙星治疗期间），一种可以很简便的函数可以被采用 fit. function. muG0：

>fit. function. muG0（data＝subset（kaiser14pb. data,

+ 　　　mouse. type＝＝" wt+Cipro" & day＝＝3），

+ 　　　pgf＝pgf＝treat. d3, output. sd＝FALSE）[c（" pars"," ll"）]

$ pars

191

```
        r    c
4. 586701   5. 042901
$ ll
[1] -125. 4199
>fit. function. muG0（data=subset（kaiser14pb. data,
+      mouse. type= =" wt+Cipro" & day= =5）,
+      pgf=pgf. treat. d5, output. sd=FALSE）[c（" pars"," ll"）]
$ pars
        r    c
1. 881296   2. 497735
$ ll
[1] -31. 29975
>fit. function. muG0（data=subset（kaiser14pb. data,
+      mouse. type= =" wt+Cipro" & day= =10）,
+      pgf=pgf. treat. d10, output. sd=FALSE）[c（" pars"," ll"）]
$ pars
        r    c
3. 757764e-01   2. 430427e-07
$ ll
[1] -59. 94681
```

这种方法是假定迁徙率 $\mu=0$。这是合理的，因为肠腔（一个关键的"储菌池"，可以使细菌向淋巴结迁徙）一旦受到环丙沙星的药物医疗是可以在几小时内就将肠腔内的细菌清除[2]。

3.4.3　在抗生素用药前，利用 WITS 菌株感染的数据来评估细菌定植参数（Estimating Colonization Parameters from Your Own WITS Infection Data（Before Onset of Antibiotic Therapy））

为了分析实验人员所获得的数据，首先将数据的格式更改为 R 预言可以识别的格式，至少要将数据进行两列展示，分别命名为 day 和 number。这些列应该包含接种细菌后以天来计算的时间参数（time），以及在特定时间点从淋巴结所得到的菌群规模的数据。例如，你自己实验的数据要包含从 3 只小鼠体内接种细菌 1 天后，7 种 WIS 菌株的菌群规模的数据：

```
> your. data <-
+      data. frame（day=1,
+      number=c（0, 4, 7, 3, 7, 3, 5,
+      0, 9, 0, 12, 0, 3, 23,
+      0, 4, 11, 0, 3, 0, 11））
```

为了评估可以反映早期细菌定植的动力学，实验人员可以直接利用 fit. function. c0 命令来分析所获得的数据：

```
>fit. function. c0（data＝your. data）
 $ pars
      r    muG
2. 212298   1. 359794
 $ sd
     sd. r   sd. muG
0. 3954401   0. 3251824
 $ ll
 ［1］ －56. 05399
 $ convergence
 ［1］ 0
 $ fit. message
NULL
```

如果 convergence 是 0，那么最大可能性（likelihood maximization）将交汇到一点并且所评估的数据是可信的。在这个程序中，sd 就是参数 r 与 muG 的标准差（standard deviation）。如果这条命令所得到的 convergence 并非 0，实验人员需要利用基础可能性函数（the basal likelihood functions）模块中的 optim 命令来提高数据的可信度（见备注 5）。

实验人员可以通过累加函数来对比利用模型预测出来的观测值（图 16-2，来源于参考文献 ［5］）：

```
>par（mfrow＝c（1，2），pty＝" s" ）-> op
> your. mlEs <- fit. function. c0（data＝your. data） $ pars
> pk. pred <-
+  sapply（0：100,
+  function（x）{
+  exp（pk. log（parms＝c（r＝your. mlEs ［ ［" r" ］ ］,
+  muG＝your. mlEs ［ ［" muG" ］ ］,
+  c＝0）,
+  dataline＝data. frame（number＝x，day＝1）） $ ll) } )
>  pk. obs <-
+  sapply（0：100,
+  function（x）{
+  sum（your. data $ number＝＝x）/length（your. data $ number） } )
>ind<- 0：30
>barplot（rbind（pk. obs ［ind+1］，pk. pred ［ind+1］）,
+  names. arg＝c（0，rep（NA，9），10，rep（NA，9），20，rep（NA，9），30）,
+  xlab＝" Population size of WITS in cLN",
+  ylab＝" Fraction/Probability",
```

```
+    beside=T, space=c (0.9, 1.4),
+    border=c (1," gray"), col=c (1," gray"),
+    legend.text=c (" observed"," predicted"),
+    args.legend=list (bty=" n", border=c (1," gray")))
>plot (c (0.5, 50), c (0, 1),
+    xlim=c (0.5, 50), ylim=c (0, 1),
+    type=" n", log=" x", axes=FALSE,
+    xlab=" Population size of WITS in cLN",
+    ylab=" Cumulative distribution function")
>axis (1, at=c (1, 2, 5, 10, 20, 50)); axis (2)
>curve (stepfun (0: 100, c (0, cumsum (pk.pred)))) (x),
+    lwd=1, col=" gray", lty=1, add=TRUE)
>curve (ecdf (your.data $ number) (x),
+    lwd=2, col=1, add=TRUE)
>par (op); rm (op)
```

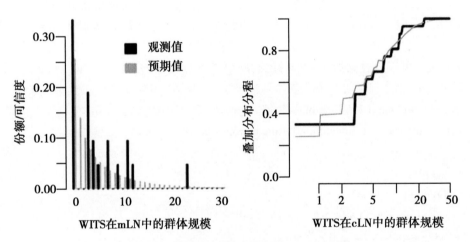

图 16-2 实验数据与模型数据之间的比较

(相关描述参见参考文献 [5] 的图 3b 的图注)

上述程序是利用 pk.log 函数来实现的, 这个 pk.log 可以计算在感染后一定时间内 WITS 群体规模的可靠性水平。

3.4.4 在抗生素治疗期间, S.Tm 持留菌群体规模的评估 (Estimating Population Dynamics of Persistent S.Tm cells During Antibiotic Treatment of the Infected Host)

假定肠道淋巴结在感染初期是不含任何沙门氏菌的, 治疗前, 测定菌体的迁徙率以及净复制率。在治疗期间, 为了获取群体动力学的相关参数, 研究人员需要将治疗开始 (接种细菌 1 天) 时肠道淋巴结菌群规模纳入考虑因素。

利用数学模型来预测 WITS 菌株群体规模的测定是基于概率母函数 (probability generating functions）。这些函数是用来评测参数的可能性函数（likelihood functions）。为了评估接菌 3 天后的定植参数，可以利用概率母函数 pgf. treat. d3 来进行分析。这种概率母函数（pgf. salmonella）是基于接菌后 1 天的 WITS 菌株菌群规模来即你想那个分析的。

为了所获得的数据符合下面程序读取的要求，优化手头的概率母函数，利用 pgf. treat. d3，pgf. treat. d5，and pgf. treat. d10 来替换原有的概率母函数。

```
> your. mLEs <- fit. function. c0（data=your. data）$ pars
> your. pgf. treat. d3 <- function（parms, t=3, s）{
+    t<- t - 1
+    with（as. list（parms）, {
+    s0<-（（r*s-c）*exp（c*t-r*t）-c*s+c）/
+    （（r*s-c）*exp（c*t-r*t）-r*s+r）
+    pgf. salmonella（parms=c（r=your. mLEs [["r"]],
+    c=0,
+    muG=your. mLEs [["muG"]]),
+    t=1, s0)
+ } )
+ }
```

在一种新的优化好的概率母函数 your. pgf. treat. d3 中，利用命令 kaiser14pb. mLEs 来即你想那个数据测评是可以利用你所分析后的数据 your. mLEs 来进行替换的。这可以被视为利用定义好的 your. pgf. treat. d3 文件与对应的 pgf. treat. d3 文件数据进行比对：

```
>pgf. treat. d3
function（parms=c（r=3, c=3. 5, muG=0）, t=3, s）
{
    t <- t - 1
    with（as. list（parms）, {
    s0 <-（（r * s - c）* exp（c * t - r * t）- c * s + c）/（（r *
    s - c）* exp（c * t - r * t）- r * s + r）
    pgf. salmonella（parms=c（r=kaiser14pb. mLEs [kaiser14pb. mLEs $ data
set == "SB300"," r"], c=0, muG=kaiser14pb. mLEs [kaiser14pb. mLEs $ data
set == "SB300"," muW"]), t=1, s0)
    } )
}
<environment: namespace: kaiser14pb>
```

为了分析治疗过程中的数据，分析人员可以借助 your. pgf. treat. d3 来执行 fit. function. muG0 命令。假定接菌 3 天后的 WITS 菌株菌群规模的数据获得，是以此时刻为治疗的第 1 天为时间点，那么这些数据可以如下展示：

```
> your. data. treat <-
```

```
+       data. frame（day＝3,
+       number＝c（0, 0, 0, 6, 14, 0, 0,
                +0, 18, 0, 21, 0, 0, 46,
                +0, 0, 22, 0, 0, 0, 25））
```

那么现在，利用 your. pgf. treat. d3 程序中的 fit. function. muG0 命令来作为 pgf 文件进行分析。

```
>fit. function. muG0（data＝your. data. treat,
+           pgf＝your. pgf. treat. d3,
+           output. sd＝FALSE）［c（" pars"," ll"）］
 $ pars
        r   c
 4. 916529   4. 731710
 $ ll
 ［1］ -41. 80708
```

如果取样时间点不一致[2]，函数 pgf. treat. d3，pgf. treat. d5 以及 pgf. treat. d10 需要重新编写，从而符合改变的采样规程。例如，若治疗时间开始于感染后的 1.5 天，而不是 1 天整，程序 pgf. treat. d3 中的第一行 t<-t-1 应该被更改为 t<-t-1.5，并且程序 pgf. salmonella 需要在 t=1.5 而不是 t=1 的时候进行评测。

3.4.5 针对整体菌群定植动力学的模拟（Simulating the Cononization Dynamics of the Entire Population）

一旦研究人员得到细菌的初始迁徙率以及净复制率，同时也获得了此后的复制及清除率，就可以模拟函数 sim. treat 所具有的功能了。基于数据集 kaiser14pb. data，我们可以得到如下内容：

```
>sim. treat（parms. d1＝c（r＝2. 82, c＝0. 00, mu＝298）,
+           parms. d3＝c（r＝4. 59, c＝5. 04, mu＝0）,
+           parms. d5＝c（r＝1. 88, c＝2. 50, mu＝0）,
+           parms. d10＝c（r＝0. 38, c＝0. 00, mu＝0）,
+           output. data＝FALSE）
 d1    d3    d5    d10
 1696   663   195   1292
```

这一函数是简便的，它可以利用基本函数 bdi. sim 来进行 Gillespie algorithm 运算从而实现随机生-死-迁徙过程的模拟。这一函数是基于软件包 GillespieSSA 来运算的。因为这个模拟是个随机事件，输出的数据反映的是随机生-死-迁徙过程。也要注意的是，笔者利用整个 S. Tm 菌群的迁徙率，每天收集 298 个菌体的迁徙率数据来作为此项函数输入的数值。

为了产生一个点状图（例如图 16-3，详细描述见参考文献［2］），可以进行一个小范围模拟，并且将数据以散点的形式呈现出来。

```
>few<- 3
```

```
>plot（c（0，10），c（1，5000），
+       xlab=" Days"，ylab=" Bacteria in cLN（CFU）"，
+       type=" n"，log=" y"）
>for（run in 1：few）｛
+       st<- sim. treat（parms. d1=c（r=2. 82，c=0. 00，mu=298），
+       parms. d3=c（r=4. 59，c=5. 04，mu=0），
+       parms. d5=c（r=1. 88，c=2. 50，mu=0），
+       parms. d10=c（r=0. 38，c=0. 00，mu=0），
+       output. data=TRUE）
+       lines（st ＄ t［-1］，st ＄ M［-1］，col=" grey"）
+｝
```

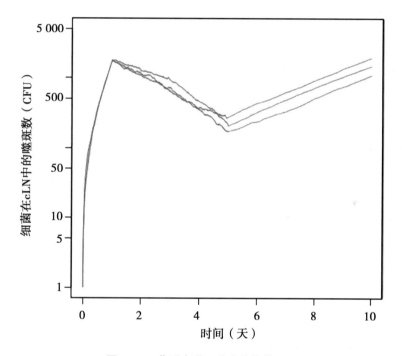

图16-3 菌群在淋巴结定植的模拟图
输出结果可以与实验操作中所获得病原体在淋巴结中的菌体载量
来进行比较（参见参考文献［2］中的图4b）。

通过图形的对比，菌落形成单位的数目与子标题3.4实验步骤3和实验步骤4中所描述的结果很接近（见备注6和备注7）。

备注（**Notes**）

1. 菌体在小鼠淋巴结中的定植，稀释度为1：（10~50）已经证明可以得到很好的数据。这个比率可能是要与感染实验的数据相符合的，这样的目的在于"丢掉"一些

197

而不是将所有的 WITS 菌株都进行分析。

2. 环丙沙星溶解于水中，过滤除菌，并且分装保存液是在-20℃保存。避免反复冻融；环丙沙星会长期存在 4℃的时候出现沉淀。

3. 对于非处理的小鼠，肠道淋巴结可以在感染 1~2 天定植大约 1 000 种细菌，并且在感染 3~4 天数量增加到 10 000 种细菌。对于环丙沙星处理的小鼠，笔者通常观察到利用抗生素进行治疗后，淋巴结中一般可以有 10%~20% 的鼠伤寒沙门氏菌群体存活下来。

4. 注意笔者的实验，小鼠感染后 1 天内不用环丙沙星进行治疗。环丙沙星治疗要从感染 1 天后开始进行。因此"1 天"代表的是在利用抗生素进行治疗前的感染时段。

5. 大多数重合失败（convergence failure）是优化过程中未调整好起始值（starting value）。

6. 注意评定群体动力学参数（muG，r）是不需要利用总菌落形成单位的数据的。因此，群体动力学的模拟方法为相关研究提供了有价值的验证手段。

7. 此外，对于群体动力学分析的相关描述，WITS 菌株的利用来进行感染实验已经得到了很好的展示。尤其是，不同数据点的数目是来自于相同实验动物的就会增加与不同 WITS 菌株接种进行试验所得到数据的线性相关程度。这有助于鉴定感染过程的瓶颈并且提供一个方便快捷分析出"噪音"数据的方法，例如感染过程中，动物与动物之间的个体差异导致的器官中菌体载量的差异。笔者已经发现这是一种在竞争感染实验中是十分有用的方法，这种方法是用来对比分析鼠伤寒沙门氏菌突变株与具有等基因的野生株在相同实验动物中感染差异的。

致谢 (Acknowledgment)

笔者很高兴 Emma Slack 对此章节内容的严格审阅。W. D. H. 和 P. K. 是由瑞士国家科学基金（310030-132997/1 以及 W. D. H 具有的 310030-153074）进行资助的，W. D. H 受到从 SNF（CRSII3_ 136286）项目的部分资助，以及 W. D. H 从 ETH 研究项目（ETH-3312-2）的部分资助。R. R 是受到瑞士国家科学基金项目（315230-130855）的资助。

参考文献 (References)

［1］ Mastroeni P, Grant A, Restif O, et al. 2009. A dynamic view of the spread and intracellular distribution of *Salmonella enterica*. Nat Rev Microbiol, 7: 73-80.

［2］ Kaiser P, Regoes R R, Dolowschiak T, et al. 2014. Cecum lymph node dendritic cells harbor slow - growing bacteria phenotypically tolerant to antibiotic treatment. PLoS Biol, 12, e1 001 793.

［3］ Barthel M, Hapfelmeier S, Quintanilla-Martinez L, et al. 2003. Pretreatment of mice with streptomycin provides a *Salmonella enterica* serovar Typhimurium colitis model that allows analysis of both pathogen and host. Infect Immun, 71: 2 839-2 858.

［4］ Kaiser P, Diard M, Stecher B, et al. 2012. The streptomycin mouse model for *Salmonella diarrhea*: functional analysis of the microbiota, the pathogen's virulence factors, and the host's mucosal immune response. Immunol Rev, 245: 56-83.

［5］ Kaiser P, Slack E, Grant A J, et al. 2013. Lymph node colonization dynamics after oral *Salmonella* Typhimurium infection in mice. PLoS Pathog, 9: 1-12.

［6］ Grant A J, Restif O, McKinley T J, et al. 2008. Modelling within-host spatiotemporal dynamics of invasive bacterial disease. PLoS Biol, 6, e74.

［7］ Schmieger H. 1972. Phage P22-mutants with increased or decreased transduction abilities. Mol Gen Genet, 119: 75-88

［8］ Hapfelmeier S, Stecher B, Barthel M, et al. 2005. The *Salmonella* pathogenicity island (SPI) -2 and SPI-1 type III secretion systems allow *Salmonella* serovar typhimurium to trigger colitis via MyD88- dependent and MyD88-independent mechanisms. J Immunol, 174: 1 675-1 685.

［9］ Stecher B, Paesold G, Barthel M, et al. 2006. Chronic *Salmonella enterica* serovar Typhimurium-induced colitis and cholangitis in streptomycin-pretreated Nramp1 +/+ mice. Infect Immun, 74: 5 047-5 057.

［10］ Endt K, Maier L, Kappeli R, et al. 2012. Peroral ciprofloxacin therapy impairs the generation of a protective immune response in a mouse model for *Salmonella enterica* serovar Typhimurium diarrhea, while parenteral ceftriaxone therapy does not. Antimicrob Agents Chemother, 56: 2 295-2 304.

第六部分　持留菌的数学模型

Part VI　Mathematical Modeling of Persistence

第十七章
计算机方法建模细菌的持留性

**Alexandra Vandervelde，Remy Loris，Jan Danckaert，
Lendert Gelens**

摘　要

　　持留菌（Bacterial persister cells）是一种潜伏在宿主体内的细菌，它可以耐受多种抗生素的杀菌作用，并且可以引起机体的慢性感染。毒性-抗毒性模块（Toxin-antitoxin modules）在这种类型的持留菌形成过程中发挥中关键作用。毒性-抗毒性模块是一个小型遗传模块，在细菌基因组中是广泛存在的，这种遗传模块表达出来的是胞内毒素（intracellular toxin）以及具有中和毒素的抗毒素物质（neutralizing antitoxin）。在过去的几十年间，数学模型已经成为一种重要的工具来对毒素-抗毒素模块的调控以及这种调控与持留菌形成之间的关系进行研究。此章，笔者将描述几种利用数学手段来模拟毒素-抗毒素模块的工作状况。笔者将会讲述利用常规差异的公式构建的特定模型（deterministic modeling）、利用随机差异的公式构建的随机模型以及 Gillespie 方法。毒素-抗毒素模块的若干特点（例如蛋白产物、产物降解、通过 DNA 结合实现的反馈式调控、毒素-抗毒素复合物形成及条件性互作）也会得到阐述。最后，通过包括生长率校准在内，笔者将毒素-抗毒素模块表达与持留菌的产生的因果关系进行阐述。

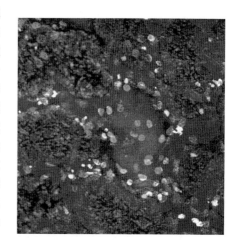

关键词

建模；毒素-抗毒素；持留菌；ODE；随机的；Gillespie

1　前言（**Introduction**）

　　生物系统是一种典型的复合体，它们的功能通常还没有被人类彻底研究清楚。生物学家已经利用定性的方法来对生物系统进行研究了。然而，因为生物系统的非直观性（non-intuitive），数学模型可以成为一种又利用价值的工具来对生物系统所具有的生物学特点进行定量分析。此类模型已经成功地运用到研究真核细胞的循环[1,2]，心脏[3]以及传染病的传播[4]。近期，几个研究小组已经利用数学建模来研究细菌的持留性的相关机制了[5-15]。持留菌是一个占整体细菌群落很小的亚群落（subpopulation），生长速度缓慢且多重耐药[16]。持留菌已经在若干种人类疾病中发挥重要的角色了，例如囊性纤维化（cystic fibrosis）、肺结核（tuberculosis）以及念珠菌病（candidiasis）[17]。不同分子通路所导致的持留菌已经在很多文章中被详细描述了[18]。这些信号通路通常都是产生级联放大（hierarchical cascade）效应的，包括 ppGpp 分子（一种核苷酸，可以产生很强烈的调控作用）、PolyP（无机多磷酸盐）、蛋白酶 Lon 以及具有活性的毒素-抗毒素模块[19]。在一个可以替换的机制中，持留菌可以因有利毒素水平的提升而形成[9]。而利用数学建模来阐述相关机制的运作模式[10-15]将是这章的重点内容。

　　如上所述，几种与持留菌产生相关的重要信号通路都是与毒素-抗毒素模块的活性密不可分的。毒素-抗毒素模块是一个很小的遗传模块，广泛存在于细菌与古细菌的基因组中[20]。大多数毒素-抗毒素模块表达两种成分：一种成分是毒素蛋白，这种蛋白能够阻止菌体自身的生长；另一种成分就是抗毒素，这种产物可以拮抗毒素的活性，从而使菌体生长。五种毒素-抗毒素模块已经被详细描述过了，这些模块的运行都是利用抗毒素的生物学特性以及对毒素的中和作用。对于 I 型毒素-抗毒素模块来说，抗毒素是一种反义 RNA 链（antisense RNA），这种反义 RNA 链负反馈调控毒素翻译表达[21]。抗毒素与毒素都是蛋白质的毒素-抗毒素模块被划分为 II 型模块，并且中和作用是通过抗毒素产物与毒素产物结合形成无毒的复合物来发挥调控作用的[22-25]。III 型毒素-抗毒素模块是由毒素蛋白与类似 I 型模块的 RNA 抗毒素产物结合来实现中和作用，而非通过表达产物来进行中和作用[26]。对于 IV 型毒素-抗毒素模块来说，毒素与抗毒素与 II 型相似都是蛋白产物，然而抗毒素蛋白直接与毒素的作用底物结合，从而使毒素无法与底物结合来发挥抗毒素作用。最后，对于 V 型毒素-抗毒素模块来说，抗毒素是蛋白产物，这种蛋白质通过清除编码毒素蛋白的 RNA 序列来发挥抗毒素作用[27]。

　　当前，所有数学建模的文章主要将研究焦点集中于 II 型毒素-抗毒素模块所产生的两种原型组分（archetypical two-component type II toxin-antitoxin modules），并且阐明了 II 型模块的活性对于持留菌形成的影响[28-30]。这种毒素-抗毒素模块是一种多顺反子型操纵子（polycistronic operons），在这种操纵子的调控下，毒素基因的活性是受到抗毒素基因表达产物的影响。除了这种遗传编排模式（genetic make-up exist），操纵子是具有鱼刺相反的遗传组建（an inverted genetic organization）[31,32]并且三组分Ⅱ型毒素-抗毒素模块已经被鉴定出来[33]。对于经典的Ⅱ型毒素-抗毒素模块来说，毒素既可以是单体物（monomer）（诸如 RelE 与 HipA）[34,35]，也可以是同源二聚体（homodimer）（诸如 CcdB 与 MazF）[36,37]。抗毒素通常是一个具有 DNA 结合域以及无序的毒素结合域的二聚体。因此，抗毒素与毒素所具有的降解宿主细胞的一些防御性蛋白酶功能的毒素来比较，抗毒素在体内的生命周期是很短暂的。Ⅱ型毒素-抗毒素模块可以进一步在转录水平受到抗毒素以及无毒性的毒素-抗毒素复合物的调控。对于很多Ⅱ型毒素-抗毒素模块（诸如 phd/doc、ccdAB 以及 relBE）来说，这种调控是条件性互作模式[38-40]。这种机制中，抗毒素单独与其结合位点的操纵子 DNA 的亲和性较弱。在一个胞内低毒素/抗毒素比率的情况下，毒素作为一种辅阻遏物（corepressor）来与抗毒素形成毒素-抗毒素复合物来提高与 DNA 的亲和性。在一个高毒素/抗毒素比率的情况下，毒素-抗毒素模块的转录与翻译需要继续维持适当的毒素/抗毒素比率。这种情况下，毒素作为一种抗毒素的去阻遏物（derepressor）通常是由于形成了一种次级且非阻遏型毒素-抗毒素复合物[38,41]。甚至在Ⅱ型毒素-抗毒素模块中，条件性互作并不十分普遍。例如，mqsRA 毒素-抗毒素模块产生的 MqsR 毒素作为自动调控机制中的去阻遏物为抗毒素与 DNA 结合提供了平台[42]。最后，抗毒素在操纵子上结合位点的数量（从 phd/doc 的 2 个位点到 ccdAB 的 8 个位点）取决于具体的毒素-抗毒素模型[40,43,44]。

　　此章节中，我们会通过与数学相关的算法来描述毒素-抗毒素模块以及细菌的持留性。首先，我们将区分特定的与随机的模建过程。毒素-抗毒素动力学包含的内容有生物化学过程（诸如转录组与翻译），这些过程会由于低拷贝的 DNA 和 mRNA 而产生噪音[45-47]。再者，因为胞内游离的毒素水平通常较低（仅限于小量几种蛋白质），因此随即效应在毒素-抗毒素模块的运行中可能发挥的作用更明显。因此，接下来在介绍与常微分方程（Ordinary Differential Equations，ODEs）特定数学建模后，笔者将介绍两种涉及常态噪音信号（unavoidable noise）以及随机性的运算公式是随机微分方程（Stochastic Differential Equations，SDEs）以及 Gillespie algorithm。笔者将利用一个非常简单的系统来阐明这些数学模型的工作原理。这其中包括单独一种蛋白的产生与降解过程中，笔者将一步一步介绍毒素-抗毒素模块在这些数学模型中的表现形式。对于第一个特征，我们需要指出的是 DNA 结合活性对导致系统的负反馈调节。之后，我们分别针对数学建模毒素和抗毒素物质产生的过程，并且针对毒素与抗毒素形成复合体的过程进行描述。接下来，笔者所要讲述的内容还囊括了自动调节操纵子的条件性互作模式。最后，将分析思考毒素-抗毒素模块对整个菌体的影响，这是因为游离毒素可以通过干扰菌体自身正常的代谢水平，从而使菌体生长速度降低。这种生长速率的调节不仅在单个菌体水平上有作用，而且还会影响到整个菌群的生长变化。借助这个模型及其携带的各种参数，两种不同菌体群落就出现了，以后总菌群是正常生长的，而另一种菌群的生长速率明显降低，这也就是持留菌的菌群。我们对可以描述两种菌群生长状态的模型进行讲解。通过此章的撰写，我们将利用基于噬菌体 P1 phd/doc 毒素-抗毒素模块的实验数据来确定的模型参数来进行相关讲解（表 17-1），具体内容参见参考文献 [14]。

表 17-1　针对噬菌体 P1*phd/doc* 毒素-抗毒素模块的模型参数[14]

参数	意义	值	单位
ζ_U	未结合的 mRNA 转录比率	0.116086 s	s^{-1}
ζ_B	结合 mRNA 转录比率	0	s^{-1}
ρ_A	抗毒素表达效率	$0.137\zeta U/dm$	s^{-1}
ρ_T	毒素表达效率	$0.053\zeta U/dm$	s^{-1}
V	大肠杆菌培养物的体积	$3.612e^{+8}$	m^3
dm	mRNA 降解率	0.00203	s^{-1}
$d_c = d_T = d_{AT} = d_{TAT}$	菌体生长周期导致的衰变率	$2.8881e^{-4}$	s^{-1}
d_A	抗毒素衰变率	4.dc	s^{-1}
α_C	抗毒素与毒素的结合	8.79e+6	$m^{-1}s^{-1}$
θ_C	抗毒素与毒素未结合	$5.3e^{-5}$	s^{-1}
α_{AT}	结合复合物（AT）对操纵子结合位点的结合	9 625	$m^{-1}s^{-1}$
θ_{AT}	非结合复合物（AT）对操纵子结合位点的结合	0.0028875	s^{-1}

2　数学算法（Numerical Methods）

　　我们将常微积分公式作为一个手段在一个特定的系统中模建 TA 系统，并且介绍两个随机数学算法，这些算法分别是随机微积分方程以及 Gillespie algorithm。我们利用简单的毒素-抗毒素模块的运行模式来阐明这些不同方法的原理。我们假定毒素-抗毒素复合物 AT 的产生是一个单一的实体。在一个理想的毒素-抗毒素复合物假象模型中，两者的表达效率是一致的，并且毒素与抗毒素的结合是十分迅速的达到一个动态水平，而且这种复合物无法与 DNA 结合。基于上述假定，笔者可以获得一个由毒素-抗毒素复合物产生与降解率只是与菌体分裂相关的遗传回路（genetic circuit）。如图 17-1（a）所示，基因转录成为 mRNA，而后在 mRNA 的指导下翻译成为毒素-抗毒素复合物 AT。在描述这个过程中，笔者将忽视 mRNA 产生的瞬间过程，并且假定 mRNA 的形成速率是足够迅速的，以至于可以模拟蛋白质矫正后的合成速率。这一模型虽然不能很准确地描述毒素-抗毒素模块的工作状况，但是可以简单明了地建立一个数学模型，这一数学模型将会为后续分析毒素-抗毒素模块运行状况提供简洁明了的数学模型。

2.1　利用常规微积分来特定建模（Deterministic Modeling Using ODEs）

　　在图 17-1a 中的 Toy 系统（The toy system）是可以利用单一的常规微积分公式来进行模建的。微分方程是一种包含一种未知函数（unknown function）的数学方程，这里

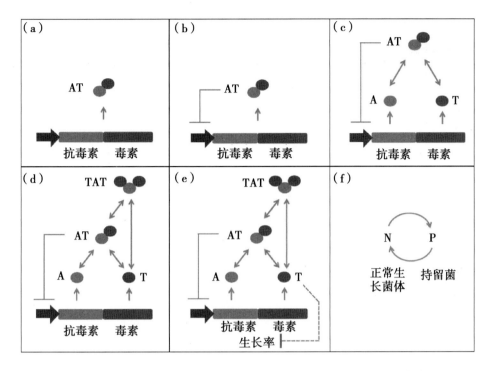

图 17-1　本章所使用的毒素-抗毒素模块运行的拓扑模型（彩色图片见书末附图）
（a）毒素-抗毒素直接形成的毒素-抗毒素复合物。（b）直接形成的毒素-抗毒素复合物与通过结合 DNA 的负反馈调控机制。（c）抗毒素（A）与毒素（T）的产生，复合物的形成以及与通过结合 DNA 的负反馈调控机制。（d）毒素-抗毒素模块的条件性互作。（e）毒素-抗毒素模块的条件性互作以及对菌体生长率的调控。（f）针对正常菌株与持留菌群体的建模。由于抗毒素产物很容易就被细胞内蛋白酶降解，这就导致抗毒素在体内存留时间比毒素要短，就会导致形成复合物 AT 以及 TAT。这些复合物的衰变率对应的是由于菌体分裂导致的浓度稀释。

的未知函数就是指毒素-抗毒素模块，并且模块对应的各种衍生物。在一个常规微分方程中，未知函数（AT 模块的因变量）取决于一个单一的自变量（笔者的实验中，这个自变量为时间 t[48]）。下面的一个常规微分方程所描述的是 AT 复合物的数目随时间的变化：

$$\frac{dAT(t)}{dt} = P_{AT} - d_{AT}AT(t),\tag{1}$$

ρAT 代表的是通过转录翻译后 AT 复合物形成的平均速率。$d_{AT}AT(t)$ 模拟了 AT 复合物在与复合物数量线性相关条件下的平均降解率。为了解决用于常规微分方程的初始数值来代表 AT 复合物对应的变量，很多种方法都已经被建立了。这种数学方法通常利用 0 时刻（t_0）为起始值，从而依次为依托来预测 $t_0+\delta t$ 的相关变量值。δt 值是选出来的一个独立的时间段。这种简明的分析方法就是 Euler 算法[49]，这是一阶（first-order）算法，这就意味着特定时间的误差是与 δt 时间段的长短成比例变化的。假定我们建模的单体蛋白的时间进化过程可以利用通用常规微分方程来进行描述：

$$\frac{dX\ (t)}{dt} = F\ (t,\ X\ (t)),\quad\quad\quad\quad (2)$$

方程里 $F\ (t,\ X\ (t))$ 是时间 (t) 和 $X\ (t)$ 的函数，初始数据的条件是 $X\ (t=t_0)$ $=X_0$。为了利用 Euler 算法来通过数学方法解决这个常规微分方程的相关问题，笔者首先选择一个独立的时间段 δt（a discrete time step δt），这个时间段需要足够的短，以满足数学上的稳定以及符合常规微分方程的相关动力学要求。Euler 算法首先要预测的是时间变量 $t_1 = t_0 + \delta t$，然后依据此在利用 X (t_1) 函数来进行下一步的预测。一般情况下，X 值在时间为 $t_{n+1} = t_0 + \delta t$ 的时候可以利用下述函数进行计算：

$$X\ (t_{n+1}) = X\ (t_n)\ + \delta t F\ (t_n,\ X\ (t_n))\quad\quad\quad (3)$$

对于笔者研究过程中所利用的系统，公式 1，这是 Euler 算法给出的函数 $AT\ (t_{n+1}) = AT\ (T_n)\ + \delta t\ (\rho_{AT} - d_{AT} AT\ (t_n))$。这一算法是一种广义的多重常规微分函数（multiple ODEs）的系统。上述的 Euler 算法是唯一的一个一阶算法，这种算法容易导致数据的不稳定以及产生误差。为了克服这些缺点，Euler 算法通常用作一个基础性的分析，来为建立一个复杂且精确的算法打下"地基"。此处，笔者只介绍 Euler-Heun 算法[49]，这是一种性能稳定的二阶算法。当利用 Euler-Heun 算法，第一步计算的是介值（intermediate value）$X^*\ (t_{n+1})$，算完介值后，利用介值与 X (t_n) 来增强对实际值（actual value）X (t_{n+1}) 的准确预测。对于广义的常规微分方程，公式 2 可以按照如下函数进行运算：

$$X^*\ (t_{n+1}) = X\ (t_n)\ + \delta t F\ (t_n,\ X\ (t_n))\quad\quad\quad (4)$$

$$X\ (t_{n+1}) = X\ (t_n)\ + \frac{\delta t}{2}\ (F\ (t_n,\ X\ (t_n))\ + F\ (t_{n+1},\ X^*\ (t_{n+1})))\quad (5)$$

如图 17-2（a）所示，笔者利用变量为 $\delta t = 10^{-2}$ s 和 $AT\ (t_0) = 0$ 进行 Euler-Heun 算法的计算，以此来展示毒素–抗毒素复合物随时间的变化。生成率（creation rate）ρ_{AT} 是视为与毒素产生率 ρ_T 一致的（见表 17-1）。若所形成复合物的毒素 T 与抗毒素 A 的生成率是恒定且相同的或者抗毒素 A 的生成率高于毒素 T 的生成率，那么这个公式就可以很准确的做出预测。降解率（degradation rate）$d_{AT} = d_c = \ln\ (2)\ /\ (40 \cdot 60 s)$ 是假定只受到菌体每 40 分钟分裂以此造成的稀释的影响（见表 17-1）。简单 MATLAB 编码在数学上就可以解决公式 1 所涉及到的一些问题（见附录 1）。图 17-2a 所示，复合物 AT 数量的单调递增（increases monotonically）与固定的 AT_{SS} 水平相符。在初始短暂的波动后（after the initial transient behavior），系统的属性不再随时间的变化而变化了（$AT = AT_{SS}$），这种就被成为稳态解析（steady state solution）。AT_{SS} 可以容易地利用公式 1 来进行计算，计算的前提是 $dAT\ (t)\ /dt = 0$，这就可以得到：

$$AT_{ss} = \frac{\rho_{AT}}{d_{AT}}\quad\quad\quad\quad (6)$$

2.2 利用 SDEs 的随机建模（Stochastic Modeling Using SDEs）

在之前的章节中，笔者介绍了利用一阶或者二阶 Euler-Heun 算法如何数字化解析 ODE 公式。此种方法可以模拟蛋白质在特定的方式下随时间的数量变化。换言之，只

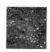

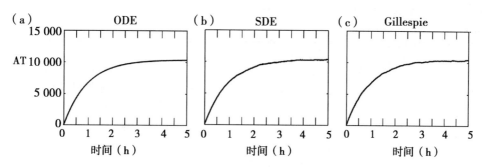

图 17-2 假定毒素-抗毒素复合物 AT 是直接形成（如图 17-1a 所示）的，时间推移对复合物 AT 水平的影响变化

公式 1 所涉及的系统是模拟 5 小时复合物 AT 水平的变化。图中的数据都是来源于单个菌体的。（a）利用 Euler-Heun 算法中常规微分方程进行的数学模拟。（b）利用 Euler-Heun 算法中公式 10 所对应的随机微分方程（$D=25$）进行的数学模拟。（c）利用 Gillespie algorithm 中随机微分方程来进行数学模拟。参数由表 17-1 所设定，这里 $\rho_{AT}=\rho_T$ 并且 $d_{AT}=d_c$。

要蛋白质起始的条件是一致的，蛋白水平随时间的变化都是可以进行数字化模拟的。事实上，大多数生物学过程都是一种特定程度的随即结果（a certain extent stochastic）。在毒素-抗毒素模块中，噪音可能始于转录及翻译过程[45-47]，也始于游离毒素的互作（这是因为虽然毒素在菌体内含量很低，但是毒素对菌体生长的影响却十分明显）。一种引入噪音的途径是利用随机微分方程进行计算[50,51]，这种微分方程含有若干种对随机过程描述的变量。在此，笔者将尽量避免过多考虑随机的高斯白噪声（consider random white Gaussian noise）。涉及高斯白噪声的随机微分方程如下：

$$\frac{dX(t)}{dt}=F(t,X(t))+\eta(t) \tag{7}$$

与公式 2 相似，这个公式的额外一项被称为 Langevin 噪声项（Langevin noise term）以及 $\eta(t)$ 是实际噪声过程（actual noisy process）。$\eta(t)$ 的每个样品都有一个以零为平均数的正态分布（a normal distribution with zero mean），因此信号就是高斯白噪声。非相关均值为零的随机项（uncorrelated zero-mean stochastic term）$\eta(t)$ 是可以通过相关项（correlation term）$[\eta(t+\tau)\eta(t)]=D\delta(\tau)$ 来进行描述的。公式里面的 D 是恒定弥散噪声强度（constant diffusion noise strength）。笔者将 D 值定义为一个常数，那么系统将会受到额外噪声因素的干扰（additive noise）。在噪声递增（multiplicative noise）的事例中，在利用随机微分方程的时候更要注意噪声对公式计算结果的影响[50,51]。

为了解决随机微分方程遇到的这个问题，笔者利用一个类似 Euler-Heum 的算法，调节公式中 Langevin noise 项：

$$X^*(t_{n+1})=X(t_n)+\delta tF(t_n,X(t_n))+\sqrt{D\delta t}\,r \tag{8}$$

$$X(t_{n+1})=X(t_n)+\frac{\delta t}{2}(F(t_n,X(t_n))+F(t_{n+1},X^*(t_{n+1},)))+\frac{1}{2}\sqrt{D\delta t}\,r, \tag{9}$$

公式中 r 是一个从标准差等于 0 的一个标准正态分布中的随机数值（a random number taken from the standard normal distribution with standard deviation equal to 1）。平方根下面的时步（time step）δt 与噪声项 D 的乘积是一个解释度（explanation）。解析推导（analytical derivation）是一个小技巧，为了让读者更好的掌握解析推导所需要的知识，笔者现推荐两篇代表性文献 [51、52] 供读者学习。简单来讲，解析推导可以这样理解：当时步降低，那么重新设定（降低）噪声的强度；如果时步不降低，那么在短暂的时距（time interval）中加入等量噪声来对应一个有效的高噪声水平。

如图 17-2（b）所示，笔者依靠随机微分方程的 Euler-Heun 算法来模拟展示毒素-抗毒素复合物随时间推移（time evolution）其数量上的变化。这种算法中公式对应常规微分方程中公式 1

$$\frac{dAT(t)}{dt} = \rho_{AT} - d_{AT}AT(t) + \eta(t) \tag{10}$$

$\delta t = 10^{-2}$ s，AT $(t_0) = 0$ 及 $D = 25$。所计算出来的结果与在小程度噪声的影响下特定演化（deterministic evolution）的结果高度一致 [图 17-2（a）]。

2.3 利用离散 Gillespie 算法来随机建模（Stochastic Modeling Using the Discrete Gillespie Method）

之前的两个算法（常规微分方程与随机微分方程）都是连续算法，它们计算的是很多非相关联生物化学反应的平均数。因此，这些微分方程（特定的和随机的）只能针对包含许多内部互作的庞大反应体系进行运算。相反，Gillespie algorithm 可以针对一个系统中的一些生物化学反应来更准确的模拟那些非相关且随机事件的发生[53]。这条途径尤其是在系统中少量分析存在的情况下更加适用。在 Gillespie algorithm 中，单独反应也可以很明晰地进行模拟。这种算法是基于分子相互碰撞是有一定可能性的随机事件而建立的，并且是建立在两种分子发生碰撞的几率远高于 3 种分子同时碰撞这一假定。

笔者利用常规微分方程的公式 1 来进行 Gillespie algorithm 运算，而运算目标是一个简单而发生特定事件的系统。在这里，笔者认为每个反应的发生是明确的并且单位时间内特定事件发生的可能性很高。每个反应 i 的可能性（probability）也被认为是倾向性（propensity，p_i）。在笔者所计算的简单事例中，有两种反应可以发生，毒素-抗毒素复合物的降解能（1）以及产生过程（2）：

①$AT \to \emptyset$ (11)

②$\emptyset \to AT$ (12)

相对应的倾向性数值：

①$p_1 = d_{AT}AT$ (13)

②$p_2 = \rho_{AT}$ (14)

Gillespie algorithm 的计算过程包括 4 步：

①随机时步计算机模拟（Computation of the random time step）：任何反应发生的可能性是倾向性数值的总和

$$p_0 = \sum_i p_i$$

函数里面每个反应的数值 i。随机地选取下一个事件发生的时间，δt，不再指数分布（exponential distribution）$p_0\exp\left[-p_0t\right]$ 范围内的事件如下计算：

$$\delta t = \frac{1}{p_0}\ln\left(\frac{1}{r_1}\right)$$

r_1 的定义域在 0 到 1 之间。

②随机反应的筛选（Selection of a random reaction）：这里认为运算对象的系统只是由两个反应构成的。下一次反应发生的概率（probability）是 reaction（1）$= p_1/p_0$，否则就按照 reaction（2）的概率来计算 p_2/p_0。通常情况下，反应 i 以概率为 p_i/p_0 来发生。反应是从概率允许的正态分布中随机挑选出来。在实践中，挑选第二个随机数（second uniform random number）r_2 是在 0-1 之间筛选。所筛选出来的反应 K 是通过非均衡（inequality）所适用的下述公式来进行计算的：

$$\sum_{i=1}^{K-1}p_i < r_2p_0 \leqslant \sum_{i=1}^{K}p_i \tag{15}$$

③基于所选择的反应来升级菌群的群体生物学内容（Update the populations based on the reaction chosen）：在笔者的样品中，若反应（1）被选择出来，笔者会降低毒素-抗毒素复合物的数量，而若选择反应（2），笔者会提高毒素-抗毒素复合物的数量。

④对当前时间参数方面的升级（Update the current time）：在模拟过程中，时间 t 将升级到时间 $t+\delta t$。

在附件 2 中，利用 Gillespie algorithm 算法，简单的 MATLAB 编码来对公式 1（Eq. 1）进行解析。图 17-2c 所示时间推移对毒素-抗毒素复合物的影响，这是利用 Gillespie 算法来实现的。相同的其实条件是被采用的。注意，无需定义一个固定的时步 δt，因为数据的选择是基于倾向性程度来随机选择的。因为系统公式的定态解（steady-state solution）AT_{SS} 是十分高的，这就不奇怪为啥特定常规微分方程、随机微分方程以及 Gillespie 算法都是可以给出大致相似的结果。

3　通过 DNA 结合产生的负反馈（Negative Feedback Through DNA Binding）

笔者允许毒素-抗毒素复合物结合在自身对应的操纵子上，如图 17-1b 所示。当毒素-抗毒素复合物结合与 DNA，相关基因的转录事件将不会发生，并且毒素-抗毒素复合物的产生会中止。这就形成一个负反馈调控的系统：当少量毒素-抗毒素复合物存在于系统中，复合物结合在 DNA 上的概率就降低了，并且产生更多的毒素-抗毒素复合物；当毒素-抗毒素复合物含量很高，其与 DNA 结合的概率就大大增加，并且毒素-抗毒素复合物的产量就降低了。假设在 DNA 操纵子上只有一个可供毒素-抗毒素复合物结合的位点，这就可以视为一个真正的通路开/闭的开关，因为这就可以有效使毒素-抗毒复合物的形成既可以形成迅速（无复合物与操纵子结合），也可以无法合成（复合物与操纵子结合）。上述过程若要利用数学算法来进行描述，离散 Gillespie 算法（discrete Gillespie method）是很适用的。然而，利用常规微分方程或者随机微分方程对上述过程进行描述也是在特定解析推导（analytical derivation）过程中具有简洁明了的优点。研究人员已经利用常规微分方程来解析推导毒素-抗毒素复合物与特定 DNA 结合对毒素-抗毒素系统影响了[8,10-12]。当利用常规微分方程或者随机微分方程进行解析推导的时候，复合物与 DNA 结合的离散过程大致是需要包括涉及菌体生长率的负反馈调控机制的解析推导公式参与的：

$$\frac{dAT(t)}{dt} = \frac{\rho_{AT}}{1+\frac{AT(t)^n}{K^n}} - d_{AT}AT(t) + \eta(t) \tag{16}$$

这个公式中 $K = \theta_{AT}/\alpha_{AT}$ 的 $\theta_{AT}(\alpha_{AT})$ 是指毒素-抗毒素复合物与 DNA 操纵子结合（无结合）的效率。所使用的相关参数是可以在表 17-1 中查找到。利用常规微分方程与随机微分方程描述的负反馈调节机制可以从图 17-3 中得到相关结果。在图 17-3 (a)、(b) 中的上排子图中，分数 DF（fraction D_F）所描述的时间参数是 DNA 操纵子无复合物结合的状态。与之相比，图 17-2 中对应的分数 DF 值应该为 1。这是因为毒素-抗毒素复合物与 DNA 操纵子在 90% 的时间内都是呈现结合状态的，这就对图中将毒素-抗毒素复合物（AT）的稳定水平定位到 1000 左右的数值并不感到以外了。在描述毒素-抗毒素复合物与 DNA 操纵子结合的公式选取方面，虽然针对复合物与操纵子结合稳态的噪声参数的波动明显 [图 17-3 (b)]，但是常规微分方程与随机微分方程的差别不是很明显。

当使用 Gillespie 算法的时候，每一个独立的 DNA 结合/非结合时间都是十分明晰的。这套结合反应的相关函数如下所示：

① $AT \to \emptyset$ $\qquad\qquad\qquad\qquad\qquad\qquad\qquad\qquad\qquad$ （17）

② $D_F \to AT$ $\qquad\qquad\qquad\qquad\qquad\qquad\qquad\qquad\qquad$ （18）

③ Free operator DNA（$D_F = 1$）$+ AT \to$ Bound operator DNA（$D_F = 0$） （19）

④ Bound operator DNA（$D_F = 0$）$\to$ Free operator DNA（$D_F = 1$）$+ AT$ （20）

with corresponding propensities：

① $p_1 = d_{AT}AT$ $\qquad\qquad\qquad\qquad\qquad\qquad\qquad\qquad$ （21）

② $p_2 = \rho_{AT}D_F$ $\qquad\qquad\qquad\qquad\qquad\qquad\qquad\qquad$ （22）

③ $p_3 = \alpha_{AT}D_F AT$ $\qquad\qquad\qquad\qquad\qquad\qquad\qquad$ （23）

④ $p_4 = \theta_{AT}(1-D_F)$ $\qquad\qquad\qquad\qquad\qquad\qquad\qquad$ （24）

图 17-3 (c) 中说呈现出来的结果是由 Gillespie 算法得出来的。图 17-3 (c) 的上图可以很清晰地将非关联性的复合物操纵子的结合/非结合事件呈现出来。上图中的钉状物（spikes）就是反映复合物降解的过程。这种"突发性"的动力学现象在转录因子与 DNA 操纵子结合相关的 mRNA 时步效应中是常见的[46,47,54,55]。

4 抗毒素对毒素的捕获效应（Sequestration of Toxin by Antitoxin）

前面对毒素-抗毒素复合物形成的描述是二者直接进行结合，并且通过形成的复合

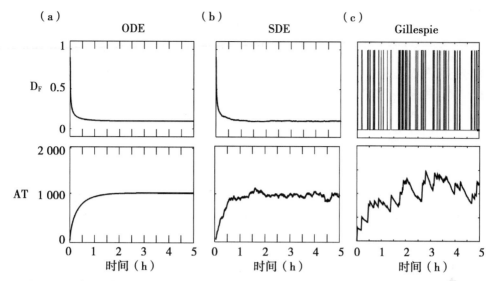

图 17-3 时间分数 D_F 是反映复合物与 DNA 操纵子不结合的时步效应，以及反映在理想
情况下受到毒素-抗毒素复合物以及负反馈调节作用下 ［参见图 17-1（b）］ 毒素-抗毒素复合物
水平变化的时步效应

这个系统是由公式 16（Eq.16）来对复合物与操纵子互作 5 小时的结果。所有子图都
是针对一个菌体进行描述的。（a）利用 Euler-Heum 算法的常规微分方程所呈现出来的数学
模拟效果，$D=0$。（b）利用 Euler-Heum 算法的随机微分方程所呈现出来的数学模拟效果，
$D=25$。（c）利用 Gillespie 算法的随机微分方程所呈现出来的数学模拟效果。相关参数参见
表 17-1.

物与 DNA 操纵子结合来中止复合物的形成。本节中，毒素-抗毒素复合物的形成是间
接形成的。笔者所介绍的毒素与抗毒素之间是可以形成复合物，但是它们也可以直接与
DNA 操纵子结合 ［图 17-1（c）］。当它们在结合 DNA 操纵子的过程中单干时，就会压
制毒素和抗毒素相关基因的转录或者翻译，以及间接地影响它们作用的下游产物的生
成。对于抗毒素和毒素产生的相关参数以及对应的降解参数可以参见表 17-1，这些参
数的获得，都是基于针对 *phd/doc* 毒素-抗毒素系统的实验测定而来的[14]。当抗毒素 A
的产量是毒素 T 产量的 2~3 倍时，那么抗毒素 A 降解的速率将是毒素降解速率的 4 倍
多。相对于毒素的合成/降解速率，抗毒素的快速合成以及迅速降解是毒素-抗毒素系
统运行的典型模式，这也是与操纵子互作来实现对系统调控的重要途径[22]。下述公式
就是常规微分方程与随机微分方程对上述时间所进行的描述：

$$\frac{dA(t)}{dt} = \frac{\rho_A}{1 + \frac{AT(t)^n}{K^n}} - \alpha_C A(t)T(t) + \theta_C AT(t) - d_A A(t) + \eta(t) \tag{25}$$

$$\frac{dT(t)}{dt} = \frac{\rho_T}{1 + \frac{AT(t)^n}{K^n}} - \alpha_C A(t)T(t) + \theta_C AT(t) - d_T A(t) + \eta(t) \tag{26}$$

$$\frac{dAT(t)}{dt} = \alpha_C A(t) T(t) - \theta_C AT(t) - d_{AT} AT(t) \tag{27}$$

在这些公式中，$K = \theta AT / \alpha AT$ 的含义与前面所定义的含义是相同的，并且 $\alpha_C(\theta_C)$ 所描述的是毒素 T 与抗毒素 A 通过结合（非结合）模式对二者形成复合物的效率。这里需要注意，毒素-抗毒素复合物不再是直接通过结合来形成的，而是通过间接模式来使毒素与抗毒素结合形成相关复合物。因此，Langevin 噪声项是唯一在时步公式中要考虑的因素，原因是这些蛋白产物的产生是随机并且十分活跃的。在图 17-4（a）、（b）中所示，数学模拟的结果是利用常规微分方程以及随机微分方程得出来的。

利用常规微分方程进行模拟的结果事实上与实验中复合物形成的结论是相似的［参见图 17-3（a）］。这一结论表明利用特定的常规微分方程对应的公式 27 得出的平均数据是十分简明的，这些结论的得出都是基于毒素可以迅速被抗毒素捕获形成毒素-抗毒素复合物。这就致使一个稳态值的出现，即 $T_{SS} \approx 0$，以及 AT 复合物稳态值是接近图17-3（a）所示的［图17-3（a）中的数据是基于 AT 复合物在生成率为 ρT 的情况下得出来的］。

在一些研究中，通用的临界值（common approximation）的确定是基于毒素 T 与抗毒素 A 在结合形成复合物的速率上是相等且恒定的，参见文献[10,12]。这种情况下，AT 复合物的数量是受到毒素 T 与抗毒素 A 数学模拟的演化影响的，并且在计算 AT 复合物在每个离散点（each discretization step）时利用下述公式计算：

$$AT(t) = \frac{A(t) T(t)}{K_C} \tag{28}$$

这个公式是受到毒素 T 与抗毒素 A 之间结合率或者非结合率的影响，$K_C = \theta_C / \alpha_C$。这种算法能够精确描述抗毒素 A 与毒素 T 结合在一个宽泛的范围内所呈现出来的变化。例如，利用表 17-1 中的相关参数，此算法可以得到图 17-4（a）中虚线所示的结果。除了抗毒素 A 水平上的细微差别，近似值是与公式 27（Eq. 27）的计算值是相匹配的，公式 27 可以很好的模拟抗毒素 A 与毒素 T 的结合过程。

当引入 Langevin 噪声项的时候，图 17-4（b）所示结果是完全不同的。毒素水平的显著波动以及波动中噪声水平所表现出来的是抗毒素无法完全捕获游离的毒素。这表明相对少量的噪声水平的重要性是由于低水平的毒素蛋白。这个问题的出现就说明需要一个更加正确的离散 Gillespie 算法来模拟随机效应。

一套反应是用在 Gillespie 算法中：

①Free operator DNA（$D_F = 1$）$+AT \rightarrow$ Bound operator DNA（$D_F = 0$）　　　　（29）

②Bound operator DNA（$D_F = 0$）$\rightarrow$ Free operator DNA（$D_F = 1$）$+AT$　　（30）

③$D_F \rightarrow A$　　　　　　　　　　　　　　　　　　　　　　　　　　　　　　　（31）

④$D_F \rightarrow T$　　　　　　　　　　　　　　　　　　　　　　　　　　　　　　　（32）

⑤$A \rightarrow \emptyset$　　　　　　　　　　　　　　　　　　　　　　　　　　　　　　　（33）

⑥$T \rightarrow \emptyset$　　　　　　　　　　　　　　　　　　　　　　　　　　　　　　　（34）

⑦$AT \rightarrow \emptyset$　　　　　　　　　　　　　　　　　　　　　　　　　　　　　　（35）

⑧$A + T \rightarrow AT$　　　　　　　　　　　　　　　　　　　　　　　　　　　　　（36）

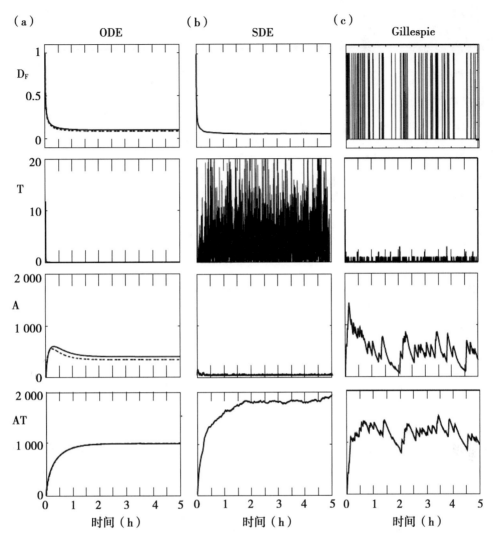

图 17-4　时间分数 D_F 是反映 DNA 操纵子结合位点无复合物结合，毒素 T、抗毒素 A 以及毒素-抗毒素复合物在假定的毒素-抗毒素复合物系统中的形成水平以及通过 DNA 结合机制实现的负反馈机制 [图 17-1 (c)] 随时间变化的效应

图中相关系统是有公式 25~27（Eqs. 25~27）模拟 5 小时的相关生物学过程。图中所示的数据是由单个菌体得出来的。（a）利用 Euler-Heun 算法的常规微分方程进行的数学模拟，$D=0$。虚线所模拟的是一种代数式的无限接近性（algebraic approximation）[28]。（b）利用 Euler-Heun 算法的随机微分方程的数学模拟，$D=25$。（c）利用 Gillespie 算法的概率论方程（stochastic equations）进行的数学模拟。相关参数参见表 17-1。

⑨$AT \rightarrow A+T$　　　　　　　　　　　　　　　　　　　　　　　　　（37）

所对应的倾向性程度：

①$p_1 = \alpha_{AT} D_F AT$　　　　　　　　　　　　　　　　　　　　　　　（38）

②$p_2 = \theta_{AT}(1-D_F)$　　　　　　　　　　　　　　　　　　　　　　　（39）

③ $p_3 = \rho_A D_F$ (40)

④ $p_4 = \rho_T D_F$ (41)

⑤ $p_5 = d_A A$ (42)

⑥ $p_6 = d_c T$ (43)

⑦ $p_7 = d_c AT$ (44)

⑧ $p_8 = \alpha_c A \cdot T$ (45)

⑨ $p_9 = \theta_c AT$ (46)

利用 Gillespie 算法所获得的时步效应见图 17-4（c）。一般来说，由常规微分方程所得出的数据结果是与 Gillespie 算法获得的数据结果相似的。然而，当毒素水平处于一个恒定的低水平的时候，抗毒素 A 与毒素-抗毒素复合物 AT 的随机波动利用常规微分方程计算出来的数值远大于利用随机微分方程计算出来的数值。只有利用 Gillespie 算法所进行的数学模拟可以描述出 DNA 转录开启与关闭之间的切换过程，这一过程对于那些不同蛋白合成过程中的随机调控模式的运行是很重要的。

虽然笔者将会在下一节中进一步阐明了毒素-抗毒素模块中的自动调节的过程，但是需要注意的是，上述模型仅能够有效模拟没有条件性互作调控机制存在的毒素-抗毒素模块的运行（例如 hipBA[56]）。事实上，相似的模型已经被 Rotem 等、Koh 和 Dunlop、Feng 等研究人员对抗毒素 HipB 的二聚化、抗毒素合成的抑制以及生长率调控的研究所采用[9,11,15]。

5 条件性互作（Conditional Cooperativity）

条件性互作（Conditional cooperativity）在许多 II 型毒素-抗毒素模块的转录调控过程中发挥着关键作用[38,40]。对于此种机制，毒素往往充当一种辅阻遏物（corepressor）以胞内毒素/抗毒素低比率的情况下实现 DNA 与抗毒素的结合，同时毒素也可以在胞内毒素/抗毒素高比率的情况下转变成抑制物（derepressor）。在这里，笔者通过毒素 T 与毒素-抗毒素复合物 AT 结合来形成一个二代 TAT 复合物（这种复合物不能与 DNA 操纵子结合 [图 17-1（d）] 来进行条件性互作的模拟。在毒素 T 过量的情况下，这就导致毒素-抗毒素复合物 AT 的量显著下降，并且由此会通过与 DNA 的结合来降低抑制作用。通过毒素以 DNA 为平台来结合 AT 复合物的生物学过程不能利用此模型描述。

条件性互作的简要概况是可以在只考虑毒素、抗毒素、AT 复合物之间的结合（非结合）事件以及不考虑这些蛋白或者蛋白复合物的活化以及降解的前提下进行分析的。在图 17-5（a）中，当维持抗毒素蛋白总数量 A_{tot} 不变的情况下（$A_{tot} = A + AT + TAT$）（例如，$A_{tot} = 1\ 000$），笔者对总体毒素含量 T_{tot}（$T_{tot} = T + AT + 2TAT$）的情况下 AT 复合物的含量在系统中的变化。笔者假定游离的抗毒素 A、游离的毒素 T、毒素-抗毒素复合物 AT 以及毒素-抗毒素-毒素复合物 TAT 中的毒素 T 和抗毒素 A 是可以立即重新分配的这一特点是基于形成 AT 复合物与复合物解离成为游离 A 和游离 T 是一种动态平衡，同时 TAT 复合物的形成以及解离成为 AT 复合物以及游离的 T 是一种动态平衡，这些动态平衡可以利用函数 $K_c = \theta_c / \alpha_c$：

$$AT = \frac{A \cdot T}{K_C} \qquad (47)$$

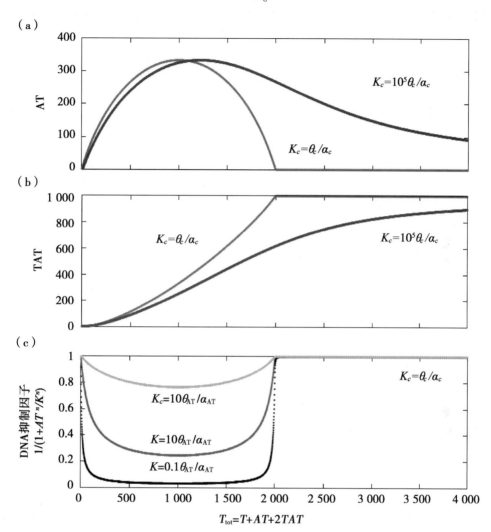

图 17-5 毒素-抗毒素复合物 AT 以及毒素-抗毒素-毒素复合物 TAT 的形成导致毒素-抗毒素系统发生条件性互作事件

复合物 AT 水平（a），复合物 TAT（b），以及 DNA 抑制因子（c）作为在抗毒素水平恒定为 $A_{tot}=$ 1 000的时候是一种反映毒素总体水平 T_{tot} 的公式，这个公式的运行是基于公式 47 和 48（Eqs. 47 和 48）所规定的条件（游离的毒素、复合物 AT 以及复合物 TAT 之间是可以重新分配的）。在子图（a）与（b）中，浅色灰线（light gray line）代表生理相关的参数（physiological parameters），而黑色灰线（dark gray line）代表的是提升 10^5 倍的毒素与抗毒素之间的解离常数（dissociation constant）。在子图（c）中，DNA 抑制因子代表的是复合物 AT 结合操纵子的解离常数的 3 种数值。请注意，抑制因子（depression factor）是被定义的，因此当无抑制的时候，抑制因子等于 1，而当完全抑制的时候，抑制因子等于 0。相关参数参见表 17-1。

$$TAT = \frac{AT \cdot T}{K_C} \qquad (48)$$

图 17-5（a）、（b）所示，对于 $T_{tot} < 2A_{tot}$ 的时候，游离毒素可以高效捕获复合物 AT 以及复合物 TAT。一旦毒素总量 T_{tot} 超过抗毒素总量 A_{tot} 的 2 倍时（$A_{tot} = 1\,000$），复合物 AT 在毒素-抗毒素系统中会以解离为游离毒素或者形成毒素-抗毒素-毒素复合物来被清除。这种转变是一种数值波动明显的生理参数，但是也可以像图 17-5（a）、（b）所示的那样，通过提高解离常数 K_C 来使数据变化趋于平缓。这种转变可以对以 DNA 抑制为住的负反馈施加影响，其中 DNA 抑制因子定义为 $1/(1+AT(t)^n/K^n)$。当 $T_{tot} > 2A_{tot}$ 的时候，复合物 AT 的含量 ≈ 0，这是在无 DNA 抑制且所有蛋白可以正常转录和翻译的情况下。然而，当 $T_{tot} < 2A_{tot}$ 的时候，复合物 AT 可以与 DNA 结合。抑制效应的强或弱是取决于复合物 AT 与操纵子结合的解离常数 K。DNA 亲和力越强，抑制效应越强，参见图 17-5（c）。

虽然图 17-5 所描述的是条件性互作是如何激活两种由效应物含量影响的不同操纵子结合区域的转变（DNA 抑制 vs. 无 DNA 抑制），但是蛋白质实际含量的动力学变化是实时改变的。这种系统利用常规微分方程和随机微分方程所描述的每种蛋白的时步效应是由如下公式进行解析的：

$$\frac{dA(t)}{dt} = \frac{\rho_A}{1+\dfrac{AT(t)^n}{K^n}} - \alpha_C A(t) T(t) + \theta_C AT(t) - d_A A(t) + \eta(t) \qquad (49)$$

$$\frac{dT(t)}{dt} = \frac{\rho_T}{1+\dfrac{AT(t)^n}{K^n}} - \alpha_C AT(t) T(t) + \theta_C AT(t) - \alpha_c AT(t) T(t) + \theta_C TAT(t)$$

$$-d_T T(t) + \eta(t) \qquad (50)$$

$$\frac{dAT(t)}{dt} = \alpha_C A(t) T(t) - \theta_C AT(t) - d_{AT} AT(t) + \theta_C TAT(t) - \alpha_C AT(t) T(t)$$

$$\qquad (51)$$

$$\frac{dTAT(t)}{dt} = \alpha_C AT(t) T(t) - \theta_C TAT(t) - d_{TAT} TAT(t) \qquad (52)$$

要注意的是，笔者再次明晰地模拟结合事件，并且公式 47～48（Equs. 47～48）的临近值没有被使用。将图 17-4（a）与图 17-6（a）的数据进行比较，当条件互作被囊括在此项模型中的时候，游离的抗毒素 A 的含量大约是双倍的，并且复合物 AT 的含量大约是减半的。当复合物 AT 可以俘获毒素的时候，抗毒素可以在条件性互作的情况下发挥其原有的一半活性即可。再者，条件性互作（conditional cooperativity）可以持续在噪声存在的时候发挥效力。利用随机微分方程来进行数学模拟的稳定性越来越强，并且可以有效降低毒素含量的多变性。与图 17-4（b）所示相似，抗毒素 A 含量的平均值在适度噪声存在的情况下呈降低趋势，这是因为随机产生的毒素 T 需要被捕获到复合物中。

利用附加额外的运算来解析条件性互作的一系列 Gillsepie 算法的运算结果是与上述

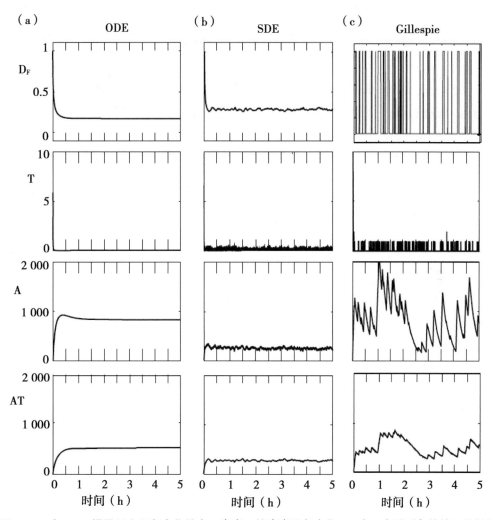

图 17-6 在 DNA 操纵子上无复合物结合，毒素、抗毒素及复合物 AT 在一个受到条件性互作操控的系统中 [图 17-1（d）] 时间分数 D_F（fraction D_F of time）的时步效应

利用公式 49~52（Equs. 49~52）来对系统运行 5 小时的过程进行数学模拟。图中的数据都是来源于单个菌体。（a）利用 Huler-Heun 算法的常规微分方程进行的数学模拟，$D=0$。（b）利用 Huler-Heun 算法的随机微分方程进行的数学模拟，$D=25$。（c）利用 Gillespie 算法的概率论方程（stochastic equations）进行的数学模拟。相关参数见表 17-1。

Gillespie 算法计算出来的结果相一致的：

⑩ $AT+T \rightarrow TAT$ （53）

⑪ $TAT \rightarrow AT+T$ （54）

⑫ $TAT \rightarrow \emptyset$ （55）

算法所对应的倾向性：

⑩ $p_{10} = \alpha_C AT \cdot T$ （56）

⑪ $p_{11} = \theta_C TAT$ （57）

⑫$p_{12} = d_c TAT$ (58)

图 17-6（c）所示的数据结果与前述运算结果相似，但是这些运算所得出的结果是基于游离抗毒素含量的大幅度波动的背景下完成的。

6　生长率的调控：双稳定性与亚稳态（Growth Rate Modulation：Bistability and Metastability）

直到现在，笔者没有解释毒素对菌体自身代谢的影响。实际上，毒素能够对菌体自身蛋白合成、DNA 复制以及细胞壁的合成产生影响[57]。因此，游离毒素的浓度会对毒素、抗毒素的产生进行干扰，并且游离毒素对菌体代谢活动的影响通常是全局性的，最终对菌体自身的生长率产生深远影响 ［图 17-1（e）］。笔者引入一个调节因子（modulation factor），

$$\gamma_T = \frac{1}{1 + \frac{T(t)^{nn}}{KK^{nn}}}$$

公式中 $KK = 1$ 时，高于阈值则表明毒素抑制细胞生长并且 $nn = 4$ 是 Hill 因子。笔者假设游离的毒素在产出与降解的效率是均衡的，并且都是由同一种调节因子来进行毒素降解的，同时抗毒素降解率是与毒素降解率相同的。

常规微分方程与随机微分方程对上述生物学过程的描述由下述公式来进行：

$$\frac{dA(t)}{dt} = \frac{\rho_A}{1 + \frac{AT(t)^n}{K^n}}\gamma_T - \alpha_C A(t) T(t) + \theta_C AT(t) - d_A A(t) + \eta(t) \quad (59)$$

$$\frac{dT(t)}{dt} = \frac{\rho_T}{1 + \frac{AT(t)^n}{K^n}}\gamma_T - \alpha_C A(t) T(t) + \theta_C AT(t) - \alpha_C AT(t) T(t) + \theta_C TAT(t)$$

$$-d_T \gamma_T T(t) + \eta(t) \quad (60)$$

$$\frac{dAT(t)}{dt} = \alpha_C A(t) T(t) - \theta_C AT(t) - d_{AT}\gamma_T AT(t) + \theta_C TAT(t) - \alpha_C AT(t) T(t)$$

$$(61)$$

$$\frac{dTAT(t)}{dt} = \alpha_C AT(t) T(t) - \theta_C TAT(t) - d_{TAT}\gamma_T TAT(t) \quad (62)$$

图 17-7（a）、（b）所描述的结果是针对毒素稍微过量的起始阶段：$A(t_0) = 1$ 以及 $T(t_0) = 15$。利用常规微分方程进行计算，当毒素含量水平高于阈值 KK 的时候，菌体生长效率就会抑制。抑制的强度很大程度上取决于 Hill 因子 nn，这个 Hill 因子确定这正常菌体生长状态（$T<KK$）向着菌体生长率降低的方向过度的程度（$T>KK$）。起始毒素含量的上升导致亚稳态的出现（metastable state）。在这种亚稳态的体系中，低毒素含量、高抗毒素及毒素-抗毒素复合物含量并存。在最后，菌体自身会主动回复为正常的生长状态，这是因为降低的毒素含量导致可以捕获毒素的抗毒素的产生率降低。毒

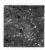

素的初始含量很高的情况下，菌体生长会转变为一种受控的模式。利用随机微分方程进行运算的时候，蛋白水平相关的随机变量（stochastic variations）有助于菌体迅速回归到一种可控的状态下。

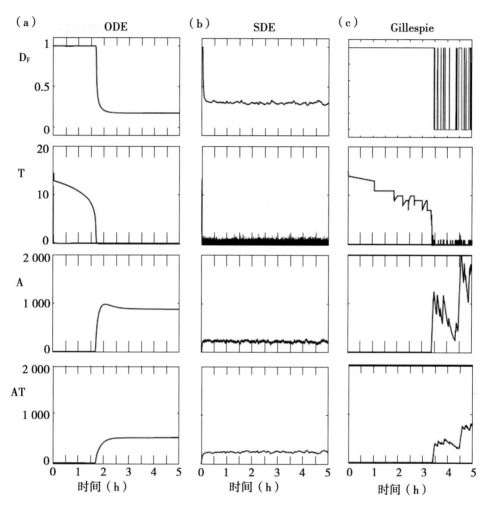

图 17-7　与时间变量相关的分数 D_F 的时步效应

所涉及到的内容包括随时间推移 DNA 操纵子未被结合、毒素含量水平、抗毒素含量水平、条件性互作用下毒素-抗毒素模块所产生毒素-抗毒素复合物的水平以及菌体生长效率的数学模拟［图 17-1（e）］。利用公式 59~62（Eqs. 59~62）针对上述生物学过程进行 5 小时的数学模拟。图中的数据是来自于单个菌体的相关生物学活动。（a）利用 Euler-Heun 算法的常规微分方程进行的数学模拟，D = 0。（b）利用 Euler-Heun 算法的随机微分方程进行的数学模拟，D = 25。（c）利用 Gillespie 算法的概率论方程（stochastic equations）进行的数学模拟。相关参数参见表 17-1。

利用 Gillespie 算法所进行的一系列运算得出的结果是一致的，但是不同公式对应的倾向性程度是需要针对菌体生长率的调控进行相应的调整。

③$p_3 = \rho_A \gamma_T D_F$ 　　　　　　　　　　　　　　　　　　　　（63）

④$p_4 = \rho_T \gamma_T D_F$ 　　　　　　　　　　　　　　　　　　　　（64）

⑥$p_6 = d_c \gamma_T T$ (65)

⑦$p_7 = d_c \gamma_T AT$ (66)

⑫$p_{12} = d_c \gamma_T TAT$ (67)

相似的结果是可以通过 Gillespie 运算模拟得出来的［图 17-7 （c）］。然而，菌体在毒素含量低导致的受控模式作用下，抗毒素含量与毒素-抗毒素复合物含量相关的随机变量明显高于对应在随机微分方程运算中的随机变量。

这些结果表明，噪声因素在持留菌出现产生的过程中起到了决定性作用。大幅度的随机偏移 （large stochastic excursions） 可以促使菌体自身将相应变量值高于阈值 KK，从而实现菌体生长的抑制。若这些随机偏移的幅度是足够大，那么菌体生长可以在一个长时间过程中有效降低。在这个过程中，菌体将处于一种休眠状态 （dormant state）。然而到最后，菌体对恢复到正常生长的状态，这取决于吸引子 （attractor，微积分的概念）的稳定。图 17-7 中，噪声有助于菌体迅速转变成稳定的生长状态。噪声是以一种双向的工作模式来调控菌体游走于休眠与正常生长的状态中。研究人员 Koh 和 Dunlop 分析了不同基因回路构架 （various gene circuit architectures） 能够导致菌体内或多或少的噪声，并且持留菌的产生频率也会受到相关影响[11]。再者，利用 Gillespie 算法，笔者描述了当毒素含量水平控制到一个低水平的时候，噪声可以将游离毒素激发出一个高浮动的脉冲趋势[14]，参见图 17-8 （a）、（b） 的数据。笔者分析了一种在菌体生长率调控不存的时间发生几率，相关结果参见图 17-8 （a），图中钉状线条所反映出来的毒素含量变化概率呈现出指数级的降低 （因为振幅明显提升的）。当引入生长率调控的因素，这些变化可以推动菌体进入一个休眠状态下的亚稳态中，并且经历一个长时间的过程又恢复到正常生长的状态 ［图 17-8 （c）］。

对于接下来数学模拟所需要的相关参数来说，菌体唯一需要做到的是维持一种稳态，在毒素少量存在的情况下就会使菌体处于生长受控状态，而最后逐步恢复正常的生长状态。改变菌体的初始条件和/或加入噪声因素是可以使菌体进入一个亚稳态，而且这种亚稳态会持续很长时间，但是最终菌体还是会逐渐恢复到正常生长的状态。利用特定的常规微分方程进行数学模拟的结果中没有双稳态 （bistability） 的情况出现。然而，当加入菌体生长率调控的因素时，双稳态的特点就会呈现出来，即正常菌体生长状态以及持留菌存在的状态[10,12,15]。在这种双稳态的情况下，噪声因素可以使这两种稳态随机出现或者消失。Cataudella 等研究人员向读者展示了条件性互作是如何协助持留菌与正常菌体维持稳定的[12]。另外一项研究表明，例如参考文献 ［10，15］ 所阐述的在条件性互作不存在的条件下，双稳态是如何维持正常菌体与持留菌之间的稳定状态的。然而，在没有菌体生长率调控因素的参与下，这种双稳态的特定是无法被发现的，这也就从一定程度说明菌体生长率调控因素在维持正常菌与持留菌之间的平衡所起到的决定性作用。

7 持留菌群体建模 （Modeling Populations of Persister Cells）

此前所述的内容主要基于单个菌体的毒素-抗毒素系统运行的动力学模拟。这些研

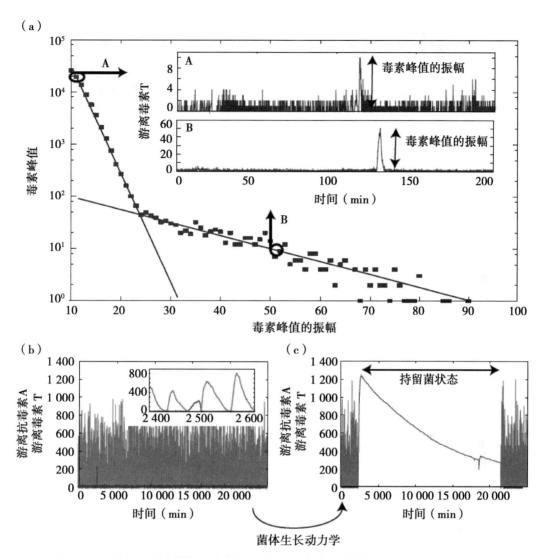

**图17-8　毒素-抗毒素模块动力学是可以造成毒素含量的大幅度变化，也说明了持留菌
是通过菌体生长的抑制来形成的（注：彩色图片见书末）**

（a）计算毒素含量变化幅度的函数。与随机变量相关的两种特征性比率定律（scaling laws）（A）
与（B）。（b）和（c）游离毒素含量水平（红色）与游离抗毒素含量水平（绿色）分别在子图（b）
中无考虑毒素反馈效应（toxic feedback effects），而在子图（c）中考虑毒素反馈效应。图中数据来源于
参考文献［14］。如果想要了解图中更多的信息内容以及在子图（a）中的参数设定和两种特征性标尺
的信息，请参考文献［14］。

究解释了一些可以通过提升毒素水平使菌体自身进入休眠期的若干种机制，这些机制的
实现有一个共同的特点就是与处于休眠期的菌体的生长率低于普通菌体。事实上，细菌
不是独居生物，而是生存在一个巨大的菌群当中。为了更好地了解单个菌体的生物动力
学对整个菌群生物动力学的影响，一个简单的双相模型（two state model）可以被使用。

一项是正常菌群（N），而另一项是持留菌（P）。菌群中的菌体是可以从正常细菌转变为持留菌（转换效率为 a），也可以从持留菌转变为正常细菌（转换效率为 b），而二者的菌体生长率分别为 μ_N 和 μ_P。

$$\frac{dN}{dt} = -aN + bP + \mu_N N \tag{68}$$

$$\frac{dP}{dt} = -aN - bP + \mu_P P \tag{69}$$

这个模型的相关介绍是首先由 Balaban 等研究人员研究 II 型正常细菌转变为持留菌相关数学模型而引入的[7]。正常细菌与持留菌生物表型的转化效率 a 和 b 可以通过分析单个菌体生物动力学来进行评估，这与系统参数、噪声强度和菌体生物动力学类型（例如双稳定性[58] vs. 亚稳态[14]）息息相关的。在营养压力（nutritional stree）作用下，菌体倾向于产生大量毒素产物，并且长久维持这一状态[14,58]。这就造成 $a > b$ 的状态。当菌体花费大量时间来维持其持留菌的生物学表型，持留菌由于其生长率很低所以在整体菌群中的比例很小。持留菌在整体菌群中的比重往往是受到原型菌转化效率以及生长率的高低来确定的。图 17-9 所示，与持留菌在整体菌群中比例相关转化率 a 和 b。可以很明晰地看出来，正常菌转化为持留菌的转化率（swithcing rates）a 和 b 确定持留菌在整个菌群中的比重。在营养压力的条件下，正常菌转化为持留菌的效率 a 的提升就可以很迅速地将持留菌在整体菌群中的比重提升。而持留菌恢复为正常菌的效率 b 对持留菌的比重影响很小，这说明持留菌的生长率远低于正常菌的生长率。

由 Balaban 等研究人员针对正常细菌转化为持留菌的数学模型是被 Kussell 等研究人员深入进行了剖析。接下来一个特定的算法是适用于大规模菌群的生物学过程，这里含有 Gillespie 算法对其进行的数学建模，而 Gillespie 算法对于数序模拟来展示小规模菌群的集体行为的功能是很强大的。通过相关运算的数学分析，普通细菌转变为持留菌的最佳转变效率（switching rate）是取决于菌体生存周围环境的变化频次而非某一特定环境中的特定环境因素[6]。在 2007 年，Cogan 向读者展示了另一种针对菌群动力学的建模方法，这些算法中也包括毒素-抗毒素模块[8]。

8 讨论（Discussion）

在对比不同算法来数学建模毒素-抗毒素模块的生物学过程以及持留菌的生物学形成方面的研究中，不同算法针对相同的研究对象所得出来的结果也是不同的，这很大程度上取决于研究系统中的某种生物学过程以及这种生物学过程是在一种假定其他条件都恒定的情况。例如，针对 hipBA 操纵子的生物学过程，Koh 与 Dunlop 总结为细菌持留性的出现不是由双稳定性（bistability）造成的[11]，然而 Feng 等研究人员在将细菌生长率的调控因子引入后，所得出来的结论确实双稳定性在细菌持留性的产生方面起到关键作用[15]。

这些结论表明，数学建模的策略在检测毒素-抗毒素模块生物学过程中是一个关键性的步骤。针对细菌体内不同的生物学过程，要因地制宜地通过参数和公式的选取来进

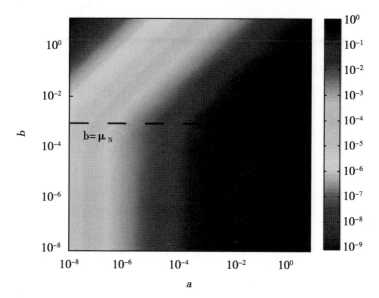

图 17-9　参数扫描（**Parameter scan**）所展示出持留菌所占比重在利用
函数计算其转变效率 a（从普通细菌转变为持留菌）以及 b（从持留菌
转变为普通细菌）

参数：$\mu_N = d_c$，$\mu_P = 0$。

行符合生物学过程的数学建模。针对毒素和抗毒素以单体形式进行的生物学过程或者以复合物形式进行的生物学过程的研究中，要考虑毒素与抗毒素形成复合物这一客观事实以及要考虑转录调控机制在形成复合物过程中所发挥的效力。对于转录调控方面的效力，DAN 操纵子上可以提供抗毒素结合位点的数量这一因素是要考虑的，事实上，抗毒素单独与操纵子结合就可以对相关转录事件的发生起到抑制作用，并且条件性互作这种生物学过程缺失存在与菌体的生命活动过程中。

当越来越多通过实验手段分析参与毒素-抗毒素模块运行调控机制的阐明，一些新发现的影响因素也应该在数学建模过程中加以考虑。例如，有 7 种毒素的生物学模型已经被阐述得很清晰了，这里面包括生长延伸因子 Tu 磷酸（phosphorylation of elongation factor Tu，EF-Tu）化对蛋白质 Doc 翻译的抑制作用[59]或者 RelE 的 mRNA 所依赖核糖体降解途径。毒素对于毒素-抗毒素复合物作用的动力学模型可以将毒素不同的生物学性质糅合在一起来进行分析研究。再者，对于 HipBA 操纵子来说，实验结果表明毒素蛋白 HipA 的自我磷酸化在持留菌转变为普通细菌过程中发挥着作用。但是这一生物学过程并没有在数学建模的过程中加以考虑。

不同数学模型已经将 II 型毒素-抗毒素模块对应的单菌体生物动力学的加以描述[5,9-15]。虽然这些数学模型通常用不同的公式以及不同的数学算法（特定的算法 vs. 随机的算法），但是从不同算法得出来的通用结论表明，在高水平毒素存在的条件下，菌体生长率抑制是持留菌出现的一个重要因素。在不考虑菌体生长率依赖毒素含量的情况下，菌体只会在高毒素水平初期出现微弱短暂的随机波动（minor short stochastic excursions）后达到单稳态（monostable）。当考虑菌体生长率抑制的时候，有两种可能性来导致持留菌的产生。当菌体处于亚稳态的时候，在这种过程中，稳态的随机波动可以导致菌体进入休眠期[14]。菌体可以在很长的过渡期内维持这种亚稳态，但菌体最终还是在毒素含量水平降低时恢复到稳定状态。菌体也可以以双稳态的生物学过程存在[10,12,15]。这种双稳态与亚稳态有着本质上的区别，双稳态将与毒素含量水平高和低两种状态作为噪声因素加以考虑。在考虑噪声因素的情况下，随机模型可以将毒素水平高/低变化对应的菌体生物学过程以数学模型的形式加以呈现。

在利用数学模型来对菌体毒素-抗毒素模块运行过程中所表现出来的数学意义的过程中，笔者未将细菌基因组中很多毒素-抗毒素模块考虑到相关运算中。Fasani 等研究人员将这一事实考虑到他们所建立的数学公式当中了，结果发现多种毒素-抗毒素模块存在同一个菌体内将会严重滞后普通细菌与持留菌之间的转换[13]。

除了实际模型及其相关参数，对于那些强烈依赖于随机性以及噪声因素的毒素-抗毒素模块生物动力学的数学模拟来说，上述因素在运算中是需要考虑到的。如图 17-4 所示，游离毒素含量接近 0 的时候，常规微分方程可以用来进行数学建模，但是当游离毒素含量以较低水平存在的情况下（噪声因素），需要利用随机微分方程进行数学建模。但是利用 Gillespie 算法来进行数学模拟可以有效降低利用常规微分方程和随机微分方程所计算出来结果的差异性。Gillespie 算法在数学模拟毒素-抗毒素模块运行的生物学过程是更具有实际意义的，这是因为毒素-抗毒素模块所涉及的每个反应都是很明确地进行了模拟。因为毒素-抗毒素模块中基因调控是个不连续的过程（discrete process），在这种调控下，转录与翻译只有在操纵子无结合物与其结合的情况下才能进行。即便菌体内有很少量毒素存在，Gillespie 算法在通过数学模型来描述游离毒素在与操纵子随机发生结合事件过程中可以发挥出其明显的优势。虽然常规微分方程与随机微分方程与Gillespie 算法相比其实际意义略逊一筹，但是这两个方程由于运算简易且数学解析方面的可信度高也不失为数学建模的考虑对象。稳定状态下对菌体动力学的数学解析是可以利用常规微分方程来进行的。再利用随机微分方程进行运算的时候，稳态概率分布（staionary probability distribution）可以利用在静态 Fokker-Planck 公式（stationaryFokker-Planckequation）参与下的随机微分方程来进行数学模拟[51]。

致谢（**Acknowledgment**）

此项研究是受到 Vlaams Interuniversitair Instituut voor Biotechnologie（VIB）以及 Research Foundtion-Flanders（FWO-Vlaanderen）的资助。单独资助的有 A. V. 和 L. G. 。L. G. 主持的项目 Belgian American Educational Foundation 以及 Onderzoeksraad of the Vrije Universiteit Brussel 的资助。我们还要感谢 Lydia Hill，Abel Garcia-Pino 以及 Egon Geerardyn 在撰写讨论部分给予的帮助。

附件 1：针对常规微分方程与随机微分方程解析的数学编码（Appendix 1: Numerical Code to Solve an ODE/SDE）

简单 matlab 软件的编码来解析公式 10，（$D \neq 0$）或者无噪声因素干扰（$D = 0$）：

```
1   function ODE_ SDE
2
3   %% parameters
4   prodAT =0. 0530 * 0. 116086/0. 00203;
5   degrAT =2. 8881e-4;
6   D=25;
7   dt       =0. 01; % [s] simulation time step
8   dt_ save=10;       % [s] plotting time step
9   t_ end=5 * 60 * 60;       % [s] final time
10
11  %% initialize system
12  AT=0;
13  t_ saved= [ ] ;
14  AT_ saved= [ ] ;
15  count= 0;
16
17  %% simulate the stochastic differential equation
18  for n= 0: ( (t_ end) /dt)
19   t= n * dt;
20
21  %% Euler-Heun
22  noise=sqrt (D) * sqrt (dt) * randn ( ) ; % sample from the noise
23
24  AT_ star= AT + dt * F (AT) + noise;
25  AT=AT + (dt/2) * (F (AT) + F (AT_ star)) + noise/2;
26  AT=max (AT, 0) ; % force protein concentration to be positive
27
28  %% Save data
29  if (count = =dt_ save/dt)
30  t_ saved (end+1) = t;
31  AT_ saved (end+1) = AT;
32  count= 0;
33  end
34  count= count + 1;
35
36  end
37
38  %% plot the results
39  figure;
40  plot (t_ saved. /3600, AT_ saved,'k') ;
41  xlabel ('Time (h)')
42  ylabel ('AT')
```

```
43
44    %% definition of the differential equation
45    functiondATdt = F（TA）
46    dATdt = prodAT − degrAT * TA;
47        end
48    end
```

附件 2：Gillespie 算法的数学编码（Appendix 2：Numerical Code Using the Gillespie Algorithm）

利用简单 matlab 编码解析利用随机 Gillespie 算法的公式 1：

```
1     % Gillespie code
2     % There are 2 reactions and there is one species AT
3
4     %% Parameters
5     prodAT = 0. 0530 * 0. 116086/0. 00203; % reaction 0 -> AT
6     degrAT = 2. 8881e−4; % reaction AT -> 0
7
8     %% Initialization
9     AT =0; % [AT] initial concentration AT
10    t =0; % [s] starting time
11    t_ end =5 * 60 * 60; % [s] final time
12    t_ saved = []; % [s] stored times
13    AT_ saved = [];
14
15    %% Simulation
16    while t <= t_ end
17    %% Update propensities
18    p1 =degrAT * AT;
19    p2 =prodAT;
20
21    %% Computation of the random time step
22    p0 =p1 + p2;
23    r1 =rand（）;
24    r2 =rand（）;
25    dt =1/p0 * log（1/r1）; % [s] next time step
26
27    %% Selection of random reaction
28    %% Update the population based on selected reaction
29    yr2 =r2 * p0;
30    if yr2 <= p1
31    % reaction 1
32    AT =AT − 1;
```

```
33    else
34    % reaction 2
35    AT = AT + 1;
36    end
37
38    %% Update the current time
39    t = t + dt;
40
41    %% Save population information
42    t_ saved (end+1) = t;
43    AT_ saved (end+1) = AT;
44
45    end
46
47    %% plot the results
48    figure;
49    plot (t_ saved./3600, AT_ saved,'k');
50    xlabel ('Time (h)')
51    ylabel ('AT')
```

参考文献（References）

[1] Pomerening J R, Sontag E D, Ferrell J E Jr. 2003. Building a cell cycle oscillator: hysteresis and bistability in the activation of Cdc2.Nat Cell Biol, 5 (4): 346-351.

[2] Novak B, Tyson J J. 1993. Numerical analysis of a comprehensive model of M-phase control in Xenopus oocyte extracts and intact embryos. J Cell Sci, 106 (Pt 4): 1 153-1 168.

[3] Noble D. 2004. Modeling the heart.Physiology (Bethesda), 19: 191-197.

[4] Grassly N C, Fraser C. 2008. Mathematical models of infectious disease transmission.Nat Rev Microbiol, 6 (6): 477-487.

[5] Cataudella I, Trusina A, Sneppen K, et al. 2012. Conditional cooperativity in toxin-antitoxin regulation prevents randomtoxin activation and promotes fast translational recovery. Nucleic Acids Res, 40 (14): 6 424-6 434.

[6] Kussell E, Kishony R, Balaban N Q, et al. 2005. Bacterial persistence: a model of survival in changing environments.Genetics, 169 (4): 1 807-1 814.

[7] Balaban N Q, Merrin J, Chait R, et al. 2004. Bacterial persistence as a phenotypic switch.Science, 305 (5690): 1 622-1 625.

[8] Cogan N G. 2007. Incorporating toxin hypothesis into a mathematical model of persister formation and dynamics. J Theor Biol, 248 (2): 340-349.

[9] Rotem E, Loinger A, Ronin I, et al. 2010. Regulation of phenotypic variability by a threshold-based mechanism underlies bacterial persistence. Proc Natl Acad Sci USA, 107 (28): 12 541-12 546.

[10] Lou C, Li Z, Ouyang Q. 2008. A molecular model forpersister in *E. coli*. J Theor Biol, 255 (2): 205-209.

[11] Koh R S, Dunlop M J. 2012. Modeling suggests that gene circuit architecture controls phenotypic variability in a bacterial persistence network.BMCSyst Biol, 6: 47.

[12] Cataudella I, Sneppen K, Gerdes K, et al. 2013. Conditional cooperativity of toxin - antitoxin regulation can mediate bistability between growth and dormancy. PLoS Comput Biol, 9 (8): e1 003 174.

[13] Fasani R A, Savageau M A. 2013. Molecular mechanisms of multiple toxin-antitoxin systems are coordinated to govern the persister phenotype. Proc Natl Acad Sci USA, 110 (27): E2 528-E2 537.

[14] Gelens L, Hill L, Vandervelde A, et al. 2013. A general model for toxinantitoxin module dynamics can explain persister cell formation in *E.coli*.PLoS Comput Biol, 9 (8): e1 003 190.

[15] Feng J, Kessler D A, Ben-Jacob E, et al. 2014. Growth feedback as a basis forpersister bistability.Proc Natl Acad Sci USA, 111 (1): 544-549.

[16] Lewis K. 2010. Persister cells.Annu Rev Microbiol, 64: 357-372.

[17] Fauvart M, De Groote V N, Michiels J. 2011. Role of persister cells in chronic infections: clinical relevance and perspectives on antipersister therapies.J Med Microbiol, 60 (Pt6): 699-709.

[18] Maisonneuve E, Gerdes K. 2014. Molecular mechanisms underlying bacterial persisters. Cell, 157 (3): 539-548.

[19] Maisonneuve E, Castro - Camargo M, Gerdes K. 2013. (p) ppGpp controls bacterial persistence by stochastic induction of toxin-antitoxin activity.Cell, 154 (5): 1 140-1 150.

[20] Pandey D P, Gerdes K. 2005. Toxin-antitoxin loci are highly abundant in free-living but lost from host-associated prokaryotes.Nucleic Acids Res, 33 (3): 966-976.

[21] Fozo E M, Hemm M R, Storz G. 2008. Small toxic proteins and the antisense RNAs that repress them.Microbiol Mol Biol Rev, 72 (4): 579-589.

[22] Gerdes K, Maisonneuve E. 2012. Bacterial persistence and toxin-antitoxin loci.Annu Rev Microbiol, 66: 103-123.

[23] Buts L, Lah J, Dao-Thi M H, et al. 2005. Toxin-antitoxin modules as bacterial metabolic stress managers.Trends Biochem Sci, 30 (12): 672-679.

[24] Yamaguchi Y, Park J H, Inouye M. 2011. Toxin-antitoxin systems in bacteria and archaea. Annu Rev Genet, 45: 61-79.

[25] Blower T R, Salmond G P, Luisi B F. 2011. Balancing at survival's edge: the structure and adaptive benefits of prokaryotic toxin-antitoxin partners.Curr Opin Struct Biol, 21 (1): 109-118.

[26] Blower T R, Short F L, Rao F, et al. 2012. Identification and classification of bacterial Type III toxin-antitoxin systems encoded in chromosomal and plasmid genomes. Nucleic Acids Res, 40 (13): 6 158-6 173.

[27] Wang X, Lord D M, Cheng H Y, et al. 2012. A new type V toxinantitoxin system where mRNA for toxin GhoT is cleaved by antitoxin GhoS. Nat Chem Biol, 8 (10): 855-861.

[28] Maisonneuve E, Shakespeare L J, Jorgensen M G, et al. 2011. Bacterial persistence by RNA endonucleases.Proc Natl Acad Sci USA, 108 (32): 13 206-13 211.

［29］ Helaine S, Cheverton A M, Watson K G, et al. 2014. Internalization of *Salmonella* by macrophages induces formation of nonreplicating persisters.Science, 343（6167）: 204-208.

［30］ Tripathi A, Dewan P C, Barua B, et al. 2012. Additional role for the ccd operon ofFplasmid as a transmissible persistence factor.Proc Natl Acad Sci USA, 109（31）: 12 497-12 502.

［31］ Tian Q B, Ohnishi M, Tabuchi A, et al. 1996. A new plasmid-encoded proteic killer gene system: cloning, sequencing, and analyzing hig locus of plasmid Rts1. Biochem Biophys Res Commun, 220（2）: 280-284.

［32］ Yamaguchi Y, Park J H, Inouye M. 2009. MqsR, a crucial regulator for quorum sensing and biofilm formation, is a GCU-specific mRNA interferase in *Escherichia coli*. J Biol Chem, 284（42）: 28 746-28 753.

［33］ Hallez R, Geeraerts D, Sterckx Y, et al. 2010. New toxins homologous to ParE belonging to threecomponent toxin-antitoxin systems in *Escherichia coli* O157: H7. Mol Microbiol, 76（3）: 719-732.

［34］ Overgaard M, Borch J, Gerdes K. 2009. RelB and RelE of *Escherichia coli* form a tight complex that represses transcription via the ribbonhelix-helix motif in RelB. J Mol Biol, 394（2）: 183-196.

［35］ Schumacher M A, Piro K M, Xu W, et al. 2009. Molecular mechanisms of HipA-mediated multidrug tolerance and its neutralization by HipB.Science, 323（5912）: 396-401.

［36］ Loris R, Dao-Thi M H, Bahassi E M, et al. 1999. Crystal structure of CcdB, a topoisomerase poison from *E.coli*.J Mol Biol, 285（4）: 1 667-1 677.

［37］ Li G Y, Zhang Y, Chan M C, et al. 2006. Characterization of dual substrate binding sites in the homodimeric structure of *Escherichia coli* mRNA interferase MazF. J Mol Biol, 357（1）: 139-150.

［38］ Garcia-Pino A, Balasubramanian S, Wyns L, et al. 2010. Allostery and intrinsic disorder mediate transcription regulation by conditional cooperativity.Cell, 142（1）: 101-111.

［39］ Afif H, Allali N, Couturier M, et al. 2001. The ratio between CcdA and CcdB modulates the transcriptional repression of the ccd poison-antidote system.Mol Microbiol, 41（1）: 73-82.

［40］ Overgaard M, Borch J, Jorgensen M G, et al. 2008. Messenger RNA interferase RelE controls relBE transcription by conditional cooperativity.Mol Microbiol, 69（4）: 841-857.

［41］ DeJonge N, Garcia-Pino A, Buts L, et al. 2009. Rejuvenation of CcdBpoisoned gyrase by an intrinsically disordered protein domain.Mol Cell, 35（2）: 154-163.

［42］ Brown B L, Lord D M, Grigoriu S, et al. 2013. The *Escherichia coli* toxin MqsR destabilizes the transcriptional repression complex formed between the antitoxin MqsA and the mqsRA operon promoter.J Biol Chem, 288（2）: 1 286-1 294.

［43］ Magnuson R, Lehnherr H, Mukhopadhyay G, et al. 1996. Autoregulation of the plasmid addiction operon of bacteriophage P1.J Biol Chem, 271（31）: 18 705-18 710.

［44］ Dao-Thi M H, Charlier D, Loris R, et al. 2002. Intricate interactions within the ccd plasmid addiction system.J Biol Chem, 277（5）: 3 733-3 742.

［45］ McAdams H H, Arkin A. 1999. It's a noisy business! Genetic regulation at the nanomolar scale. Trends Genet, 15（2）: 65-69.

［46］ Elowitz M B, Levine A J, Siggia E D, et al. 2002. Stochastic gene expression in a single cell. Science, 297（5584）: 1 183-1 186.

［47］ Ozbudak E M，Thattai M，Kurtser I，et al. 2002. Regulation of noise in the expression of a single gene.Nat Genet，31（1）：69-73.

［48］ Carrier G F. 1968. Ordinary differential equations.A Blaisdell book in pure and applied mathematics.Blaisdell Pub.Co，Waltham，MA.

［49］ Atkinson K，Han W，Stewart D E. 2009. Numerical solution of ordinary differential equations. Pure and applied mathematics.Wiley，Hoboken，NJ.

［50］ Coffey W T，Kalmykov Y P，Waldron J T. 2004. The Langevin equation.With applications to stochastic problems in physics，chemistry and electrical engineering.World Scientific series in contemporary chemical physics.World Scientific Publishing，Singapore.

［51］ Gardiner C W. 2004. Handbook of stochastic methods for physics，chemistry，and the natural sciences.Springer，Berlin.

［52］ San Miguel M，Toral R. 2000. Stochastic effects in physical systems.In：Instabilities and non-equilibrium structures VI.Springer，Netherlands，pp 35-127.

［53］ Gillespie D T. 1977. Exact stochastic simulation of coupled chemical reactions.J Phys Chem，81（25）：2 340-2 361.

［54］ Cai L，Friedman N，Xie X S. 2006. Stochastic protein expression in individual cells at the single molecule level.Nature，440（7082）：358-362.

［55］ McAdams H H，Arkin A. 1997. Stochastic mechanisms in gene expression.Proc Natl Acad Sci USA，94（3）：814-819.

［56］ Loris R，Garcia-Pino A. 2014. Disorder-and dynamics-based regulatory mechanisms in toxin-antitoxin modules.Chem Rev，114（13）：6 933-6 947.

［57］ Hayes F，VanMelderen L. 2011. Toxinsantitoxins：diversity，evolution and function. Crit Rev Biochem Mol Biol，46（5）：386-408.

［58］ Nevozhay D，Adams R M，Van Itallie E，et al. 2012. Mapping the environmental fitness landscape of a synthetic gene circuit.PLoS Comput Biol，8（4）：e1 002 480

［59］ Castro-Roa D，Garcia-Pino A，De Gieter S，et al. 2013. The Ficprotein Doc uses an inverted substrate to phosphorylate and inactivate EF-Tu.Nat Chem Biol，9（12）：811-817.

［60］ Christensen S K，Gerdes K. 2003. RelE toxins from bacteria and Archaea cleave mRNAs on translating ribosomes，which are rescued by tmRNA.Mol Microbiol，48（5）：1 389-1 400.

附　图

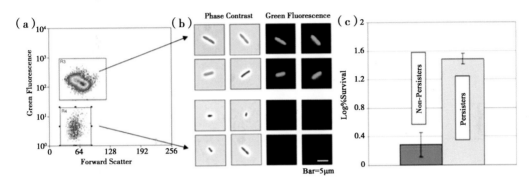

图 2-3　从指数生长期的培养物中分离持留菌

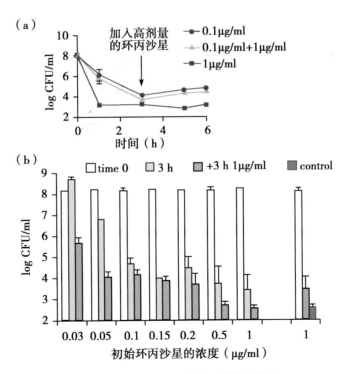

图 2-4　环丙沙星导致的细菌持留状态

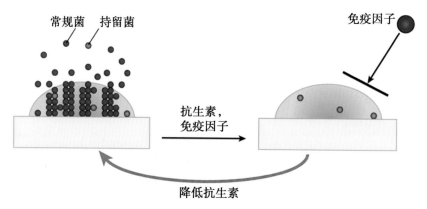

图 2-5   由生物被膜引起的复发性感染模型

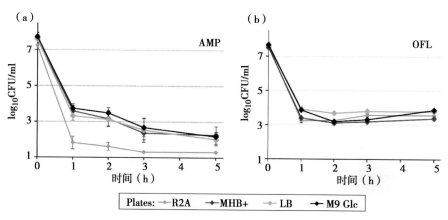

图 3-2   平板培养基对持留菌菌落形成数量上的影响

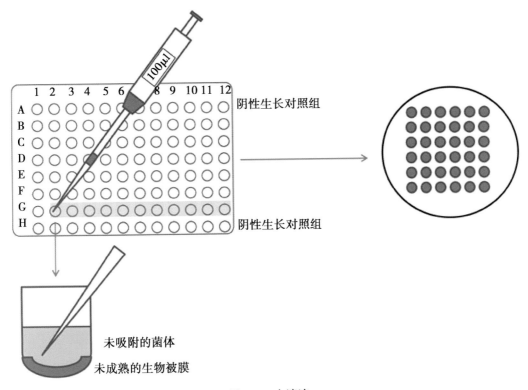

图 5-1 上清液

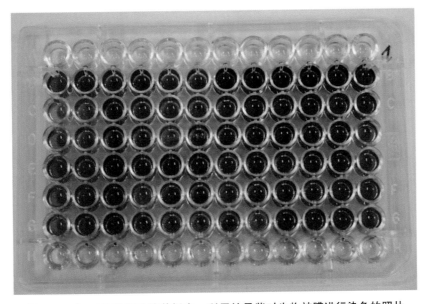

图 5-2 在 96 孔微量孔培养板中，利用结晶紫对生物被膜进行染色的照片

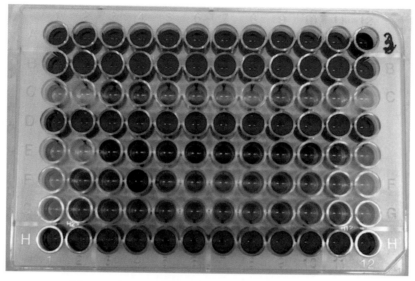

图 5-3　在 96 孔微量孔培养板中，生物被膜染色对比

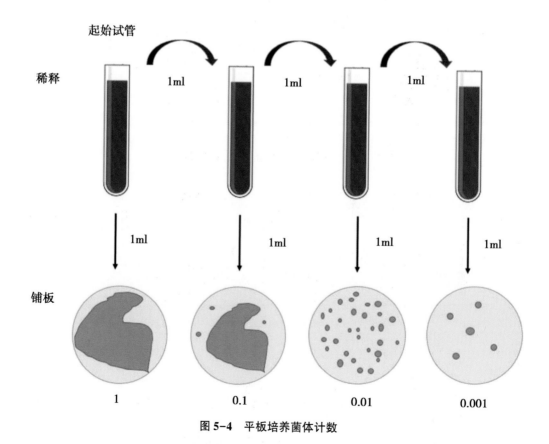

图 5-4　平板培养菌体计数

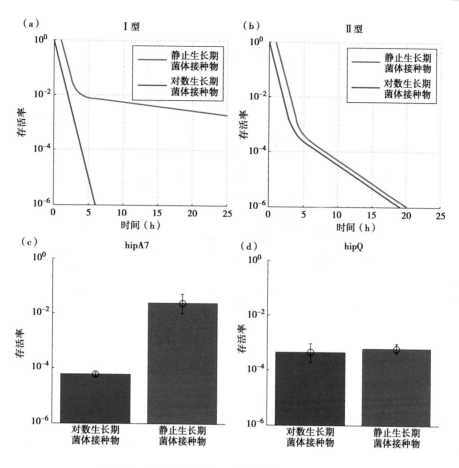

图 7-1　Ⅰ型持留菌和Ⅱ型持留菌对应的杀菌曲线

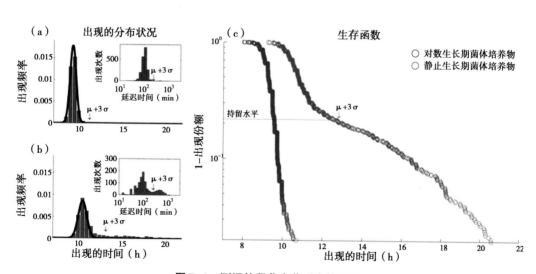

图 7-2　测评持留菌在菌群中的比重

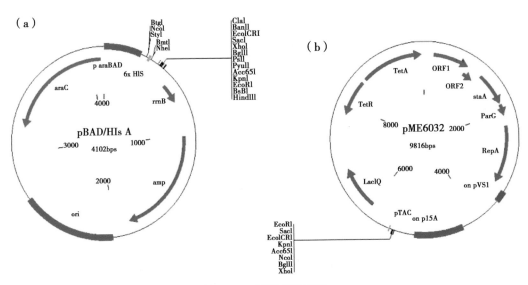

图 11-1　质粒表达图谱

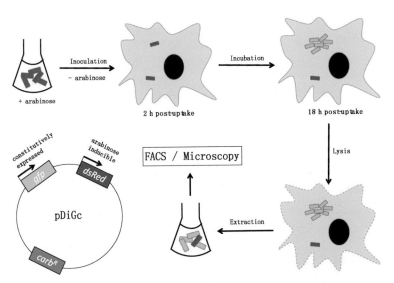

图 15-1　含有质粒 pDiGc 的沙门氏菌在感染来源于骨髓中的巨噬细胞的
过程中利用荧光稀释法进行相关实验

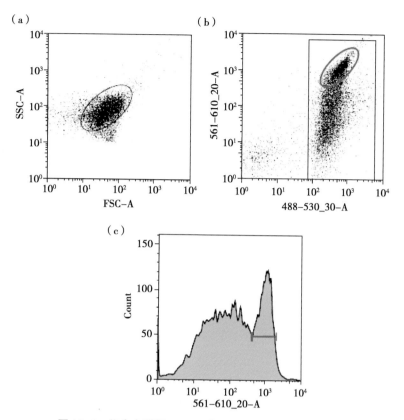

图 15-2　将含有质粒 **pDiGc** 沙门氏菌从巨噬细胞中释放
出来后，利用流式细胞仪进行 **FACS** 分析

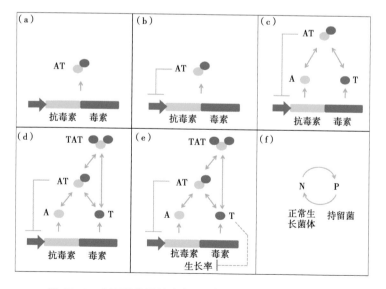

图 17-1　本章所使用的毒素-抗毒素模块运行的拓扑模型

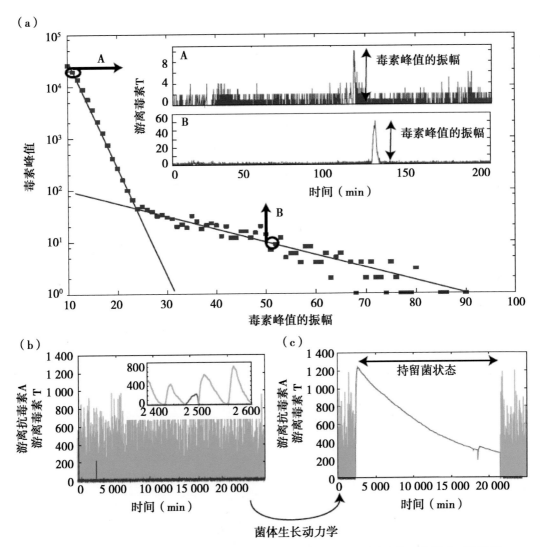

图 17-8　毒素-抗毒素模块动力学是可以造成毒素含量的大幅度变化，也说明了持留菌是通过菌体生长的抑制来形成的